Léon Wurmser

Eifersucht, Rache und das Gift des Ressentiments

Das Anliegen der Buchreihe Bibliothek der Psychoanalyse besteht darin, ein Forum der Auseinandersetzung zu schaffen, das der Psychoanalyse als Grundlagenwissenschaft, als Human- und Kulturwissenschaft sowie als klinische Theorie und Praxis neue Impulse verleiht. Die verschiedenen Strömungen innerhalb der Psychoanalyse sollen zu Wort kommen, und der kritische Dialog mit den Nachbarwissenschaften soll intensiviert werden. Bislang haben sich folgende Themenschwerpunkte herauskristallisiert: Die Wiederentdeckung lange vergriffener Klassiker der Psychoanalyse – wie beispielsweise der Werke von Otto Fenichel, Karl Abraham, Siegfried Bernfeld, W. R. D. Fairbairn, Sándor Ferenczi und Otto Rank – soll die gemeinsamen Wurzeln der von Zersplitterung bedrohten psychoanalytischen Bewegung stärken. Einen weiteren Baustein psychoanalytischer Identität bildet die Beschäftigung mit dem Werk und der Person Sigmund Freuds und den Diskussionen und Konflikten in der Frühgeschichte der psychoanalytischen Bewegung.

Im Zuge ihrer Etablierung als medizinisch-psychologisches Heilverfahren hat die Psychoanalyse ihre geisteswissenschaftlichen, kulturanalytischen und politischen Bezüge vernachlässigt. Indem der Dialog mit den Nachbarwissenschaften wiederaufgenommen wird, soll das kultur- und gesellschaftskritische Erbe der Psychoanalyse wiederbelebt und weiterentwickelt werden.

Die Psychoanalyse steht in Konkurrenz zu benachbarten Psychotherapieverfahren und der biologisch-naturwissenschaftlichen Psychiatrie. Als das ambitionierteste unter den psychotherapeutischen Verfahren sollte sich die Psychoanalyse der Überprüfung ihrer Verfahrensweisen und ihrer Therapie-Erfolge durch die empirischen Wissenschaften stellen, aber auch eigene Kriterien und Verfahren zur Erfolgskontrolle entwickeln. In diesen Zusammenhang gehört auch die Wiederaufnahme der Diskussion über den besonderen wissenschaftstheoretischen Status der Psychoanalyse.

Hundert Jahre nach ihrer Schöpfung durch Sigmund Freud sieht sich die Psychoanalyse vor neue Herausforderungen gestellt, die sie nur bewältigen kann, wenn sie sich auf ihr kritisches Potenzial besinnt.

Bibliothek der Psychoanalyse

Herausgegeben von Hans-Jürgen Wirth

Léon Wurmser

Eifersucht, Rache und das Gift des Ressentiments

Psychoanalytische Studien zum tragischen Charakter

Herausgegeben von Hans-Jürgen Wirth und Günter Reich

Mit einem Vorwort von Christa Rohde-Dachser

Psychosozial-Verlag

Bibliografische Information der Deutschen Nationalbibliothek
Die Deutsche Nationalbibliothek verzeichnet diese Publikation
in der Deutschen Nationalbibliografie; detaillierte bibliografische Daten
sind im Internet über http://dnb.d-nb.de abrufbar.

Originalausgabe

info@psychosozial-verlag.de
www.psychosozial-verlag.de

Umschlagabbildung: William Blake, *Angel Michael Binding Satan
(He Threw Him into the Abyss)*, ca. 1805
Umschlaggestaltung und Innenlayout nach Entwürfen von Hanspeter Ludwig, Wetzlar
ISBN 978-3-8379-3364-2 (Print)
ISBN 978-3-8379-6270-3 (E-Book-PDF)

Inhalt

Vorwort

Günter Reich & Hans-Jürgen Wirth

Wir freuen uns, mit diesem Band eine Reihe von bisher verstreut erschienenen Aufsätzen aus dem reichhaltigen Werk von Léon Wurmser einer breiteren Öffentlichkeit zugänglich machen zu können. Der 2020 im Alter von 89 Jahren verstorbene international renommierte Psychoanalytiker und Psychiater hat sich von Beginn seiner Tätigkeit an dem psychoanalytischen Verstehen und der Behandlung schwerer psychischer Erkrankungen gewidmet, wobei Menschen, die zu destruktiven und autodestruktiven Impulshandlungen neigen, im Mittelpunkt seines Interesses standen. Angefangen mit seiner noch in der Schweiz verfassten Studie *Raubmörder und Räuber. Ihre Persönlichkeit in psychologischer und kriminologischer Sicht* (1959) kamen schon bald die Über-Ich-Konflikte, vor allem die Schamprobleme und deren Verarbeitung, das Entfremdungserleben und das Ressentiment in den Fokus seines Interesses. Bereits hier griff er auf sein reichhaltiges literarisches und philosophisches Wissen zurück, um das Verstehen zu vertiefen. Dies setzte er während und nach seiner psychoanalytischen Weiterbildung in den USA unter anderem fort in seiner Studie über den »Drogenzwang«, ein Begriff, den er dem Terminus »Drogensucht« vorzog (*The hidden dimension. Psychodynamics of compulsive drug use*, 1978, bzw. *Die verborgene Dimension. Psychodynamik des Drogenzwangs*, 1997). Die therapeutischen Erfahrungen zeigten ihm, dass diesen Erkrankungen oft komplexe Dynamiken zugrunde liegen, die mit einfachen Erklärungen nicht zureichend verstanden werden können, wenn sie zum Beispiel schlicht den »Borderline-Störungen« zugeschlagen werden, ja dass oft sogar deren Beweggründe komplett verfehlt werden. Schon lange bevor die »Trauma-Welle« in den 90er Jahren die Psychotherapie und auch die Psychoanalyse erreichte und tendenziell alle belastenden Lebenserfahrungen unter diesem oft inflationär verwendeten Begriff begrub, machte er darauf aufmerksam, dass viele dieser Patientinnen und Patienten Traumata wie Misshandlung, massive

Grenzverletzungen und Vernachlässigung erlebt hatten und dass sich hier Regulierungsprobleme mit archaischen Formen der Konfliktverarbeitung, insbesondere rachsüchtig-strafenden und gleichzeitig idealisierend-verleugnenden Über-Ich-Anteilen und hiermit verbundenen Konflikten sowie multiplen Problemen mit der Außenwelt, vor allem in interpersonellen Beziehungen, verbanden. Insbesondere die Abwehr durch Verleugnung in ihren unterschiedlichen Aspekten, oft aus massiver Scham resultierend und zu Ich-Spaltungen (Freud, 1938) führend, spielt bei diesen Störungen eine prominente Rolle. Aus diesen und weiterführenden Beobachtungen und klinischen Erfahrungen heraus arbeitete er weiter an dem psychoanalytischen Verständnis von Schamaffekten und Schamkonflikten mündend in einem weiteren Werk, *The mask of shame* (1981), in Deutschland deutlich erweitert als *Die Maske der Scham. Die Psychoanalyse von Schamaffekten und Schamkonflikten*, 1990 erstmals erschienen. Vorher bereits einigen Kolleginnen und Kollegen im deutschsprachigen Raum durch seine Arbeit »Plädoyer für die Verwendung von Metaphern in der psychoanalytischen Theoriebildung« (1983) bekannt, brachten seine Arbeiten zum »Schamthema« und zur Über-Ich-Analyse durch seinen 1985 auf der Tagung der DPV gehaltenen Vortrag »Die innere Grenze. Das Schamgefühl – ein Beitrag zur Über-Ich-Analyse« (erstmals publiziert 1986) sowie die Publikation »Die schwere Last von tausend unbarmherzigen Augen« (ebenfalls 1986) einen Durchbruch in der öffentlichen Rezeption. Zugleich stieß er eine intensivere Beschäftigung mit dem Affekt der Scham an, der in der Psychoanalyse bislang weitgehend unterbelichtet war und meist nur in einem Atemzug mit Schuldgefühlen genannt wurde.

Es folgten rasch die Werke *Flucht vor dem Gewissen. Analyse von Über-Ich und Abwehr bei schweren Neurosen* (1987), *Die zerbrochene Wirklichkeit. Psychoanalyse als das Studium von Konflikt und Komplementarität* (1989) sowie *Das Rätsel des Masochismus. Psychoanalytische Untersuchungen von Über-Ich-Konflikten und Masochismus* (1993). In dem erstgenannten wie dem zuletzt genannten Band arbeitet der Autor an zahlreichen Fallbeispielen mit wörtlichen Protokollen die komplexe neurotische Dynamik und die oft vernachlässigte Rolle des Über-Ichs heraus. Unerbittliche, zueinander im Gegensatz stehende Gewissens- und Ideal-Anforderungen – oft im »Ressentiment«, dem tiefen und häufig abgewehrten Gefühl des »gerechten Zorns« aufgrund eines erlittenen Unrechts genährt – sowie überwältigende Scham- und Schuldgefühle und eine aus diesen Konflikten resultierende »Doppelheit der Identität« tragen wesentlich zur Herausbildung des Wiederholungszwanges bei. Dieser wird als »Sequenz von versuchten Konfliktlösungen« verstanden. Wesentlich für die klinische Arbeit von Wurmser sind die in diesen Sequenzen zum Tragen kommenden Kernfantasien als Brücke zwischen den neurotischen Prozessen und den zugrundeliegenden inneren Konflikten. Statt der Verarbeitung der tragischen Konflikte wird die magische Lösung, zum Beispiel durch Drogen oder durch Leiden, gesucht. Der neurotische Prozess schwerer Erkrankungen hat nicht nur eine »Causa«, auf die er reduziert werden kann, sondern ist ein multiphasisches Zusammenspiel von inneren und äußeren Prozessen. In seinem Werk *Die zerbrochene Wirklichkeit* setzt er sich mit zentralen und bis heute nicht befriedigend geklärten theoretisch-konzeptuellen Fragen der Psychoanalyse auseinander, dabei auf zahlreiche literarische Beispiele und philosophische Ansätze rekurrierend. Psychoanalyse als Zwischenbereich zwischen »Natur« und »Kultur« wird als »autonomer Bereich symbolischer Formen« im Sinne Ernst Cassirers verstanden, in dem Metaphern eine wesentliche Rolle spielen, wie übrigens auch die Naturwissenschaften nicht ohne Metaphorik auskommen.

Der mit vielen Sprachen und mit Denkgebäuden vertraute Autor publizierte bis kurz vor seinem Tod viele weitere klinische Arbeiten in Aufsatz- und Buchform, unter anderem *Magische Verwandlung und tragische Verwandlung. Die schwere Neurose – Symptom, Funktion, Persönlichkeit* (1999), zu Neid und Eifersucht (*Jealousy and envy – new views about two powerful feelings*, 2007, gemeinsam mit Heidrun Jarass) und zur negativen therapeutischen Reaktion (*Nothing good is allowed to stand. An integrative view of the negative therapeutic reaction*, 2012, ebenfalls gemeinsam mit Heidrun Jarass).

In Göttingen war Léon Wurmser von Beginn der 90er- bis in die Nullerjahre vielfach mit Vorträgen und Seminaren zu Gast, unter anderem zur Verbindung zwischen Psychoanalyse und Literatur gemeinsam mit der hiesigen Literaturwissenschaftlerin Heidi Gidion zu Arbeiten von Nietzsche, Ibsen und Lou Andreas-Salomé, zu Pygmalion, zu Dostojewskis *Die Brüder Karamasow*, zu den Romanen von George A. Elliott, zu Cervantes *Don Quijote* und zur Literatur des Holocaust und der Ideenwelt des Judentums. Diese Vorträge wurden zum Teil in Buchform publiziert, unter anderem in *Die eigenen verborgensten Dunkelgänge. Narrative, psychische und historische Wahrheit in der Weltliteratur* (gemeinsam mit Heidi Gidion, 1999) und *Ideen- und Wertewelt des Judentums. Eine psychoanalytische Sicht* (2001).

Auch in Gießen hat Wurmser auf Initiative von Terje Neraal und auf Einladung des Horst-Eberhard-Richter-Instituts für Psychoanalyse und Psychotherapie Vorträge gehalten, die anschließend in der Zeitschrift *psychosozial* publiziert wurden und jetzt auch in dieses Buch Eingang gefunden haben.

In seinem kurz vor seinem Tod erschienenen letzten Buch *Scham und der böse Blick. Verstehen der negativen therapeutischen Reaktion* (2019) benennt Léon Wurmser zusammenfassend vier Voraussetzungen psychoanalytischer Arbeit als Kunst des Spezifischen in der Dialektik von Konflikt und Komplementarität:

> »die innige Beziehung oder das Dialogische als A-priori-Grundlage von Selbsterkenntnis und Heilung, der innere Konflikt als A-priori-Grundlage des Verstehens des Seelischen, die Unbewusstheit großer Teile von inneren Vorgängen und der besonderen Bedeutung des Gewissens darin und schließlich die Eigengesetzlichkeit des Innenlebens« (S. 195f.).

Dabei gilt:

> »Jede Orthodoxie ist ein Schutz gegen die tiefe Unsicherheit angesichts des Übermaßes der Anforderungen, die jede Behandlung an uns stellt. Diese Angst ist verständlich, aber soll zur Bescheidenheit und nicht zur Selbstgerechtigkeit führen« (S. 24).

Nun zu den in diesem Band zusammengestellten Arbeiten:

Den Anfang macht Christa Rohde-Dachsers Vortrag »Léon Wurmsers Denken in seinem Einfluss auf die Psychoanalyse« anlässlich der Verleihung der Ehrendoktorwürde der Humboldt-Universität Berlin an ihn, in dem sie die Bedeutung des inneren Konfliktes, die Rolle von Über-Ich, Ressentiment und Wiederholungszwang als Kern der Neurosen, Konflikt und Komplementarität als tragische Wahrheit der conditio humana und den Einfluss dieser Konzeptionen auf die klinische Praxis nachzeichnet.

Léon Wurmsers Vortrag »Die innere Grenze. Das Schamgefühl – ein Beitrag zur Über-Ich-Analyse« (1985) erwies sich als bahnbrechend zum Verständnis der Konfliktpathologie vieler schwerer Störungen. Nach einer einleitenden Darstellung des Schamaffekts in unterschiedlichen Erscheinungsformen zeigt er die Schamdynamik an drei kurzen Fallbeispielen auf, um dann wesentliche Motive der Scham zu analysieren, wobei er die

Verdinglichung des Menschlichen als einen wesentlichen Grund analysiert und Scham von Schuldgefühlen differenziert.

»Verleugnung, Impulshandlung und Identitätskonflikt« beschreibt die Dynamik von Patientinnen und Patienten, die oft aufgrund von polarisiert gegeneinander stehenden Über-Ich-Anteilen massiv selbstschädigend agieren, indem sie Teile der inneren und äußeren Realität ausblenden und zum Teil nach magischen Lösungen suchen. Dabei beschreibt er Fälle von Pseudo-Stupidität, impulsivem Drogenkonsum und masochistischen Impulshandlungen als komplexe Versuche von Konfliktlösungen, in denen unterschiedliche Persönlichkeitsanteile dominant werden.

»›Grausame Rächerin‹ und ›gefügige Sklavin‹ – Sadomasochismus, Scham und Ressentiment bei Essstörungen« beschreibt die Analyse einer Patientin mit anorektisch-bulimischer Essstörung, in der unter anderem dominante Kernfantasien und die Manifestationen des »Schamsyndroms« herausgearbeitet werden.

»Die doppelte Wirklichkeit. Die Phänomene von Spaltung und Sexualisierung bei schwerer Traumatisierung« befasst sich am Beispiel einer Psychoanalyse mit den Auswirkungen schwerer traumatischer Erfahrungen unter anderem auf die Abwehr von Affekten, die Über-Ich-Bildung die Zentralfantasie von der Verdopplung des Selbst sowie die Sexualisierung des Leidens.

»Ohmacht, Allmacht und wirkliche Macht. Unterjocht, doch wirklich unterjochend; beherrscht und doch wirklich beherrschend« setzt diese Thematik fort, indem sie das Ressentiment als Rollenumkehr (Wendung vom Passiven ins Aktive) sowohl im historischen als auch im individuellen Kontext untersucht und dabei die Merkmale des Ressentiments, insbesondere das im Über-Ich investierte Ressentiment, und die Allmachtsfantasien im Masochismus beleuchtet. In der Analyse eines Mörders wird die »genetische Schichtung«, die zu den destruktiven Impulshandlungen führt, detailliert herausgearbeitet, schließlich die Bedeutung des Schöpferischen als Gegenmacht zu Ressentiment und Destruktion analysiert.

»Die Schändung ist das Gleichnis für mein ganzes Leben. Zur Psychoanalyse im Spiegel eines Falles« beschreibt zunächst die psychoanalytische Psychotherapie im Kern betreffende Konflikte im US-amerikanischen Gesundheitswesen, die sich zunehmend auch in Deutschland abzeichnen, sowie den, in milderer Form ebenfalls in Deutschland gegenwärtigen, Konflikt zwischen der Hypothese einer universellen (sexuellen) Traumatisierung von Patientinnen und Patienten und den Bestreitern der Existenz von unbewussten Prozessen und der Unbewusstmachung von Erinnerung überhaupt sowie der Problematik des Fanatismus, hier, entsprechend der Entstehungszeit der Arbeit, des christlichen. Sie illustriert die Behandlung einer Patientin mit Drogensucht, HIV-Infektion und masochistischer Persönlichkeit, dabei einer massiven Identitätsproblematik fast bis zum Grad einer multiplen Persönlichkeit. Die Beschreibung der Familiendynamik sowie der inneren Spaltungen der Patientin münden in die Darstellung des masochistischen circulus vitiosus, wobei die Verdinglichung des Humanen eine zentrale Rolle spielt.

»Liebe Macht und Leiden. Zur Dynamik schwerer Neurosen« vertieft die in der vorhergehenden Arbeit skizzierten Perspektiven anhand eines weiteren Behandlungsfalls und arbeitet den masochistischen Circulus vitiosus weiter aus.

In »Zur Psychoanalyse schwerer psychischer Erkrankungen« geht Wurmser zunächst auf die auch in der Psychoanalyse zu findenden Tendenzen zur Vereinfachung komplexer Zusammenhänge ein und verweist auf den Ursprung dieser Wissenschaft in der Behandlung schwerer seelischer Erkrankungen. Er setzt sich mit den Problemen der Wirksamkeit psychoanalytischen Handelns und damit dem Kausalitätsproblem auseinander. Erst das Zusammenwirken mehrerer Prozesse schafft Kausalität: die Kernphänomene des neurotischen Prozesses (Zwanghaftigkeit, Globalität, Polarisierung), die Kernfantasien, die zentralen unbewussten inneren Konflikte, die oft überwältigenden Kernaffekte sowie die zugrundeliegenden Traumata, wobei das Schöpferische eine Gegenmacht darstellt. Dies wird anhand einer Kasuistik illustriert.

»Verstehen statt verurteilen. Gedanken zur Behandlung schwerer seelischer Störungen«: Dieser auf einer Tagung für Rehabilitationspädagogik gehaltene Vortrag fasst wesentliche Erkenntnisse der vorhergehenden Arbeiten zusammen und stellt sie in den Rahmen dieses Fachgebietes:

> »Gerade für eine Rehabilitationspädagogik, die sich massiv verhaltensgestörten Kindern und Jugendlichen widmet, hat sich die Bearbeitung innerer Konflikte als entscheidend wichtig erwiesen. Eine konfliktvermeidende Pädagogik wird deshalb zu Recht kritisch infrage gestellt, mitsamt ihren theoretischen Legitimationen« (S. 209).

Eine psychoanalytische Haltung wirkt der Dehumanisierung des Einzelnen entgegen. Verstehen des Inneren heißt nicht Billigen im Äußeren.

»›Das Auge ist's, was die Taten verwandelt. Das neugeborene Auge verwandelt die alte Tat.‹ Einige Gedanken zum Thema psychoanalytische Identität und Zeit« resümiert den Blick des Autors auf seine eigene Entwicklung als Psychoanalytiker mit der Metapher des Bergsteigens, die als in der Schweiz Geborener und Aufgewachsener naheliegt. Die zunehmende Dominanz des Zählens gegenüber dem Erzählen, des kurzfristigen Konkreten gegenüber dem Langfristigen und die losgelöste Einseitigkeit der Verwendung einzelner Kategorien steht dem verstehenden Denken der Psychoanalyse mit dem Anstreben langfristig wirkender Einsichten gegenüber. Er zitiert Reisner, dass »Trauma in unserer Kultur und unserer Behandlung der Ort geworden ist, wo dem Narzißmus die Herrschaft überlassen wird«. Eine Komponente davon sei,

> »daß Aggression und Rache gegen den angeblichen Ursprung des Traumas gerechtfertigt erscheinen. Genau so, wie der Traumatisierte in dieser Konstruktion den Anspruch auf ein Leben, das frei von Leiden ist, besitzt, werden die Quellen seines und unseres Leidens geschmäht, und oft wird gewaltsame Heimzahlung geduldet. So ist die Traumarhetorik voll von Spaltung in Gut und Böse, eine Widerspiegelung der narzißtischen Stellung« (Reisner, 2003, S. 408f.).

Im Gegensatz dazu betonte Freud »die wesentlich Form gebende (›essentially formative‹) Qualität der traumatischen Erfahrung« (zit. nach Reisner, 2003, S. 399), nämlich dass Traumatisierung die Entwicklung des Selbst erleichtere (ebd., S. 230).

»Pathologische Eifersucht. Dilemma von Liebe und Macht« greift die weitgehende Vernachlässigung der Eifersucht im zeitgenössischen psychoanalytischen Diskurs kritisch auf, die Überbetonung des Dyadischen gegenüber dem Triadischen. Er differenziert die Begriffe Neid, Eifersucht, Ressentiment und Rache. Die verheerende Dynamik der Eifersucht wird an einem Fallbeispiel skizziert, sowohl entwicklungspsychologisch als auch in der Geschichte der Psychoanalyse, wobei unter anderem umfassend eine diesbezügliche hochinteressante und differenzierte Kontroverse zwischen Joan Rivière und Otto Fenichel nachgezeichnet wird. Dem schließen sich psychoanalytische Gedanken zum Verhältnis von Liebe und Macht und von »Seelenmenschen« und »Dingmenschen« an.

»Übertragungsdeutungen gegenüber Deutungen außerhalb der Übertragung« diskutiert kritisch eine ahistorische, allein das Hier und Jetzt fokussierende Tendenz in der Psychoanalyse, die die Übertragungsbeziehung künstlich in den Mittelpunkt rückt, statt sie »wachsen« zu lassen und der »außeranalytischen Realität«, sowohl der Gegenwart als auch der Vergangenheit, eine angemessene Bedeutung einzuräumen, dabei Patientinnen und Patienten sowie deren zentrale Anliegen verfehlt. Das von James Strachey (1934) aufgestellte Dogma, nur Übertragungsdeutungen seien »mutative Deutungen«, wird infrage gestellt. Übertragung kann auch zur Verleugnung der äußeren Realität verwendet werden, also als Abwehr (Arlow, 2002). Eine Diskussion der »Intersubjektivität« beschließt die Arbeit.

»›Siegel des Geistes‹, ›innerer Richter‹ und ›Herzenskündiger‹. Kernmetaphern unserer Arbeit« ist ein Vortrag auf einem Symposium zum 80. Geburtstag des Autors Ehrenbreitstein bei Koblenz am zweiten und dritten Dezember 2011. Hier geht Léon Wurmser, frühere eigene Arbeiten zur Thematik weiterverfolgend, auf die Metapher als Verbindung zwischen Gefühl und Erkenntnis ein, wobei sich in der Psychoanalyse einige Kernmetaphern als überdauernd erwiesen haben. Er argumentiert gegen eine postmodern-ahistorische Analyse, widmet sich seinem Hauptthema der letzten psychoanalytisch tätigen Jahre, der negativen therapeutischen Reaktion und der Realbeziehung zwischen Analytiker und Patient.

Wir hoffen, mit dieser Auswahl der Vielgestaltigkeit des Werkes von Léon Wurmser und gleichzeitig der Kontinuität in der Entwicklung seiner Arbeit annäherungsweise gerecht geworden zu sein und wünschen allen Leserinnen und Lesern eine gewinnbringende Entdeckungsreise.

Göttingen und Gießen im April 2024
Günter Reich & Hans-Jürgen Wirth

Literatur

Arlow, J. A. (2002). Transference as defense. *J Am Psychoanal Ass 50*, 1139–1150.
Freud, S. (1938). Die Ich-Spaltung im Abwehrvorgang. *GW 17*. Fischer.
Reisner, S. (2003). Trauma: The seductive hypothesis. *Journal of the American Psychoanalytical Association 51*(2), 381–414.
Strachey, J. (1969 [1934]). The nature of the therapeutic action of psychoanalysis. *Int J Psychoanal 50*, 275–292.

Wurmser, L. (1959). *Raubmörder und Räuber. Ihre Persönlichkeit in psychologischer und kriminologischer Sicht*. Verlag für Kriminalistik.

Wurmser, L. (1978). *The hidden dimension. Psychodynamics of compulsive drug use*. Jason Aronson.

Wurmser, L. (1981). *The mask of shame*. John Hopkins University Press.

Wurmser, L. (1983). Plädoyer für die Verwendung von Metaphern in der psychoanalytischen Theoriebildung. *Psyche, 37*(8), 673–700.

Wurmser, L. (1986). Die schwere Last von tausend unbarmherzigen Augen. *Forum der Psychoanalyse 2*, 111–132.

Wurmser, L. (1987). *Flucht vor dem Gewissen. Analyse von Über-Ich und Abwehr bei schweren Neurosen*. Springer.

Wurmser, L. (1989). *Die zerbrochene Wirklichkeit. Psychoanalyse als das Studium von Konflikt und Komplementarität*. Springer.

Wurmser, L. (1990). *Die Maske der Scham. Die Psychoanalyse von Schamaffekten und Schamkonflikten*. Springer.

Wurmser, L. (1993). *Das Rätsel des Masochismus. Psychoanalytische Untersuchungen von Über-Ich-Konflikten und Masochismus*. Springer.

Wurmser, L. (1997). *Die verborgene Dimension. Psychodynamik des Drogenzwangs*. Vandenhoeck & Ruprecht.

Wurmser, L. (1999). *Magische Verwandlung und tragische Verwandlung. Die schwere Neurose – Symptom, Funktion, Persönlichkeit*. Vandenhoeck & Ruprecht.

Wurmser, L. (2001). *Ideen-und Wertewelt des Judentums. Eine psychoanalytische Sicht*. Vandenhoeck & Ruprecht.

Wurmser, L. (2019). *Scham und der böse Blick. Verstehen der negativen therapeutischen Reaktion*. Kohlhammer.

Wurmser, L. & Gidion, H. (1999). *Die eigenen verborgensten Dunkelgänge. Narrative, psychische und historische Wahrheit in der Weltliteratur*. Vandenhoeck & Ruprecht.

Wurmser, L. & Jarass, H. (Hrsg.). (2007). *Jealousy and envy – new views about two powerful feelings*. Routledge.

Wurmser, L. & Jarass, H. (Hrsg.). (2012). *Nothing good is allowed to stand. An Integrative view of the negative therapeutic reaction*. Routledge.

Léon Wurmsers Denken in seinem Einfluss auf die Psychoanalyse[1]

Christa Rohde-Dachser

Sehr geehrter Herr Dekan,
sehr geehrter Herr Prof. Ahrbeck,
sehr geehrter Herr Prof. Wurmser,
liebe Kommilitoninnen und Kommilitonen,
meine Damen und Herren,

ich habe die ehrenvolle Aufgabe übernommen, zur Feier der Ehrenpromotion von Herrn Prof. Léon Wurmser an dieser Universität einige Gedanken über den Einfluss seines Denkens auf die Psychoanalyse beizusteuern. Ich tue dies umso lieber, als ich Herrn Prof. Wurmser nicht nur als eine von der Humboldt-Universität zu Berlin bestellte Gutachterin für diese verdiente Ehrenpromotion kenne. Er hat mich mit seinen Schriften – insbesondere seinem Buch *Die Flucht vor dem Gewissen* – von früh an auf meinem psychoanalytischen Werdegang innerlich begleitet und ich konnte mir in manchen schwierigen Behandlungssituationen daraus Rat und Hilfe holen. Später habe ich Herrn Prof. Wurmser dann auch persönlich als Lehrer ebenso wie als Supervisor kennen und in besonderer Weise schätzen gelernt. Auch dafür möchte ich mich an dieser Stelle bei ihm sehr herzlich bedanken.

Wenn ich mir rückschauend sein umfangreiches Werk vor Augen führe, dann verbindet es sich für mich, wie wahrscheinlich für viele unter Ihnen, besonders eng mit dem Begriff des *Überleb*, also dem menschlichen Gewissen. Wurmser knüpft mit dieser Betonung des Über-Ich an das von Freud entwickelte Strukturmodell an, in dem es drei Instanzen, nämlich das Ich, das Es und das Über-Ich, gibt, die einander konflikthaft gegenüberstehen

1 Vortrag, gehalten am 7. Juli 2004 anlässlich der Verleihung der Ehrendoktorwürde der Philosophischen Fakultät IV der Humboldt-Universität Berlin an Léon Wurmser.

(Freud, 1923). Freud konzentrierte sich in der Beschreibung dieses Konflikts vor allem auf die Rolle des Es als Verkörperung des Unbewussten, das vom Lustprinzip regiert wird, und der des Ichs, das im Dienst des Realitätsprinzips steht und das Lustprinzip unter dieser Zielsetzung in seine Grenzen zu weisen sucht. Das Über-Ich als dritte innere Instanz wurde von Freud im Vergleich dazu eher vernachlässigt. Es entstand in seiner Vorstellung auch erst relativ spät, nämlich im Zusammenhang mit dem Untergang des Ödipuskomplexes, also im Alter von etwa vier bis fünf Jahren (Freud, 1923, S. 262). Während bis dahin das Verhalten des Kindes durch Kastrationsangst und die Angst vor Liebesverlust gesteuert wurde, übernehmen nunmehr Schuldgefühl und Gewissensbisse diese Funktion. Heute wissen wir, dass das Über-Ich sehr viel früher entsteht und die Entwicklung des Kindes maßgeblich beeinflusst. Wurmser spricht dem Über-Ich aber eine noch sehr viel umfassendere Bedeutung zu. Wurmser sieht im Über-Ich sogar eine Schicksalsmacht, die nur allzu oft zu einem Botschafter des Verhängnisses wird. Aus dem Botschafter wird dann ein Richter, aus dem Richter ein Henker, und aus dem angeklagten Ich im Wege der Projektion schließlich der verurteilte und zu zerstörende Andere (Wurmser, 1987, S. 14). Wurmsers klinische Erfahrung mit teilweise schwer gestörten Patienten bestärkte ihn in dieser Auffassung, sodass er sich immer stärker auf das Über-Ich seiner Patienten konzentrierte und dessen Rolle bei der Entwicklung und Aufrechterhaltung schwerer neurotischer Störungen zu verstehen suchte.

Im Zuge dieser veränderten Aufmerksamkeitseinstellung veränderte sich auch sein Umgang mit anderen psychoanalytischen Theorien und Überzeugungen, die in der psychoanalytischen Mainstream-Psychoanalyse bis dahin kaum hinterfragt wurden. Sie bildeten für ihn zwar auch weiterhin einen unverzichtbaren Bestandteil für die Beschreibung psychischer Symptome und ihres psychodynamischen Hintergrunds. Er war aber nicht mehr bereit, sie über diese beschreibende Qualität hinaus auch als Erklärung für das Auftreten dieser Symptome heranzuziehen. Für ihn entpuppten sich die auf diese Weise gewonnenen Erklärungen stattdessen immer stärker als *Schein-Erklärungen*, die weiter hinterfragt werden mussten (vgl. u.a. Wurmser, 1987, S. 39ff.). So bezweifelte er unter anderem die von Freud behauptete zentrale Rolle der Triebe für die Entstehung der Neurosen, wie er es auch nicht für sinnvoll hielt, zwischen ödipalen und präödipalen Neurosen zu unterscheiden (ebd., S. 24f.). Die Spaltung war für ihn immer ein beschreibender, aber keinesfalls ein erklärender Begriff (ebd., S. 48). Das bedeutete, dass auch Borderlinestörungen, die oft durch das Vorherrschen von Spaltungsmechanismen charakterisiert werden, für ihn keinen eigenständigen Krankheitsbegriff darstellten, so wenig wie er vermutlich eine Diagnose akzeptieren würde, die von einem strukturellen Defizit ausgeht. Das Gleiche gilt für die nosologischen Begriffe »Narzisstische Neurose« oder auch »Narzisstische Persönlichkeitsstörung«. Die vielschichtigen Konzepte des Narzissmus sind für ihn im Gegensatz zu Freud und den Selbstpsychologen eine lediglich beschreibende Kategorie, und die Omnipotenzfantasien seiner Patienten dementsprechend vor allem Abwehrmanöver zum Schutz vor tief sitzenden Schamkonflikten (ebd., S. 24f., S. 308; ebenso Wurmser, 1981). Dieses unaufhörliche Hinterfragen der Erklärungsreichweite psychoanalytischer Theorien hat vielfältig auf die Psychoanalyse zurückgewirkt, auch wenn diese Rückwirkung nicht immer sofort und auch nicht immer direkt sichtbar geworden ist. Wurmsers Haltung gegenüber psychoanalytischen Grundüberzeugungen war und ist eine fragende, und ich glaube, dass vieles, was in der Psychoanalyse heute angesichts neuer und teilweise bahnbrechender Erkenntnisse insbesondere auf dem Gebiet der Kognitionspsychologie und der Säuglingsforschung auf dem Prüfstand steht, sich einem forscherischen Wissensdrang verdankt, der die Psychoanalyse von jeher kennzeichnete und den Wurmser seit vielen Jahren auf maßgebliche Weise vorgelebt hat.

Lassen Sie mich im Folgenden aus dem umfangreichen Werk Léon Wurmsers vier Aspekte herausgreifen, von denen ich glaube, dass sie die Entwicklung der Psychoanalyse seit Freud auf entscheidende Weise beeinflusst haben, nämlich:

1. die Betrachtung aller psychischen Störungen, also auch der schweren Neurosen, Frühstörungen oder Borderlinestörungen, als Ausdruck eines psychischen Konflikts;
2. die Rolle von Über-Ich, Ressentiment und Wiederholungszwang als Kern der Neurose;
3. der Einfluss dieser Theorien auf die klinische Praxis; und schließlich
4. die Verbindung von Konflikt und Komplementarität als tragische Wahrheit der conditio humana.

1 Schwere Neurosen als Ausdruck eines inneren Konflikts

Für Wurmser sind psychische Erkrankungen gleich welchen Schweregrads grundsätzlich Ausdruck eines inneren Konflikts. Er stützt sich dabei auf

Freud, der bereits 1911 in seinen *Vorlesungen zur Einführung in die Psychoanalyse* der Psychoanalyse die Aufgabe zuwies, die Erscheinungen des Innenlebens nicht nur zu beschreiben und zu klassifizieren, sondern sie als Anzeichen eines Kräftespiels in der Seele zu begreifen, als Äußerung von zielstrebigen Tendenzen, die zusammen oder gegeneinander arbeiten (Freud, 1917, S. 62f.). »Es ist wichtig«, so Freud, »dass man rechtzeitig beginne, mit der Tatsache zu rechnen, das Seelenleben sei ein Kampf- und Tummelplatz entgegen gesetzter Tendenzen, oder nicht dynamisch ausgedrückt, es bestehe aus Widersprüchen und Gegensatzpaaren. Der Nachweis einer bestimmten Tendenz leistet nichts für den Ausschluss einer ihr gegensätzlichen; es ist Raum für beide vorhanden. Es kommt nur darauf an, wie sich die Gegensätze zueinander stellen, welche Wirkungen von dem einen und welche von dem anderen ausgehen« (ebd., S. 72f.).

Wurmser nimmt diese Feststellung auf und verbindet sie mit dem Absolutheitscharakter früher affektiver Erfahrungen und früher infantiler Wünsche, die im Augenblick des Erlebens ebenfalls absolut sind, d. h. keinen Nebenspieler dulden. »Absolutheit verträgt sich nicht mit etwas anderem, globale Ansprüche schließen sich gegenseitig aus« (Wurmser, 1987, S. 314). Das bedeutet aber auch, dass das Kind diese globalen Affekte und die mit ihnen verbundenen, ebenso globalen Identifizierungen und Ansprüche im Erleben voneinander trennen muss, um von dem Widerspruch zwischen ihnen nicht zerrissen oder überwältigt zu werden. Es ist diese Form der Spaltung, die für Wurmser deshalb am Anfang jeder Entwicklung steht (ebd.). Hinzu kommt, dass die frühen, globalen Gefühlserfahrungen für das Kind sehr oft mit existenzieller Angst einhergehen, ebenso wie mit Gefühlen der Hilflosigkeit und des Ausgeliefertseins, die ihrerseits tiefe Scham auslösen. Wurmser sieht in dieser meist unbewussten Scham mehr noch als im unbewussten Schuldgefühl eine Hauptwurzel für die Entwicklung schwerer Neurosen. *Scham* – frühe, elementare Scham – besteht für ihn in dem »Gefühl von Angst und Schmerz, das man empfindet, wenn man sich in irgendeiner Art von Schwäche, von Versagen oder Beschmutzung den Blicken eines anderen (oder dem ›inneren Auge‹ des eigenen Gewissens) preisgegeben sieht und die Antwort in Form von Missachtung, Entwertung oder Hohn erwartet oder fühlt. Diese Empfindung wird von dem Wunsch begleitet, entweder den Schandfleck durch einen wütenden Gegenangriff zu beseitigen oder sich tatsächlich oder wenigstens symbolisch zu verstecken« (ebd., S. 170). Trennung und Individuation werden demgegenüber vor allem als *schuldhaft* erlebt; die damit verbundene Fantasie ist, sie würden zur Vernichtung des Objekts führen und dürften deshalb nicht vollzogen werden. Auch diese Erfahrung ist mit dem Gefühl von Ohnmacht und hilflosem Ausgeliefertsein verbunden, das wiederum Anlass zu Scham und Selbstverachtung gibt (Wurmser, 1981, 299f.; ebenso 1987, S. 296).

Was hier als ursprüngliche traumatische Erfahrung beschrieben wird, lässt sich in der psychoanalytischen Behandlung nur mehr aus der Art und Weise erschließen, in der das Kind diesen Konflikt innerlich zu verarbeiten versuchte. Art und Ausgestaltung des Konflikts zeugen aber noch von der vorangegangenen traumatischen Erfahrung. Wurmser beschreibt als elementare Reaktion des Kindes vor allem die Errichtung eines *inneren Angstobjekts* und parallel dazu eines *inneren Schutzobjekts*, das Zuflucht gewährt, wenn die Angst überwältigend zu werden droht (Wurmser, 1987, S. 119, S. 292). Dies setzt aber auch bereits eine erste Spaltung der Realitätswahrnehmung voraus. Später werden über dem inneren Angstobjekt und dem inneren schützenden Objekt oft umfangreiche Teil-Identitäten errichtet, die dann im ständigen Kampf um die endgültige Herrschaft stehen. Vieles davon erinnert unmittelbar an die Theorie Melanie Kleins von der »guten« und der »bösen Brust« und die darauf aufbauenden Partial-Objekte (Klein, 1932), ebenso wie an die zuerst von Rosenfeld (1964, 1971) beschriebene *pathologische Organisation*, die trotz ihrer Destruktivität vom Patienten oft nicht aufgegeben werden kann, weil er sich von ihr den Schutz erwartet, der ihm im Leben versagt geblieben ist. Was Wurmsers Konzept davon unterscheidet, ist vor allem die Betonung der *Rolle des Über-Ichs*, der ich mich nunmehr zuwenden möchte.

2 Die Rolle von Über-Ich, Ressentiment und Wiederholungszwang als Kern der Neurosen

Wurmser beschreibt nicht nur die Notwendigkeit der Spaltung als sozusagen logisches Resultat der Absolutheit früher Affekterfahrungen (Wurmser, 1987, S. 314). Für ihn sind es vor allem die Absolutheitsanforderungen des Über-Ichs, das kategorische Urteilen, die bei diesen Spaltungen Pate stehen. Denn die frühe Moral des Kindes ist absolut, kategorisch, nach dem Muster des »Alles oder Nichts« strukturiert. Dies muss zwangsläufig zu einer Spaltung des Über-Ichs führen – gewöhnlich einem Über-Ich-Anteil, der mit der Außenwelt verbündet ist und auf Anpassung und Konformität dringt (»mach, was Mutter sagt«) – und einem anderen Über-Ich-Anteil, der auf den eigenen infantilen Wünschen beharrt und sich dabei stolz und anmaßend auf seine Rechte beruft. Dieses zweite Über-Ich ist von Omnipotenzfantasien gespeist; dementsprechend massiv sind die Selbstverurteilungen des Patienten für jedes Zeichen von Verwundbarkeit oder Schwäche (ebd.). Die beiden Über-Ich-Teile stehen im Kampf miteinander, und oft wird das an die Forderungen der Eltern angepasste Über-Ich durch den anderen Teil gestürzt, der auf seinen infantilen Wünschen besteht und sie einfordert. Für Wurmser geht es dabei ausdrücklich nicht um die Herrschaft eines Größenselbst, wie es u. a. von Kohut beschrieben wurde. Dafür stehen Urteilen und Verurteilen viel zu sehr im Vordergrund. Er spricht stattdessen vom Widerstreit zwischen einem aufgerichteten Idealbild (»so sollst du sein«) und dem kritisierenden Gewissen (»so bist du nicht«), denen ebenso konkurrierende Selbstdefinitionen entsprechen. Der Doppelheit des Über-Ichs entsprechen insofern auch immer auch doppelte Identitäten (ebd., S. 14f.).

Ebenso sind die Abwehrformen, die in der Folge dieser Spaltung zum Einsatz kommen und der Aufrechterhaltung der Verdoppelung dienen sollen, für Wurmser eng mit dem Über-Ich verbunden (ebd., S. 44f.). Dazu gehören zunächst die Abwehrmechanismen der *Verdrängung* und der *Verleugnung*, die für ein unbewusstes »Nein« gegenüber bestimmten Wünschen oder bestimmten Wahrnehmungen stehen. Im Abwehrmechanismus der *Verneinung* wird die Wichtigkeit einer Wahrnehmung verleugnet, in der *Affektblockierung* gilt das unbewusste Nein bestimmten Gefühlen, während die *Isolierung* ein unbewusstes Nein gegenüber der Verbindung von Affekten, Gedanken und Erinnerung darstellt. Von einer Beziehung dieser Abwehrmechanismen zum Über-Ich ist dabei zunächst nicht die Rede. Diese kommt aber sofort zum Vorschein, wenn man sie als Ausdruck eines unbewussten Verbotes versteht, etwas zu fühlen oder wahrzunehmen. In der Verleugnung stellt das unbewusste Nein dann beispielsweise das Verbot dar, die emotionelle Bedeutsamkeit bestimmter Wahrnehmungen zu registrieren. Stattdessen kommt es zur Erfahrung der Sinnentleerung bis hin zur Depersonalisation. Der Grund dafür liegt – so Wurmser – in dem Ausbleiben der Gewährleistung, die das Gewissen solchen Wahrnehmungen verleiht, wie eine Genehmigung von oben. Was fehlt, ist die innere Erlaubnis, dem Gefühl oder der Wahrnehmung eine persönliche Bedeutung oder einen persönlichen Wert zu verleihen (ebd., S. 44).

Weitere Abwehrmechanismen, die Wurmser mit dem Über-Ich in Verbindung bringt, sind die *Verkehrung ins Gegenteil*, vor allem die Wendung vom Passiven ins Aktive, als dem Kardinaltyp der Abwehr bei schweren Neurosen (ebd., S. 45). Dies betrifft insbesondere die Umkehr der von außen erlebten, also erlittenen Aggression. »Statt passiv zu erleiden, was ich ständig fürchte, bin ich es, der es aktiv dem Anderen zufügt.« »Statt dass ich mich plötzlich passiv von einem Unheil überraschen lasse, führe ich es lieber aktiv herbei« (ebd.). Hand in Hand damit geht in der Regel *die Identifizierung mit dem Angreifer*, besonders dem Angreifer als Ankläger, als tadelnde, verurteilende, beschämende Autorität: Nun ist es der Patient, der zum Ankläger wird und den Therapeuten oder die Umwelt sich schuldig oder beschämt fühlen lässt. Der Patient ist zur Stimme des anklagenden Gewissens geworden (ebd., S. 46).

Ein weiterer bedeutsamer Abwehrmechanismus ist schließlich die *Externalisierung* als Gegenstück zur Verleugnung. Dabei wird das gesamte innere Schlachtfeld in ein äußeres verwandelt (Freud, 1965, S. 223, zit. nach Wurmser, 1987, S. 48). Das heißt nichts anderes, als dass äußere Handlungen dazu benutzt werden, um einen inneren Konflikt zu verleugnen; der innere Konflikt wird auf diese Weise in einen äußeren (zurück) verwandelt (ebd., S. 48). In der Regel spiegeln die Außengeschehnisse dabei innere Konflikte wider, wie sie sich *jetzt* in der therapeutischen Situation und spezifisch in der Übertragung abspielen. Die Externalisierung dient von daher vor allem auch der *Abwehr der Übertragung*. Dabei werden die innerlich erlebten, vom eigenen Gewissen erlittenen Aggressionen wie etwa das Ausgelachtwerden, die Zurückweisung und die Bestrafung nicht mehr nur, wie bei der Abwehr vom Passiven ins Aktive, an andere »zurückgegeben«, sondern der Analytiker wird aktiv zu Verhaltensweisen provoziert, die geeignet sind, ihn anschließend in die Opferrolle zu bringen, oder er wird unbewusst zu Grenzsetzungen veranlasst, wie sie das eigene Gewissen fordert, um diese dann anschließend erbittert zu bekämpfen: die andere Seite des Konflikts (ebd.).

Alle die hier geschilderten Abwehrmechanismen bedeuten – in Wurmsers Sprache – die Flucht vor einem Gewissen, das als gnadenloser Richter erfahren wird. Eine andere Form dieser Flucht, der Wurmser große Bedeutung zumisst, ist das *Ressentiment*. Im Ressentiment wird aus der Selbstverurteilung, die einer tiefen Scham entstammt, ein brennender Groll, der sich im Extremfall gegen alle menschlichen Bindungen und Verpflichtungen richtet (Wurmser, 1987, S. 13). Das Ressentiment

> »besteht in der selbstgerechten Identifizierung mit dem eigenen, kategorisch verurteilenden Über-Ich und der Verkehrung der Anklage ins Gegenteil: Das Ich wandelt sich vom Opfer der Selbstanklage zum brutalen Richter und Rächer; der Andere wird nun zum radikal Angeklagten, zum Verworfenen und zu Vernichtenden« (ebd.).

Intensiviert wird diese Entwicklung durch *Loyalitätskonflikte*, denen das Kind sich ausgesetzt fühlt, vor allem solchen, die das Verbot beinhalten, Vater und Mutter gleichzeitig zu heben. Jede Liebe zu einem Elternteil ist dann gleichzeitig ein Verrat am andern, der deshalb im nächsten Schritt sofort wieder verleugnet werden muss, damit überhaupt Beziehungen aufrechterhalten werden können (Wurmser, 1987, S. 317). Eine solche Situation löst unerträgliche Affekte, Angst, Unsicherheit und Verwirrung aus. Denn Loyalität ist für Wurmser mehr als nur eine Bindung üblicher Art: Sie gilt dem andern als einer geliebten Autorität, der man die Treue wahren muss. Das ist aber eine *Über-Ich-Bindung* (ebd., S. 315).

Gegensätzliche Loyalitäten zerreißen das Innere wie wohl kaum ein anderer Konflikt. Da sie unbedingt sind und von daher die Forderung nach absoluter, d.h. kompromissloser Treue erheben, wecken widerstreitende Loyalitätsansprüche der Eltern neben der Angst beim Kind zwangsläufig auch einen Anspruch auf Belohnung für die erwiesene Treue. Das Ressentiment ist auf einem Gefühl der Ungerechtigkeit aufgebaut, dass man weniger ist oder hat oder bekommt oder darf, als einem von Rechts wegen zustünde; im Ressentiment wird diese Gerechtigkeit eingefordert, nach dem Motto: »Wenn jemand gerecht zu mir ist, bin ich ihm gegenüber loyal«, und umgekehrt: »Wenn ich jemanden gegenüber loyal bin, darf ich die verdiente Gerechtigkeit erwarten.« Das Ressentiment entspricht dann der Wahrnehmung, dass die erwartete Gerechtigkeit ausbleibt, trotz der geleisteten oder empfundenen Loyalität. Es kann sich dann bis zur Entrüstung oder Empörung steigern (ebd., S. 329). Die Rache, die aus diesem Gefühl heraus erwächst, basiert auf der Scham-Ressentiments-Moralitäts-Achse und soll die verletzte Gerechtigkeit wiederherstellen (ebd., S. 330). Dabei hüllt sie sich selbst in den Mantel der Moral. Wie verheerend sich diese Form der Rachsucht auswirkt, zeigt ein Blick auf die Rolle des Ressentiments in den großen revolutionären Bewegungen des vergangenen Jahrhunderts, von dem Wurmser (1989, S. 506) sagt, dass man es mit Fug und Recht als das *Jahrhundert des Ressentiments* betrachten könne.

Die drei gewaltigen paranoiden Katastrophen des vergangenen Jahrhunderts, der Nazismus, der Stalinismus und die Chinesische Kulturrevolution, sind für Wurmser Aufstände des Ressentiments, das sich ganz wesentlich aus Scham und Demütigung speiste, nach dem Motto: »Ich verstehe es nicht mehr, ich komme nicht mehr mit. Ich bin zurückgeblieben und habe die Hoffnung aufgegeben, mir mein Recht auf geraden Wegen zu verschaffen. Mein Gerechtigkeits- und Ehrgefühl ist zutiefst verwundet worden« (Wurmser, 1989, S. 506). Es waren Aufstände der Zu-kurz-Gekommenen, derer, die wähnten, der andere habe einen ungerechten Vorsprung errungen; es war ein Aufstand gegen die Kultur und gegen die Symbole dieser Kultur und ihrer Wertträger. Die auf diesen kollektiven Wahnsystemen basierenden politischen Bewegungen nähren sich für Wurmser von der mythischen Trias der Absolutsetzung, der Spaltung und des Zwangs, hinter der für ihn die *Urkraft der Scham* lauert. Je tiefer die Scham, desto bitterer das Ressentiment. Je heftiger das Ressentiment, umso schärfer die damit einhergehende Dichotomisierung, und umso verheerender die Rachsucht (ebd., S. 506f.).

In unserem Jahrhundert steht dafür das Attentat des 11. September und die von den Amerikanern im Gegenzug dazu ausgerufene »Achse des Bösen«, zu deren Bekämpfung jedes Mittel, auch das des Krieges und der Folter, rechtens ist. Auf der Gegenseite treffen wir auf Menschen, die in Bombenattentaten, denen Hunderte zum Opfer fielen, selbst ihr Leben opferten, um damit einer Sache zum Siege zu verhelfen, von der aus ihrer Sicht nicht nur das Heil ihres Volkes, sondern der Menschheit überhaupt abhing. Wurmser zeigt in seinem Buch *Die zerbrochene Wirklichkeit* (1989) die Absolutheitsforderungen auf, mit denen diese politischen Bewegungen operieren, und wie die, die sie mit den gleichen Absolutheitsansprüchen bekämpfen, nur dazu beitragen, diese Polaritäten zu verewigen.

Um diese Wiederholung zu durchbrechen, müssen für Wurmser die Konflikte thematisiert werden, die zu diesem Ressentiment geführt haben. Dazu gehören vor allem die Erfahrungen von Scham, Demütigung, Ungerechtigkeit und nicht zu überwindender Sprachlosigkeit, ebenso wie die damit verbundene Verletzung des Ehrgefühls und der Anspruch auf Wiedergutmachung. Dies gilt sowohl für die politische als auch für die klinische Ebene.

In der Thematisierung der damit verbundenen Aggression ist Wurmser allerdings eher zögerlich (Wurmser, 1987, S. 33). Dies gilt insbesondere für die psychoanalytische Behandlung, in der der Analytiker vom Patienten ohnehin regelmäßig als eine Über-Ich-Figur erlebt wird, gegen die er sich verteidigen muss (ebd., S. 39). Den Patienten in dieser Situation auf seine Aggression hin anzusprechen, wird dann nur allzu leicht als ein erneuter Vorwurf erlebt. Wurmser weist immer wieder auf die Gefahr für den Analytiker hin, unbewusst in diese ihm vom Patienten angebotene Rolle einzusteigen. Es sollte stattdessen darum gehen, mit dem Patienten zusammen die Wurzeln seines Tuns zu verstehen suchen (ebd., S. 336f.).

Im Folgenden möchte ich anhand des Traumes eines Patienten, mit dem Wurmser (1987) sein Buch *Die Flucht vor dem Gewissen* einleitet, zeigen, wie dieses Verständnis der Psychoanalyse sich auf den klinischen Umgang mit schwer gestörten Patienten auswirkt und welche Rolle dabei dem Wiederholungszwang zukommt.

3 Der Einfluss dieser Theorien auf die klinische Praxis

Der Patient ist ein junger Mann, der wegen Alkohol- und Kokainmissbrauchs in Behandlung kam und darüber klagte, dass er seit dem Tod seiner Mutter sich innerlich leer fühle, sich über nichts freuen könne und ernsthaft an Suizid denke. Dieser Patient brachte nach einiger Zeit den folgenden Traum in die Psychoanalyse:

> »Letzte Nacht hatte ich einen seltsamen Traum. Ich fuhr auf einer verlassenen Wegstrecke. Um mich herum erstreckte sich die Wüste. Ich überholte ein Mädchen. Wir beide stoppten. Ich sprach mit ihr, und dann gingen wir zurück zu ihrem Haus. Es war unheimlich und wurde mehr und mehr teuflisch. Wir hatten Sex, und es wurde wilder und wilder, in überwältigender, verrückter Leidenschaft. Dann waren wir nicht mehr allein. Ich wurde von dem Mädchen und einem Mann festgehalten und konnte mich nicht mehr rühren. Mit Rasierklingen begannen sie, in meine Hände und Arme hineinzuschneiden und das Blut fließen zu lassen. Sie prüften meine Schmerzschwelle. Es schmerzte nicht. Aber ich verwandelte mich in einen Vampir, der einem das Blut aussaugt, und wenn man von ihm gebissen wird, verwandelt man sich in ihn. Mit den Rasierklingen ließen sie mein Blut auslaufen, und ich verwandelte mich in diese Leute« (Wurmser, 1987, S. 1).

Wurmser selbst sagt zu diesem Traum, dass darin eine wilde Macht zum Ausdruck komme, ein Dämon, der dem Träumer auf der Wüstenstraße seines entleerten Dahinlebens aufgelauert und sich seiner bemächtigt habe. Dabei habe er selbst sich in den Dämon, den Quäler, verwandelt und sich mit ihm zu identifizieren begonnen. Der Schutz des Träumers vor der Angst und der Verlassenheit liege darin, dass er selbst rastlos dahinjage, andere aussauge und von sich stoße. Das heißt, dass er nun selbst anstelle des Verlassenen der geworden ist, der immer wieder verlässt – eine Wendung also vom Passiven ins Aktive, die Wurmser als einen Hauptabwehrmechanismus bei schweren Neurosen ansieht (ebd.).

Ich möchte anhand dieses Traumes hier aber noch einen anderen Abwehrmechanismus aufzeigen, nämlich den Rückzug des Träumers vor der immer stärker werdenden sexuellen Erregung in eine narzisstische Fantasie, die von der Unverwundbarkeit des Träumers handelt. Im Traum geht es um die Prüfung der Schmerzschwelle des Träumers. Der Träumer empfindet während der ihm zugefügten Qualen keinerlei Schmerz. Er kann sich zwar irgendwann nicht mehr rühren, aber auch in dieser scheinbar hilflosen Situation bleibt er gegen den körperlichen Schmerz gefeit, und damit symbolisch auch gegen den psychischen Schmerz des Verlassenwerdens. Sogar wärmen kann er sich an dem Blut, das seinem eigenen Körper entströmt; er ist auch dafür nicht mehr auf andere angewiesen. Der nächste Abwehrschritt ist dann der, sich selbst in einen Vampir zu verwandeln, der andere in seine Gewalt bringt und ihnen die Verletzung zufügt, die er vorher selber erlitten hat. Der Träumer saugt jetzt andere aus.

Man könnte von daher auch mit Wurmser sagen, dass in dem Traum eine Reihe von Konfliktlösungen durchgespielt werden. Am Beginn steht der Einbruch einer als teuflisch erlebten, bisher abgewehrten Sexualität in die entleerte, wüstenähnliche Existenz des Träumers. Die Sexualität wird wie ein Dämon erlebt, der unerwartet die Herrschaft übernommen hat. Der Träumer rettet sich davor zunächst in eine narzisstische Fantasie, in der es kein Schmerzempfinden gibt – klinisch würden wir sagen: in eine Depersonalisation – und in der er auf niemanden angewiesen ist. Sogar das Gefühl von Wärme und Geborgenheit kann er sich mit seinem Blut selbst erschaffen. Wurmser versteht auch diese gerade bei schweren Neurosen regelmäßig antreffbaren Größenfantasien als defensive Manöver und nicht als Ausdruck einer sistierten narzisstischen Entwicklung, wie unter anderem Kohut dies vorgeschlagen hat (Kohut, 1971, 1974).

Der Traum erlaubt darüber hinaus auch eine Interpretation des *Wiederholungszwangs*, bei dem Menschen trotz aller gegensätzlichen Vorsätze sich immer wieder von den gleichen Impulshandlungen überwältigt fühlen, so wie dies hypothetisch auch für unseren Träumer gilt. Für Wurmser entsteht dieser Wiederholungszwang aus Über-Ich-Konflikten, in denen ein bisher abgewehrter Über-Ich-Anteil mit seinen Absolutheitsanforderungen vorübergehend die Regie übernimmt. In unserem Traum ist dies die bis dahin abgewehrte Sexualität, die in die von einem andern Teil des Über-Ichs entvölkerte Seelenlandschaft des Träumers wie ein Dämon einbricht. Im Traum werden aber auch die Lösungen wiederholt, mit denen der Träumer mit dieser Situation bisher fertig zu werden versuchte. Dabei kommen auch Omnipotenzfantasien und die Wendung vom Passiven ins Aktive ins Spiel. Der von Freud auf den Todestrieb zurückgeführte Wiederholungszwang besteht für Wurmser in dem Versuch, diese Konfliktlösungen immer neu zu wiederholen, in der Hoffnung, auf diese Weise irgendwann zu einem anderen Resultat zu kommen und damit die Wiederholung zu durchbrechen. Gleichzeitig ist es die Verurteilung durch ein absolutes Über-Ich, die dem im Wege steht.

4 Konflikt und Komplementarität als tragische Wahrheit der conditio humana

Bis hierher habe ich das Denken Léon Wurmsers in Begriffen beschrieben, mit denen dargestellt werden kann, was geschieht, wenn Absolutheitsansprüche aufeinanderprallen. Auch die Geschichte der Psychoanalyse war lange Zeit davon geprägt, dass immer wieder Dichotomien und Ausschließlichkeitsansprüche gegeneinandergesetzt wurden. Wurmsers Denken bleibt nicht in diesen Gegensätzen stecken. Es zielt auf ihre Überschreitung, indem er dem Konflikt gleichberechtigt die Vorstellung von Komplementarität an die Seite stellt. In dieser Vorstellung gibt es nichts Endgültiges und Absolutes und von daher auch kein Festhalten an Polarisierungen mehr; Vollständigkeit wird vielmehr immer erst durch die Einführung einer Ergänzung (als etwas Drittem) erreicht.

In jedem Menschen gibt es, so Wurmser, einen Konflikt zwischen dem Erleben von Absolutheit und einem Empfinden des Maßes, das ebenso menschlich ist (Wurmser, 1989, S. 13). Aus dieser Spannung von Absolutem und Relativem erwächst der

> »Vergleich, und damit auch der wütende Widerspruch gegen die Relativität jeder Absolutheit: der Widerspruch dagegen, dass nichts vollkommen

ist: dass ich weniger bin (Scham) und mehr sein möchte (Neid), dass ich weniger habe (Schmerz) und mehr haben möchte (Eifersucht), dass ich das Ganze nicht verstehe und verwirrt bin (das Gefühl der Absurdität) und doch den Liedern ..., die von ewiger Vernunftgesetzlichkeit singen, lausche (das Wagnis und der Hochmut der Vernunft), dass ich mich gegen die erlebte Ungerechtigkeit auflehne (das Ressentiment), aber schließlich an dieser Ungerechtigkeit zerbreche, ohne den absolut gesetzten Wert aufzugeben (das Tragische)« (ebd.).

Alle diese Erfahrensweisen sind aus einer gespaltenen Wirklichkeit erwachsen und lassen sich nicht auf Dauer bändigen. Sie drängen nach außen (ebd., S. 14), wo sie dann sehr oft mit voller Wucht aufeinanderprallen. Dahinter steht die Vorstellung von einer letzten Ursache, die als unbedingt Böses dem Guten entgegentritt, oder aber als unbedingt Gutes der bösen oder ins Böse verstrickten Realität den Kampf ansagt. In diesem Sinne beschreibt Freud in seinem Aufsatz über *Das Unbehagen in der Kultur* (1930) den fortwährenden Kampf zwischen Eros und Thanatos, ohne sich irgendwo festzulegen, wer von beiden letztlich den Sieg davontragen werde. Wurmser setzt einem solchen polaren Denken den versöhnenden Begriff der *Komplementarität* entgegen.

Komplementarität bedeutet für ihn dabei mehr als nur eine weitere Spaltung zwischen Absolutem und Relativem. Sie ist – wie alles Absolute – wahr, aber damit auch »von einer großartigen Einseitigkeit« (Wurmser, 1989, S. 22). Es gibt daneben viele andere Widersprüche, die unser Innenleben bestimmen und ebenfalls zur Verabsolutierung drängen. Wurmser plädiert vor diesem Hintergrund für das Begreifen des Konflikts als der schroffen Opposition von Gegensätzen und der Komplementarität als der gegenseitigen Ergänzung dieser Gegensätze (ebd.). In der grundsätzlich spannungsreichen Beziehung zwischen Konflikt *und* Komplementarität sieht er die Grundtatsache des Seelenlebens.

Gegensatz, Widerspruch, Widerstreit und Ausgleich – das sind für ihn Apriori-Gegebenheiten, von denen aus er menschliches Erleben und menschliche Einsicht zu verstehen sucht, und nichts davon lässt sich auf ein vorbestehendes Absolutes reduzieren. Für ihn ist dies der »Pfad«, auf dem das Leben sich bewegt (ebd., S. 512), »der Logos, der so tief ist, dass du ihn nicht auffinden kannst, so weit du auch suchen mögest« (Heraklit, zitiert nach Wurmser, ebd.). Man kann diese letzte Erkenntnis, die Wurmser uns hier vor Augen führt, auch als die tragische Wahrheit der conditio humana verstehen. Sie besteht in dem Unbedingten und dem Maß in ihrem unabdingbaren Gegensatz.

Damit wird gleichzeitig auch die Konfliktnatur des Menschen ein für alle Mal festgeschrieben. Wurmsers Verdienst ist es nicht zuletzt, mit seinem Leben und seinem Werk Wege aufgezeigt zu haben, diese innere Gegensätzlichkeit auszuhalten und den Widersprüchen im Erleben und in ihrem Verständnis die Stirn zu bieten. »Nur das Zusammengesetzte, Widersprüchliche ist wahr«, sagt Lagerquist stellvertretend für alle Autoren und Patienten, die in Wurmsers Werken zu Worte kommen (ebd., S. 514).

Wurmser selbst zitiert in diesem Zusammenhang Lao Tse aus dem Tao Te King (ebd., S. 497):

> »Nachgeben ist Ganzwerden
> Krummsein ist Geradewerden
> Leere wird zur Fülle
> Zerschlissen wird neu.
> Dürftigkeit wird Erhalten.
> Vielheit ist Täuschung.
> So umfasst der Weise das Eine.
> Er wird zum Vorbild der Welt.«

Ich glaube, dass Wurmser sich in seinem umfangreichen Werk nicht nur als hervorragender Psychoanalytiker ausgewiesen hat, sondern dass wir ihn auch selbst als einen solchen Weisen erfahren durften. Die tragische Wahrheit, die er uns vermittelt, ist die Erkenntnis des Unbedingten und des Maßes in ihrem unschlichtbaren Gegensatz (ebd., S. 514).

Literatur

Freud, A. (1965). Normality and pathology in childhood: assessments of development. In: *The writings of Anna Freud. Vol. 6.* Int Univ Press.
Freud, S. (1916/17). *Vorlesungen zur Einführung in die Psychoanalyse. GW Bd. 11.* Fischer.
Freud, S. (1923). *Das Ich und das Es. GW Bd. 13* (S. 235–289). Fischer.
Freud, S. (1930). *Das Unbehagen in der Kultur. GW Bd. 14* (S. 419–506). Fischer.
Klein, M. (1932). Die Psychoanalyse des Kindes. In dies. (Hrsg.), *Gesammelte Schriften. Bd. 2.* frommann-holzboog.
Kohut, H. (1971). *Narzissmus. Eine Theorie der psychoanalytischen Behandlung narzisstischer Persönlichkeitsstörungen.* Suhrkamp.
Kohut, H. (1977). *Die Heilung des Selbst.* Suhrkamp.

Lao Tse (1981). *Tao Te King*. North Atlantic Books.
Rosenfeld, H. (1964). Zur Psychopathologie des Narzissmus – Ein klinischer Beitrag. In ders. (Hrsg.), *Zur Psychoanalyse psychotischer Zustände* (S. 196–208).
Rosenfeld, H. (1971). Beitrag zur psychoanalytischen Theorie des Lebens- und Todestriebes aus klinischer Sicht: Eine Untersuchung der aggressiven Aspekte des Narzissmus. In E. Bott Spillius (Hrsg.), *Melanie Klein Heute. Entwicklungen in Theorie und Praxis. Bd. 1: Beiträge zur Theorie* (S. 299–319). Verlag Internationale Psychoanalyse.
Wurmser, L. (1981). *Die Maske der Scham. Die Psychoanalyse von Schamaffekten und Schamkonflikten*. Springer.
Wurmser, L. (1987). *Flucht vor dem Gewissen. Analyse von Über-Ich und Abwehr bei schweren Neurosen*. Springer.
Wurmser, L. (1989). *Die zerbrochene Wirklichkeit. Psychoanalyse als das Studium von Konflikt und Komplementarität*. Springer.

Die innere Grenze

Das Schamgefühl – ein Beitrag zur Über-Ich-Analyse[1]

»Jenes Gefühl: ›Ich bin der Mittelpunkt der Welt!‹ tritt sehr stark auf, wenn man plötzlich von der Schande überfallen wird; man steht dann da wie betäubt inmitten einer Brandung und fühlt sich geblendet wie von einem großen Auge, das von allen Seiten auf uns und durch uns blickt.« (Nietzsche, *Morgenröte*, 352, S. 234)

Schande, Scham, Verlegenheit, Schüchternheit, Betretenheit – wer kennt nicht diese Gefühle des Sich-Schämens? In feinen Abspielungen und Nuancen, in massiven Formen des Überwältigtseins von Scham und Selbstverachtung, in krankhaften Ängsten, von andern ausgelacht zu werden – wir alle kennen dieses Panorama des Schamgefühls von uns selbst, von unsern Verwandten und Freunden, und namentlich von unseren Patienten. Es vergeht wohl kaum eine Stunde der Analyse oder der Psychotherapie, in der wir nicht im Schweigen des Patienten oder im Gerede, im Zorn oder in der Einschüchterung, und v. a. in der Überzeugung eignen Unwertes, der einen oder andern Form des Sich-Schämens gewahr werden. Umso erstaunlicher ist es dann, wie wenig Aufmerksamkeit die analytische Literatur diesem Spektrum der Schamgefühle bislang geschenkt hat. Piers und Singer, Erikson, Helen Block Lewis und Sidney Levin sind die mir bekannten Ausnahmen. Erst in den letzten Jahren hat sich, mit dem zunehmenden Interesse an den Affekten im Allgemeinen, die Aufmerksamkeit diesem vernachlässigten und doch theoretisch und praktisch so überaus wichtigen und fündigen Thema zugewandt.

Was ist dies Schamgefühl?

Platon schreibt in den »Gesetzen«: »Sag mir einmal: können wir nicht zwei Arten von Furcht bemerken, die einander nahezu entgegengesetzt

1 Vortrag, gehalten am 7. März 1985 auf der Tagung der Deutschen Psychoanalytischen Vereinigung in Tübingen.

sind?« Welche dann? »Diese: wir fürchten doch wohl ein Übel, dessen Eintritt wir erwarten?« Ja.

> »Sodann fürchten wir oft auch die Meinung der Leute; wir glauben, für schlechte Menschen angesehen zu werden, wenn wir etwas tun oder reden, das nicht recht ist. Und diese Art von Furcht nennen wir (und, wie ich denke, jedermann) das Schamgefühl, das Ehrgefühl – αἰσχύνη] … (Sie) tritt zunächst den Schmerzen und sonstigen Arten von Furcht entgegen, und ebenso den meisten und größten sinnlichen Genüssen.«

Du hast vollkommen Recht.

> »Wird nun nicht auch ein Gesetzgeber und jeder einigermaßen ordentliche Mensch diese Furcht hoch in Ehren halten? Er nennt sie Schamgefühl, Ehrgefühl, αἰδώς, und ihren Gegensatz, die Dreistigkeit, die sich darüber hinwegsetzt, heißt er Schamlosigkeit, ἀναίδεια, und bezeichnet sie von jeher, auch gesetzlich, als das größte Unglück für alle, für den Einzelnen wie für den Staat.«

So entnehmen wir denn diesem Zitat, dass Scham eine Art der Furcht ist vor der Schande, die eintreffen könnte, der Bloßstellung, die bevorsteht, also Angst vor einer Gefahr; wir finden aber auch, dass sie eine Art des Ehrgefühls und Wertgefühls ist, eine Form des Respektes vor den Idealen und Werten der Gesellschaft. Dem fügt das gegebene Nietzsche-Zitat als Drittes das Gefühl bei, nicht dass die Schande hereinbrechen könnte, sondern dass sie schon eingetreten ist.

Analytisch gesehen ist also Scham zunächst und v. a. eine Art von Angst – die *Schamangst*: »Ich fürchte mich, dass Bloßstellung bevorsteht und damit Erniedrigung.« Solche Angst kann in feiner Signalform auftreten oder als überwältigende Panik.

Dann ist es der Schamaffekt im breiten Sinn, ein komplexer Affekt gruppiert um einen *depressiven Kern*: »Ich habe mich bloßgestellt und fühle mich erniedrigt; ich möchte verschwinden; als solch ein Wesen, das sich so bloßgestellt hat, will ich nicht mehr weiter existieren. Die Verachtung kann nur dadurch getilgt werden, dass die Blöße beseitigt wird – durch mein Verstecken, mein Verschwinden, wenn nötig, durch meine Auslöschung.« Bei dieser Verachtung und der Sühne dafür spielt das Sehen und Verschwinden – mithin das Auge – eine ganz besondere Rolle.

Und drittens ist es das Schamgefühl als eine Art des Ehrgefühls, eine Art des sozialen und persönlichen Schutzes, wie wir bei Platon gehört haben, ein Charakterzug, der sich gegen die Bloßstellung wendet, also gegen das Sich-Zeigen; es ist eine *Reaktionsbildung*, und so wird sie auch von Freud, Fenichel und Jacobson bezeichnet. »Scham bezeichnet im Menschen die innere Grenze der Sünde; wo er errötet, beginnt eben sein edleres Selbst«, sagt Hebbel (zit. von Binswanger, S. 161). Es ist die Scham als Schutz, als vorbeugendes Sich-Verbergen, αἰδώς, die Antithese gerade gegen jene Emotion des Entblößtseins, eine Haltung von Respekt andern und sich selbst gegenüber, eine Art Ehrfurcht. Goethe nennt (im 2. Buch von Wilhelm Meisters Wanderjahren) »die Ehrfurcht vor sich selbst« die oberste Ehrfurcht (S. 143). Solches Schamgefühl zeigt sich als Takt, als Diskretion und Bescheidenheit, sie bezeugt sich als sexueller pudor. Solcher »Vornehmheit des Geschmacks und Takt der Ehrfurcht« stellt Nietzsche den Mangel an Scham entgegen, »ihre bequeme Frechheit des Auges und der Hand, mit der von ihnen an alles gerührt, geleckt, getastet wird.« (*Jenseits von Gut und Böse*, 263; S. 211).

Diese Reaktionsbildung lässt sich etwa so ausdrücken: »Ich muss mich hinter einer Maske verstecken, damit mein Inneres vor den zudringlichen Blicken Anderer geschützt bleibt; und ebenso verhülle ich meine eigenen Blicke, hemme meine Neugier, bezähme meine Zudringlichkeit.« Es ist »die Feinheit der Scham« des Menschen, »der etwas Kostbares und Verletzliches zu bergen« hat (Nietzsche, *Jenseits von Gut und Böse*, 40, S. 51).

In dem Sinne ist Scham eine unentbehrliche Wächterin der Privatheit und der Innerlichkeit, eine Wächterin, die den Kern unserer Persönlichkeit schützt – unsere intensivsten Gefühle, unsern Sinn der Identität und Integrität, und v. a. unsere sexuellen Wünsche, Erlebnisse und Körperteile. Ohne diese Hülle der Scham fühlt man sich der Würde beraubt – es sei denn, man begebe sich ihrer willentlich, um der größeren und umfassenderen Würde der Liebe teilhaftig zu werden.

In allen drei Formen der Scham – der Schamangst, der depressiven Beschämtheit, und dem Schamgefühl als Reaktionsbildung – können wir einen Objekt-Pol von einem Subjektpol unterscheiden: Man schämt sich *vor* jemandem, und man schämt sich *für* etwas.

Oft wird nun gesagt, Scham spiele sich vor den Anderen ab und Schuld vor dem eigenen Selbst. Ich glaube nicht, dass dies stimmt, kennen wir doch besonders auch im Deutschen den Ausdruck sehr wohl: sich vor sich selbst schämen. Der König sagt in Schillers *Don Karlos*: »Sie machte vor meinem ganzen Hofe mich erröten! Erröten vor mir selbst –«

Jaeger sagt in der »Paideia«, es sei gerade der Übergang gewesen von der sozialen Bedeutung der Scham, der Scham vor den Mitmenschen, zu der Scham vor sich selbst, *αἰδεῖσθαι ἑαυτόν*, die von größter Bedeutsamkeit für die Entwicklung der griechischen Ethik gewesen sei.

Uns Analytiker wird also am meisten dieses innere Schamgefühl interessieren, bei dem beide Pole – das Wovor und das Wofür – verinnerlicht und in immer größerer Komplexität und Verschiebung erscheinen. Es ist diese Verinnerlichung, die von Simmel 1901 in seiner Arbeit[2] über die Scham beleuchtet wurde. Er spricht vom doppelten Ich: Es ist »das wirkliche, durch den Fehler als unvollständig erscheinende, und das normale, komplette, gegen das gehalten das erstere eben herabgesetzt ist.« Dies erfordert »eine Spaltung unser selbst in ein beobachtendes und ein beobachtetes Teil-Ich.« (cf. Sterbas viel weitere Anwendung dieser Beobachtung, die so wesentlich für unsere analytische Erfahrung geworden ist).

Mithin besteht dieser Affekt aus der Spannung, der Diskrepanz zwischen dem, was erwartet wird, und dem, was man an sich selbst beobachtet (cf. das Simmelzitat). Es ist die Polarität zwischen dem, wie ich gesehen werden *will* und wie ich mich selbst wahrnehme. Strukturell bedeutet das, dass es die spezifische Spannung ist zwischen *einem* Aspekt des Überichs, nämlich dem *Idealbild*, das ich von mir selbst besitze – so wie ich *sein möchte* – und der Ich-Funktion der Selbstbeobachtung – dem Bilde, das ich von mir selber realiter habe: so wie ich *bin*, so wie ich mich selbst sehe.

Die Aufhebung dieser Spannung wird als Stolz erlebt.

Je höher die Selbsterwartung und je größer das Verlangen für Vollkommenheit, desto größer ist diese Diskrepanz und, wenn plötzlich, überraschend aufgezeigt, desto schärfer die Selbstkritik in Form von Verachtung und Lächerlichmachung, mithin Scham, und desto schmerzlicher das Verwundetsein, ganz besonders, wenn diese Wunde auch noch von außen angerührt wird. Diese innere Doppelheit, die wir aus unserer Strukturanalyse so gut kennen, wurde schon von Nietzsche vorausgenommen: »Wer sich selbst verachtet, achtet sich doch immer noch dabei als Verächter.« (*Jenseits von Gut und Böse*, 78, S. 79).

Je größer solche Spannung und damit die Schambereitschaft ist, umso mehr treffen wir, neben der Scham, auch jene andern radikalen narziss-

2 Ich bin Herrn Dr. Eickhoff sehr für den Hinweis auf diese Arbeit dankbar.

tischen Affekte: Neid, Eifersucht, Trotz und Empörung, an und umso größer ist das Bedürfnis, sich hinter eine Schutzwand der scheinbaren Gefühllosigkeit und Kälte, ja der Überheblichkeit und Arroganz zurückzuziehen. Eine solche narzisstische Maskierung von Unverwundbarkeit und Kälte ist eine Form der Schamprävention. Das beste Beispiel, das ich kenne, fand ich in Dickens' Beschreibung von Mr. Dombey und seiner Frau:

> »the cold hard armor of pride in which he lived encased ... the imperious asperity of his temper ... his cold and lofty arrogance ... he had kept his distant seat of state on the top of his throne, and she (his first wife) her humble station on its lowest step.« (S. 581)
>
> »Entrenched in her pride and power, and with all the obduracy of her spirit summoned about her ...« (S. 544) »... immovable and proud and cold ...« (S. 522)

Mag diese Abwehr auch gegen außen, gegen die Verletzung von außen gerichtet sein, mag auch die Scham noch so veräußerlicht erscheinen, letztlich ist sie doch Teil eines Überichkonflikts, eines Problems der Selbstverurteilung.

Ich werde mich nun darauf konzentrieren, wie dieser komplexe, vielgeschichtete Affekt, namentlich in seiner unbewussten Präsenz, zur psychopathologischen Dynamik beiträgt.

Zuerst drei kurze Fallbeispiele: Ein junger Mann mit phobischem Charakter sucht in der Analyse Hilfe gegen seine chronische Angst und Depression, die mit fast völligem Blockieren seines Liebeslebens und Unbehagen über die Stärke seiner homosexuellen Neigungen einhergeht. Mehrere andere Therapieversuche zuvor sind fehlgeschlagen. Oft drückt er sich so aus: »Ich habe ein starkes Gefühl der Scham, besonders über meine sexuellen Wünsche; es fällt mir sehr schwer, darüber zu sprechen. Ich ignoriere sie, ich verleugne sie, ich kämpfe gegen sie an, wie in meinem langen Schweigen hier. Gäbe ich diesen Wünschen freien Lauf, verlöre ich alle meine Kontrolle über sie.« Es verhält sich gleich in Bezug auf seine Sorge, von gewalttätigen Impulsen überwältigt zu werden, er könnte Fenster einschlagen und Dinge zerschmettern. Im Folgenden werde ich ganz knapp skizzieren, wie Scham auf einer Anzahl von Ebenen eine Rolle spielte (eine ausführliche Schilderung, wie sich seine Neurose schließlich in der Analyse mehr oder weniger völlig auflösen ließ, habe ich anderswo gegeben) (ich gebe Direkt- und Quasizitate).

Zunächst und an der Oberfläche: »Ich schäme mich, meine Gefühle und Wünsche auszudrücken. Ich könnte die Kontrolle über sie verlieren und wäre der Lächerlichkeit und Verachtung preisgegeben – ganz so wie ich mich fürchtete, die Blasenkontrolle zu verlieren, wenn mich jeweils mein Bruder bis zur Erschöpfung kitzelte.« Ebenso ist es ihm bei Sexualspielen mehrfach passiert, dass er in die Hosen ejakulierte – zu seiner grässlichen Beschämung.

Zweitens: »Wüsste man von meiner homosexuellen Einstellung, wäre das eine unerträgliche Schande für mich, eine soziale Beschämung.« In seiner späten Kindheit war es eine große Angst, dass man beim Schwimmen ihn bei einer Erektion ertappte.

Drittens: »Konkurrenz mit andern ist überaus gefährlich; ich könnte mich entweder als Sieger oder als Versager zeigen, und beides ist gefährlich, aber der Triumph über den Rivalen ist eine noch größere Gefahr. So werde ich zum vornherein der Verlierer; ich bin ein geborener Versager. Nur in meiner Zurückgezogenheit und Passivität schütze ich mich vor den Gefahren der Kompetition und Kompetenz.«

Es ist gefährlicher für ihn, sich der Rivalität gegenüber Bruder und Vater, und, tiefer, gegenüber seiner Mutter, schuldig zu erweisen, als sich über seine klagenerfüllte Passivität und Opferstellung zu schämen. Niemand habe ihm geholfen, alles sei wertlos.

Viertens: »Mein Trotz und meine Rebellion gegen meine Eltern wird von meiner Umwelt erwidert. Ich kann deshalb nur dann in Sicherheit sein, wenn ich mich weitgehend einschränke und hemme. Aber mit dieser Gehemmtheit und inauthentischen Lebensweise bin ich ja kein wirklicher Mensch mehr, sondern gleich einem verachtenswürdigen Insekt – so wie ich in Träumen gegen Käfer ankämpfe –, ich bin wie eingeschalt von dumpfer Unwirklichkeit.« Er vergleicht sich mit Gregor Samsa in Kafkas *Verwandlung*.

Im Zentrum der Scham über sich selbst steht die Identifizierung mit seiner Mutter: »Ich bin gerade so schlecht, wertlos und kastriert wie sie – furchterfüllt, abergläubisch, inkompetent und hysterisch. Wie ich sie verachte und hasse, muss ich mich selber verachten und hassen.« So identifiziert er sich mit ihr als dem Opfer seiner eigenen aggressiven Impulse, die ihrerseits ihn ursprünglich vor seiner Anziehung zu ihr und der bitteren Enttäuschung über sie zu schützen hatten. Gegen diese lähmende Identifizierung mit ihr sucht er größere Sicherheit in der Fantasie, sich beim starken Manne geborgen zu fühlen und sich dessen Intaktheit zu versichern;

diese erscheint symbolisiert in einem Traum als das Washington Monument: »Wir können uns bestätigen, dass wir einen Penis haben – Phallus, Phallus über alles!«

Die faszinierende Konsequenz dieser Lösung ist eine Spaltung seiner Persönlichkeit: Einerseits identifiziert er sich, wie gesagt, mit der verachteten Mutter und ist daher erbärmlich und voll von Ängsten und Hemmungen. Anderseits schaut er zum Vater und Bruder und nun zu mir, um von uns eine fantasierte Stärke, eine idealisierte Identität zu erhalten. Wenn er sich unwirklich, depersonalisiert fühlt, will das bedeuten: »Ich will nicht das eine sein, und ich kann nicht das andere werden.« Die Entfremdung bedeutet eine Verleugnung beider Teile seiner Identität: »Ich will nicht so sein, wie ich jetzt bin. Aber wer bin ich denn? Ich kann nicht so sein, wie ich will, denn in meiner Männlichkeit und trotzigen Selbstbehauptung, in meinem Erfolg als Mann und mit sexueller Befriedigung, müsste ich nicht nur den Rivalen ausstechen, sondern zum Kampf gegen die gefährliche Frau antreten, und das ist verboten, unter der Sanktion von Schuld und Verstümmelung.«

So findet er sich zwischen der Szylla der Scham – in passiver Unterwerfung – und der Charybdis der Schuld – sich als Mann zu bewähren.

Eine konsequente Durcharbeitung dieser tiefen Ängste und Abwehrformen und namentlich der Rolle des Überichs darin hat zu einer fast völligen Befreiung von einem Zustand geführt, den wohl manche als eine schwere Borderline-Symptomatik angeschaut und ganz anders behandelt hätten. Die klassische Abwehranalyse ohne wesentliche Modifizierung hat hier, zwar nicht mit Leichtigkeit, doch nach 5 Jahren zum weitgehenden Erfolg geführt.[3]

Ich kann mit ziemlicher Zuversicht sagen, dass manche Patienten, die heute als Borderlines oder als schwer narzisstisch, wenn nicht gar als schizophren angesehen werden und wo man zum vornherein geneigt ist, sich viel von Eingriffen wie der Konfrontierung mit »Spaltung«, »projektiver Identifizierung« und Verleugnung zu versprechen, sich bei sorgfältiger Abwehranalyse (namentlich auch der Analyse der Abwehrübertragung) als behandelbare Neurosen im klassischen Sinne entpuppen und der analytischen Technik durchaus zugänglich bleiben. Wie mehrere gegenwärtige Autoren betonen (neulich Abend, Porder und Willick, früher Beres, Ranged, Brenner und Arlow; auch Calef und Weinshel) beruht das, was

3 Ich verdanke dabei viel der Hilfe Paul Grays.

als »Spaltung« erscheinen mag, auf komplizierten unbewussten Fantasien, die eben sorgfältig analysiert werden müssen, nicht auf einer besonders frühen Form der Abwehr. »Spaltung« ist ein Oberflächensymptom, ein klinisches Phänomen, nicht ein tiefer dynamischer Tatbestand. Und es ist gerade in diesen Fällen, dass Schamkonflikte besonders bedeutsam sind und sich oft als analysierbar erweisen.

Ähnliche Reservationen sind am Platz in Bezug auf die Überdehnung des Narzissmusbegriffes. Es ist ja ohne weiteres klar, in welchem Grad die Beschreibung des Schamgefühls und der Schamkonflikte dem Narzissmus spezifischen Inhalt verleiht. Wie Ranged unlängst betont hat, bezieht sich alle Angst auf das Selbstgefühl; jeder Angstzustand hat mehr oder weniger die Eigenschaft, dass man sich zersplittert und hilflos fühlt und sich auch gar der Auflösung zu nähern wähnt: »Doch mir bleiben Kranz und Sträuße nicht beisammen. Alles löst sich.« (klagt Epimetheus in Goethes *Pandora*); alle Angst zeigt sich als Einengung – angustiae – und als Weltverlust: »Oh Gott, wie schränkt sich Welt und Himmel ein, wenn unser Herz in seinen Schranken banget!« (Die natürliche Tochter). Angst ist Selbstverlust und Fragmentierung; wie es Ranged überzeugend dargestellt hat: Es gibt keine dem Narzissmus besondere und eigene Angst. Überdies betreffen alle sexuellen und aggressiven Konflikte eo ipso das Selbstgefühl und beziehen sich immer auch auf Macht, Wert und Versagen des Selbst. So hat denn jeder innere Prozess, glaube ich, einen narzisstischen Aspekt, implizit oder explizit einen Bezug auf die Selbstwertung. Und umgekehrt ist es auch nicht so, dass die Psychologie des Narzissmus jenseits der Konflikte stünde; ist es doch gerade so, dass, je tiefer, je archaischer, je umfassender die Konflikte sind, desto mehr rühren sie an jenes Problem der Selbstwertung und desto massiver müssen die Ängste und die Schutzerwartungen und Schutzhandlungen sein. Es sind ganz besonders Überich-Konflikte, die in meiner Erfahrung dem narzisstischen Oberflächenproblem zugrunde liegen, und in diesen Überich-Konflikten spielt nun der Affekt der Scham – bewusst oder unbewusst – eine ganz wesentliche Rolle.

Ich habe gegenwärtig eine Psychiaterin in Analyse; sie ist chronisch depressiv, in ständiger hohnvoller Selbstverachtung, an der Oberfläche für aggressive Impulse – d. h. jede Form der Selbstbehauptung – darunter für tiefe Wünsche sexueller und liebevoller Sehnsucht und Verschmelzung: »Die Hände in die Hüften gestemmt, stampfend mit den Füßen – stets kehre ich zu dem allmächtigen Kind zurück, dem die Mutter sagte: ›Du machst mich verrückt; du wirst mir noch einmal meinen Tod bedeuten!‹

Noch einmal? So hatte ich also diese böse Macht! Und mir gegenüber meine Schwester, dies leuchtende Ideal! Ich war immer die, die Schwierigkeiten machte, das böseste Kind. Zorn und Trotz zu zeigen war schrecklich; diese schwärzeste Person musste erbarmungslos niedergestampft werden.« So musste sie denn jedes Zeichen der Selbstbehauptung und des Sich-Aufbäumens hinter einer Fassade der Güte, der Hilfsbereitschaft und rigorosesten Verantwortlichkeit verbergen. Sie wurde die Schätzerin und Retterin, besonders leidender Kinder, was ihr aber eben die Feindseligkeit anderer eintrug, denen ihr Verantwortungsbewusstsein ein stiller (und manchmal eben nicht so stiller) Vorwurf wurde. Hand in Hand mit der Grundeinstellung ihres ganzen Lebens als Rettungsaktion geht die tiefe Verachtung gegen sich selbst: »Was stellst du dir denn vor, dass du bist? Ich werde dich noch beim Genick packen und schütteln, bis du Vernunft annimmst.«

Eine andere Patientin, ebenfalls eine sehr tüchtige Ärztin, mit Zügen masochistischer Perversion und selbstzerstörerischen Impulshandlungen, sagt: »Ich fühle mich meiner selbst beraubt, unfähig mich selbst anzunehmen. Das Bild, das mir einfällt, ist das eines kleinen Kindes, das im schwarzen Raum in der Stille vor einem leeren Theater steht. Es ist das schreckliche Gefühl, nicht zu wissen, was zu tun, keine Richtung zu haben, ohne Text, ohne Direktor, ohne Publikum dazustehen – nur mich sehr inadäquat zu fühlen und unfähig, das Rechte zu tun – gefühllos, sehr kalt, unfähig vor den Aufgaben des Lebens, ausgeschlossen. Es ist, als ob die Leute auf mich zeigten: ›Sie hat keine Freunde; niemand will sie; ein solcher widerspenstiger Außenseiter ist sie!‹« Wegen ihrer tiefen Hassliebe und Eifersucht ihrer Mutter gegenüber fühlt sie sich verworfen und außerhalb der menschlichen Familie.

Diese intensive Scham vor dem inneren Prüfer und Richter, mit der so viele Patienten zu uns kommen, wurde besonders eindrücklich von Selma Lagerlöf dargestellt:

> »Anden med isögonen, självianttagelsens underliga ande, den bleka väktaren vid handlingarnas källa – självförhänandets gud …«
> (der Geist mit Eisaugen, der sonderliche Geist der Selbstbeobachtung, der bleiche Wächter an der Quelle der Handlungen, der Gott der Selbstverachtung).

Was sind nun dynamisch die wesentlichen, gewöhnlich unbewussten *Inhalte*, derer man sich schämt? Ich gebe Ihnen hier nur einen kurzen Abriss:

1.) »Ich werde in der Konkurrenz mit meinen Rivalen den Kürzeren ziehen, oder ich habe den Wettstreit schon ganz verloren« – als der Jüngere und Schwächere, als der nun zurückgesetzte Älteste, als jemand, der ja ohnehin beschädigt und defektiv ist, oder eben als der Unartigste und Trotzigste. Besonders häufig richtet sich, wie wir ja alle wissen, diese Überzeugung, man sei minderwertig, auf sexuelle Merkmale: »Mein Penis ist zu klein«, oder: »Da ich keinen besitze, muss ich verstümmelt worden sein«, oder: »Da ich keine Brüste wie meine Mutter habe oder nicht schwanger werden kann, bin ich mangelhaft.« Solche, die vermeintliche oder erlebte Niederlage in der Rivalität begründende Kastrationsscham überdeckt sich teilweise mit der Kastrationsangst und teilweise mit dem Penisneid.
2.) Wie bei meinem ersten Fallbeispiel können wir ein zweites tiefes Motiv für Schamgefühle darin finden, dass die meisten Emotionen verborgen werden müssen; sie offen zu zeigen, würde einen zu verwundbar machen: »Wenn ich mich jemandem im Vertrauen öffnete, wurde ich abgewiesen – mit Kälte, Unverständnis oder Hohn. Niemand war fähig oder willens, mich zu hören«, sagt die Tochter eines offen psychotischen Vaters und einer verschrobenen Mutter. Man fühlt sich »ohnmächtig gegen den Hochmut der Verständnislosen«, drückt es Musil aus. Besonders Gefühle der Liebe, Zärtlichkeit und Sehnsucht müssen so vor dem groben Zugriff anderer mit solcher »Feinheit der Scham« beschützt werden.
3.) Ein drittes Motiv ist eine stark masochistische Sexualorientierung. Die darin beschlossene Gleichsetzung von Sinnlichkeit und Gewalttätigkeit ist oft so schambeladen, dass sogar Selbstmord einem Zugeständnis der sexuellen Aspekte im Leiden und heraufbeschworenen Unglück vorgezogen werden mag.
4.) Oft findet sich hinter einem oberflächlichen Junkertum, einer stählernen oder bierfreudigen Mannhaftigheit eine verhohlene homosexuell-masochistische Unterwerfungsbereitschaft, die jedoch als äußerst beschämend abgewehrt werden muss.
5.) Ein fünftes, wohl allgegenwärtiges Element ist die Angst, die Kontrolle über die Ausscheidungsfunktionen zu verlieren, sich zu beschmutzen, oder schon von vornherein, in seinem Wesen, in seiner ganzen Körperlichkeit, schmutzig zu sein. Wie erwähnt, kann dies Motiv in das andere hineinspielen – in jene Angst, die Gefühle zu zeigen, da diese eben dieselbe Unkontrollierbarkeit und überflutende

Natur (wie die Ausscheidung) zu haben drohen. Oft sehen wir diese Doppelangst in Träumen der Flucht vor Fluten und mit Ertrinkungsangst dargestellt.

6.) [Sechstens] finden wir das Motiv: »Ich bin so schwach und abhängig; jedermann lacht mich dafür aus: Ich verstecke mich vor dem Leben.« Oberflächlich gesehen schaut es so aus, als ob die Person symbiotisch an einen machtvollen Elternteil gebunden und in der symbiotischen Phase fixiert geblieben wäre. Meist ist aber diese äußerlich so beschämende Abhängigkeit selbst eine Abwehr durch Regression gegen Rivalitätskonflikte – die übermächtige Angst vor dem Neid und der Eifersucht der andern in der Familie: »Einzig, wenn ich mich als unschuldiges Kind gebärde, unfähig überhaupt jemandem zu schaden, außerstande über andere zu triumphieren oder Erfolg zu haben, kann ich vorgeben, dass ich mich niemandem zu vergleichen wage oder gefährlich werde, dass ich selbst, i. a. W., weder neidisch noch eifersüchtig bin.« (Ich denke z. B. an die Figur des »Gimpels des Narren«, die Singer geschaffen, obgleich deren Hintergründigkeit noch auf ganz anderes weist).

Das Zentrale bei all diesen Inhalten, *für* die man sich schämt, ist die Angst oder die depressive Überzeugung, man sei der Liebe nicht wert – unlovable – ein Abgrund tiefen Unwertes und Ausgeschlossenheit.

Nun ist das aber keineswegs alles. Was ich bisher dargestellt habe, ist all das, was man zeigt und wofür man sich dann schämen muss. Darüber hinaus kann nun aber der Vorgang des Zeigens selber, des Sich-Bloßstellens und Gesehenwerdens, ja, des Schauens und Hörens und der Neugier ganz allgemein, der Scham unterworfen sein. Hier ist es dann nicht der *Inhalt* des Zeigens, sondern es sind die *Funktionen* von Selbstausdruck und Wahrnehmung, die angstbeladen sind und deswegen blockiert werden müssen.

Eine während langer Zeit hospitalisierte Patientin pflegte zu sagen: »Wenn ich auf Sie schaue, ist es mir, als ob ich mich Ihrer bemächtigte. ... Ich verschmelze mit den Leuten durch mein Sehen, mein Hören und Berühren. Durch mein Schauen zerbreche ich die Grenzen. Mit meinen Blicken dringe ich in den Andern ein und werde eins mit ihm; ich verwandle und zerstöre die Person, mit der ich mich befinde. So wird das Sehen selber etwas Böses. Ich schäme mich so sehr darüber, dass ich mein Gesicht verstecken muss.« Umgekehrt haben damit natürlich auch die Andern eine derartige Macht: »Erlaubte ich ihnen, sich mir zu nähern, bekämen sie solche Macht über mich, dass sie mich überwältigen und zerstören würden. So muss ich einen Zwischenraum des Nichts schaffen und alles um mich herum in ein Marionettenspiel ohne Sinn und Bedeutung verwandeln.«

Demnach finden wir einen besonders nahen Zusammenhang zwischen schwerer unbewusster Scham, die sich besonders auf allen Selbstausdruck und auf die Wahrnehmung i. a. richtet, und chronischer schwerer *Entfremdung*, ganz parallel zur Beziehung zwischen schwerer unbewusster Schuld und Depression. Wiederum hat das Selma Lagerlöf in der gleichen Gestalt der Marianne Sinclair sehr schön beschrieben:

> »... allt blev spel och overklighet under isögonen som vaktade henne under det att de aterigen vaktades av ett par bakom dem, som vaktades av ett annat par i ett oändligt perspektiv.«
> (das leere Spektakel der Handlungen und deren Unwirklichkeit, die endlose Perspektive der Selbstbeobachtung in der Depersonalisierung, und die endlose Abfolge von Scham über Scham.)

Die Triebqualitäten von Wahrnehmung und Ausdruck (oder Exhibition) sind dabei unwirklich geworden unter der schamdiktierten Abwehr durch Verleugnung. Es sind die Wünsche für aktiv magische Exhibition, die Wünsche, den Andern zu faszinieren oder bewundert zu werden sowie die Wünsche aktiver Neugierde und passiver Faszination gegenüber den Spektakeln, die andere darbieten. Einfacher gesagt: Wenn Machtwünsche und Liebesbegehren sich massiv der Augen, des Gesichts und der Gesten bedienen, so leidet deren Mitteilungsfunktion unter dem Gewicht der Konflikte und verhüllt sich mehr und mehr hinter dem Spektrum der Schamgefühle.

Nun ist es aber gerade dieser Austausch von Wahrnehmung und Ausdruck, der ganz zentral für die Entwicklung unserer Identität ist. Einzig in diesem Hin und Her von Sehen und Gesehenwerden, von Hören und Gehörtwerden, geschieht das Zueinanderpassen von Selbstbild und dem Begriff, den die anderen von uns besitzen. »Die Wechselwirkung zwischen den Augen ist die intimste Beziehung, die zwischen den Menschen möglich ist«, schreibt Sylvan Tomkins. Wenn dieser Austausch in den ersten Lebensmonaten gestört wird, werden Selbstbild und Selbstgefühl zutiefst beeinträchtigt, nicht nur infolge der Perzeptionsstörung selbst, sondern infolge der überwältigenden Affekte, die mit solcher Störung einhergehen. Wie ursprünglich dies ist und wie tief dies geht, sehen wir in den Beobachtungen an Kleinkindern, wo schon das zwei bis drei Monate alte Kind eine durchgängige Abwendung des Blicks zeigt, wenn die Mutter zu zudringlich oder unberechenbar nahe und dann wieder fern zu sein pflegt. Dieses »pattern of gaze aversion« scheint eine primitive Form der Abwehr zu sein, die, wie auch die spätere Fremdenangst und Scheu, den Weg für die Schamreaktion späterer Zeiten zu bahnen scheint. Ebenso wissen wir heute, wie ursprünglich solche Bedürfnisse der Neugier und des Sich-Ausdrückens in der frühesten Kindheit bemerkbar sind. Liebe wie Ungeliebtheit, Macht wie Ohnmacht – all das wird ganz mächtig in dieser Wechselwirkung zwischen Gesicht und Auge, Musikalität und Wärme der Stimme, in der Rhythmizität des gegenseitigen Ausdrucks zwischen Mutter und Kind ausgetragen.

Die volle Konstellation der *Schamangst* kann freilich erst während der Rapprochement-Phase beobachtet werden, wenn die Probleme von Abhängigkeit und trotziger Selbstbehauptung, von Sphinkterkontrolle und beschämendem Verlust solcher Kontrolle und die erste Kastrationsangst, alle mehr oder weniger gleichzeitig, auftreten und der Scham ihre wesentlichsten Inhalte geben.

Der *komplexe Affekt der Scham* mit *depressivem* Kern bedarf allerdings erst der vollen Konstituierung des Überichs zu seiner vollen und klinisch beobachtbaren Ausbildung, und Ähnliches dürfte vielleicht auch für die Scham als *Reaktionsbildung* gelten: dass sie ein ziemlich fortgeschrittenes Ich für diese Abwehrbildung braucht.

*

Wie grenzen wir nun Scham und Schuld voneinander ab? Offenkundig überdecken sie sich und sind auch oft gleichzeitig mit anwesend. Doch können wir eine vereinfachende Schematisierung wenigstens für deren Frühformen unternehmen. Hier gebe ich lediglich einen kurzen Abriss dieser zwei so wichtigen Affekte, die als Wächter unser mitmenschliches Leben wie unser Innenleben so tief zum Guten wie zum Üblen beeinflussen, in einer solch schematisierenden Gegenüberstellung.

Scham bezieht sich v. a. auf eigenes Versagen, darauf, dass man schwach, fehler- und mangelhaft ist; Schuld richtet sich letztlich auf Verletzung von und Angriff gegen Recht und Bedürfnis des Andern. Beide fungieren als Machtschranken im mitmenschlichen Leben, aber Schamangst markiert eben jene »innere Grenze«, die niemand von außen überschreiten soll, während Schuldangst die Grenzen signalisiert, die man selbst in seinem

Handeln aus Rücksicht auf den Andern nicht überschreiten darf. Scham wacht über die Grenze der Privatheit und Intimität, Schuld beschränkt die Ausdehnung der Macht. Scham verdeckt und verhüllt Schwäche, während das Schuldgefühl der Stärke Schranken setzt. Scham schützt ein integrales Selbstbild, während Schuld die Integrität des Andern beschützt. Scham scheint, als Wächterin über die eigene Innerlichkeit und Privatheit, ursprünglich eine Schutzschranke darzustellen für das Primärprozess-Denken, das Träumen, die schöpferische Sprache der Innenwelt, während Schuld die ursprüngliche Schutzfunktion für die Beziehungen zur Mitwelt und für das Sekundärprozess-Denken ausgeübt haben mag.

Mehrere haben darauf hingewiesen, dass Scham eine globalere Natur besitze als Schuld. Der Grund dafür scheint mir nicht so sehr darin zu liegen, dass sie sich einfach auf Handlungen und Persönlichkeitszüge bezöge, die die Person als Ganzes angingen (d. h. dass man sich für etwas Globales schämte), sondern darin, dass die wesentliche Globalität am andern Pol zu suchen ist, dem Objektpol, den Erwartungen, die man nicht erfüllt hat. In Scham ist es das *Idealbild*, an dem wir jene Aspekte oder Akte unser selbst oder unser ganzes Dasein messen; dabei mag dies Idealbild selbst gespalten und in sich widersprüchlich sein, was dann die unlösbaren Identitätskonflikte, die unaufhebbaren Schamdilemmata, mit sich bringt. In der Schuld brauchen wir nicht ein Idealbild unser selbst, sondern ein komplexes System idealer Handlungen als Maßstab, an dem wir messen, was wir tun oder unterlassen sollen. Dieser innere *Codex* ist begrenzt und additiv, nicht global.

Es ist demnach eine Sache des Gesichtspunktes, von dem aus man urteilt, nicht dessen, worüber man urteilt, das bestimmt, ob man Scham oder Schuld empfinde. Je nachdem können dieselben Gedanken oder Akte – z. B. Trotz, Rache, Verrat, Wut – entweder zu Schuld oder zu Scham oder zu beidem führen.

Da es das Erscheinen – in Form der Bloßstellung und des Sich-Zeigens – ist, worauf sich das Schamerlebnis richtet, so ist es das Verschwinden, worauf die Scham logischerweise abzielt – dass man nicht mehr so gesehen werde, wie man ist –, und Verachtung ist die Form der Aggression, die solches Verschwinden bezweckt. Wenn demgegenüber physischer Angriff auf den Andern und Verletzung seiner Rechte zentral sind im Erleben der Schuld, so besteht die angemessene Strafe und Vergeltung, auf die die Schuld abzielt, in Schmerz, Verstümmelung oder Tötung, oder in deren symbolischen Äquivalenten.

Überdies kennen wir eine eigentümliche Scham-Schuld-Dialektik, die uns besonders markant in den griechischen Tragödien entgegentritt, aber sich auch häufig in unsern Patienten findet (z. B. in meinem ersten Fallbeispiel). Ich meine damit ein besonderes Hin und Her zwischen der Gefahr, schwach und nachgiebig zu erscheinen, sich als »loser« und Versager zu erweisen – der Stellung der Scham – und der Gefahr, auf die Machtausübung zu pochen und dem Andern dabei Unrecht zu tun und zu schaden – der Stellung der Schuld.

Wie die Schuld, so ist auch das Schamgefühl – als Reaktionsbildung – Schützerin bestimmter Ideale und Werte; ihr Studium führt über die Psychoanalyse hinaus in die Wertphilosophie und die historische Analyse der Kulturen. Scham richtet sich in verschiedenen Kulturen auf ganz verschiedene Inhalte. Wo immer wir jedoch die Scham als αἰδώς in den Hochkulturen antreffen, findet sie sich als Behüterin des Kerns der Identität; sie schützt gegen die Kompromittierung der Integrität (Rangell) und ist ein Motiv der Treue sich selbst gegenüber: »... höchstes Glück der Erdenkinder sei nur die Persönlichkeit ... Alles könne man verlieren, wenn man bliebe, was man ist.« Ich erwähnte die »Ehrfurcht vor sich selbst«. Ibsen schrieb an seine Schwester: »Versuche nicht, mich zu ändern. Ich will mir selbst treu bleiben.« Verletzung solcher Treue führte zu tiefster Scham. Und so sagt es Sokrates in der Apologie:

> »Vielleicht aber möchte einer sagen: ›Aber schämst du dich denn nicht, Sokrates, dass du dich mit solchen Dingen befasst hast, die dich nun in Gefahr bringen zu sterben?‹ Ich würde diesem die gerechte Rede entgegnen: Nicht gut sprichst du, lieber Mensch, wenn du glaubst, Gefahr um Leben und Tod müsse in Anschlag bringen, wer auch nur ein weniges nutz ist und müsse nicht vielmehr allein darauf sehen, wenn er etwas tut, ob es recht getan ist oder unrecht ...«

So habe es Achilles weit mehr gefürchtet, schimpflich weiterzuleben, als sich der Gefahr und dem Tode zu stellen. Wo man sich auch hinstelle oder hingestellt werde, da müsse man »jede Gefahr aushalten und weder den Tod noch sonst irgend etwas in Anschlag bringen gegen die Schande.« (28) »Mein ganzes Leben hindurch, was immer ich öffentlich verrichtet, werde ich als derselbe erscheinen, τοιοῦτος φανοῦμαι, und genau so bin ich derselbe in meinem Privatleben, ohne dass ich jemals jemandem etwas eingeräumt habe wider das Recht.« (33) Wegzurennen aus dem Gefängnis, sagt er im *Kriton*, wäre ein Akt der Lächerlichkeit und Schande, und stünde in Widerspruch zu allem, wofür er sich zeitlebens eingesetzt.

Geografisch und kulturell sehr fern von Sokrates und doch ihm in Zeit und Geist nahe, lehrte Kung Fu Tse (Confucius): »Glatte Worte, einschmeichelnde Mienen, übertriebene Höflichkeit – solcher Dinge schämte sich Zo Qiu Ming; ich schäme mich ihrer auch. Seinen Ärger verhehlen und mit seinem Feinde freundlich tun – dessen schämte sich Zo Qiu Ming; ich schäme mich dessen auch.« (V.24) »In einem wohlgeordneten Lande kein Einkommen zu haben, oder in einem ungeordneten Lande Einkommen zu haben: das ist Schande.« (XIV. 1, Wilhelms Deutung). »Bei wem Form und Inhalt im Gleichgewicht sind, der erst ist ein Edler.« (VI.16)

Ebenso ist die Verletzung solcher Identität des Andern durch Bloßstellung eine schwere Tat. Der Hohe Rabbi Loew von Prag, der Maharal, schrieb: »Wer öffentlich einen Mitmenschen beschimpft, begibt sich des ewigen Lebens: eine öffentliche Beleidigung ist die Entheiligung der Ebenbildlichkeit Gottes, nach der ein jeglicher Mensch geschaffen ist ... Darum ist die Kränkung eines einzelnen Menschen eine Herabwürdigung der ganzen Menschheit – eine unermeßliche Sünde.« (Netivoth Olam, XII, zit. von Peter Lotar, Neue Zürcher Zeitung, 16./17. Febr., 1985).

Eine Grundhaltung und Tugend, in der dieser Teil der Scham eine besonders große Rolle spielt, ist die Vornehmheit, eine Tugend so weit mehr in der Vergangenheit gepflegt und geachtet, als sie es jetzt ist. Nietzsche drückt es so aus: »Treue, Großmut, die Scham des guten Rufes: diese drei in *einer* Gesinnung verbunden – das nennen wir adelig, vornehm, edel ...« (*Morgenröte*, 199, S. 167). Ich denke, wir meinen damit den Sieg der Form und Selbstkontrolle über die Leidenschaften, die beharrliche Selbstbeschränkung unter der Leitung eines Ideales.

*

Wenn der Mensch zum Ding entwertet und seines Selbstzwecks beraubt wird, so ist das äußerste Verachtung. Es ist gerade die Tradition radikaler Quantifizierung und Objektivierung, das Ethos des Systematisierens und Organisierens, die solcher Erniedrigung des Einzelnen zum Teil der Masse und zur bloßen Ziffer Vorschub leisten. Dynamisch ist es aber die Verachtung selbst, die dann das Verhältnis endgültig bestimmt – und Verachtung ist, wie wir gesehen haben, die Kehrseite der Scham. So ist der totalitäre Staat das Gegenbild im Politischen zur extremen Unterwerfung des Selbst unter den inneren Verächter, die wir so oft in unsern Patienten beobachten können und zu behandeln versuchen.

*

Nun einige Gedanken zur Abwehr gegen die Schamgefühle und damit zur Technik der Schamanalyse: Diese ist natürlich einfach ein Teil der sorgfältigen Analyse der Überichseite der Konflikte; und diese wiederum ist eine besonders wichtige Form der Abwehranalyse (Fenichel) – jener Methode, die, wie Sie wissen, im Ganzen die Konflikte von der Seite der Ängste und Abwehrformen und nicht von der der Wünsche und Triebe anzugehen pflegt. Sehr viel wäre über solche sorgfältige Überich- und Abwehranalyse zu sagen. Was dabei aber von besonderer Wichtigkeit ist: Alles auch noch so verhüllte Tadeln, Kritisieren und Konfrontieren soll weitmöglichst vermieden, das beobachtende Ich des Patienten zu maximaler Mitarbeit gewonnen und durch größtmöglichen Takt in der sorgfältigen Selbstbeobachtung angeleitet werden. (Ich bin darin persönlich v. a. Jenny Waelder-Hall und Paul Gray tief verpflichtet).

Nicht nur ist die Scham, und allgemeiner das Überich, ein wichtiges Motiv für die Abwehr gegen andere Aspekte der Person, sondern die Scham im Besonderen, das Überich im Allgemeinen sind ebenfalls komplexen Abwehrvorgängen unterworfen. Ich konzentriere mich auf die Abwehr gegen die Schamgefühle.

Ein Beispiel ist die Abwehr durch *Deckaffekte* – ähnlich den von Freud beschriebenen Deckerinnerungen: Ärger, Zorn, Wut und Verachtung können die Funktion haben, sich gegen das Gefühl zu schützen, schwach und erniedrigt zu sein.

Dann sind es, wie wir gesehen haben, Hochmut und Kälte oder alle andern Manifestationen des »Narzissmus«, die der Schamabwehr dienen, – das, was wir aus der Geschichte als »Hybris« kennen, die freche Verletzung der Rechte und Bedürfnisse der Andern.

Trotz ist eine der wichtigsten Affektabwehrformen gegenüber der Scham, und so ist natürlich Neid.

Ferner sind es *Impulshandlungen* – Lügen, Täuschung der innern und äußern Autorität, Drogenmissbrauch – die oft dem Zwecke dienen, sich nicht schämen zu müssen. In solchen Impulsivhandlungen ist es v. a. die Verleugnung wesentlicher Überichaspekte, die die entscheidende Abwehr ausmacht, nicht ein Mangel an Überich (Brenner).

Neben solchen sozialwidrigen und manchen andern Impulshandlungen steht oft eine klinisch sehr wichtige Sequenz *masochistischer* Art. Die Sequenz bei diesen masochistischen Impulshandlungen ist oft so, dass eine anscheinend aggressive, provokative Szene – z. B. wilder Betrunkenheit oder zerstörerischer Wut – zur Erniedrigung und tränenreichen Zerknirschung, oft auch zu bösen äußeren Folgen – Verhaftung, Verlassenwerden, Abbruch der Therapie – führt, an deren Ende die erhoffte Verzeihung und Wiederannahme durch den Anderen steht – oder stehen soll. Ich treffe diese Abfolge der masochistischen Impulshandlung mit ihrer herbeigeführten äußeren Beschämung anstelle der inneren Scham und äußeren Bestrafung anstelle der inneren Schuld überaus häufig gerade auch dort an, wo wir den Anschein der Soziopathie haben, also nicht nur bei depressiven, sondern eben auch z. B. bei süchtigen Patienten.

In dieser Abfolge scheint mir auch die Verleugnung eindrücklich: zu Beginn das Nicht-Sehen-Wollen und Nicht-Sehen-Können der Überich-Seite und der oft schwerwiegenden Folgen, und im zweiten Akt die Verleugnung allen eigenen Wertes, Rechtes und Bedürfnisses zugunsten der Wiedergewinnung der Liebe. In der Abfolge ist es, als ob es zwei Daseinsweisen wären: das trotzig-empörende Ich und das leidend-erniedrigte Ich, wobei in der einen alles, was zur andern gehört, verleugnet wird.

Schweigen ist eine besonders wichtige Form des *Schamwiderstandes* in der Analyse, wie eben auch die erwähnten Impulshandlungen (bei denen übrigens die Strafe, als ob wohl berechnet, auf dem Fuße zu folgen pflegt); diese beiden Formen des Schamwiderstandes können Teil einer umfassenderen »negativen therapeutischen Reaktion« bilden, die u. a. auch der vorweggenommenen Selbstbestrafung durch Beschämung zu dienen hat.

Oft werde ich gefragt: Was bedeutet die *Schamlosigkeit*? Ist es denn da nicht so, dass die Leute einfach nie das Schamgefühl gelernt haben? Ich denke nicht; gewöhnlich finde ich dabei nicht einen Mangel der Scham, sondern eine teilweise Abwehr dagegen. Alles, was Schwäche bezeugt – Nachgeben, Freundschaft, Freundlichkeit, Sympathie, Nähe und zuletzt und zumeist die Liebe – muss durch eine Haltung der Dreistigkeit und schnoddrigen Arroganz abgewehrt werden. Rücksichtslosigkeit soll dabei dagegen schützen, in der Schamempfindlichkeit berührt und verletzt zu werden. Es ist nicht ein Mangel so sehr, wie eine Art der Reaktionsbildung gegen die Scham (Fenichel), eine Art negativer Identität: »So will ich nie mehr sein, wie ich war, ein schwaches, hilfloses, verwundetes Kind, oder nie wie ich meine Mutter oder meinen Vater erlebt, erbärmlich in ihrer Ausgeliefertheit und Schwäche.« In milderer Form besagt dieselbe Reaktionsbildung: »Bei harten Menschen ist die Innigkeit eine Sache der Scham – und etwas Kostbares.« (Nietzsche, *Jenseits von Gut und Böse*, 167, S. 90).

Scham ist besonders leicht projiziert – in Form von Beziehungsideen, Beobachtungswahn, massiver Sozialangst und allgemein phobischer Zurückgezogenheit. Alle Augen scheinen Verachtung oder Verrat auszudrücken.

Es stellt sich mithin die Frage, ob das Studium der Schamdynamik nicht auch Licht in neuer Weise auf den paranoiden Prozess werfe und damit ein ganz wesentliches Element zum Verständnis in Politik und Weltgeschichte beifüge.

»Turning the tables«, den Spieß umdrehen, die Wendung vom Passiven ins Aktive, die Identifizierung mit dem Angreifer, projektive Identifikation – dies sind Begriffe, die einen für alle schwerere Psychopathologie ganz wesentlichen Vorgang von verschiedenen Gesichtspunkten aus und mehr oder weniger angemessen bezeichnen. Auf die Schamgefühle angewendet heißt dies: die Erniedrigung und Verachtung des Andern, um sich nicht selbst zu verachten. Wie viel gerade im Nazismus und in Hitlers paranoider Entwicklung sich aus dieser (paranoiden) Abwehr der Scham durch eine solche Projektion und Umkehrung, eine solche Wendung ins Aktive verstehen ließe, das ist eine Frage, deren Beantwortung ich Anderen, Befugteren überlassen muss. Doch scheint es mir, dass die Verleugnung der eignen Schwäche, Verletztheit und Erniedrigung durch deren aggressivstes, gewalttätigstes Gegenteil, nämlich die äußerste Verachtung und totale Vernichtung dessen, der als verwundbar, schwach und hilflos angesehen wird, eines der typischsten Elemente in diesem historischen Phänomen darstellt (cf. Weinstein), und dies namentlich, wenn es gegen den Hintergrund wiederholter nationaler Kränkung und Demütigung gesehen wird.

Noch eine andere technische Bemerkung im Zusammenhang mit dem wichtigen Thema der Abwehranalyse: Die Geschichte der Psychoanalyse zeigt, wie schwierig es gerade ist, die versteckte Überichübertragung vonseiten des Patienten zu analysieren und, als unabdingbare Voraussetzung dafür, das ebenfalls verborgene Ausagieren von Überichtendenzen mannigfacher Art vonseiten des Analytikers weitmöglichst zu vermeiden. Das letztere – das Spielen einer Überichrolle – ist wohl überhaupt nie völlig auszuschalten und spielt ja eine ganz wesentliche Rolle gerade in der Wirksamkeit der Psychotherapie. Besserungen oder gar »Heilungen« und Verhaltensänderungen kurzfristiger Natur sind oft viel leichter durch solche Überichwirkung des Therapeuten zu erzielen als durch die *Überichanalyse*, und oft sind diese denn auch unter den Umständen das Beste, das wir zu erreichen vermögen. Der Nachteil besteht aber eben darin, dass wir, wenn wir in verhüllter oder gar offener Form zur machtvollen Autorität werden, auf lange Sicht ein gewaltiges Potenzial unbehandelter und unbehandelbarer negativer Übertragung in Form von Scham, Trotz und Empörung schaffen. Viele der direkten Triebdeutungen und direkten Konfliktkonfrontierungen sind solcher Art, dass der Analytiker eben als eine derartig eingreifende, kritisierende oder kaltabweisende Autorität erlebt werden muss.

Eine *aggressiv deutende Technik* ist eine Form chronischer Beschämung des Patienten. Nehmen wir andererseits zu sehr die Stellung des gütigen, schonenden, verzeihenden Überichs ein, erlauben wir natürlich auch nur eine ungenügende Bearbeitung der aggressiven, kompetitiven Seiten unserer Patienten. Ein ganz wesentlicher Teil des analytischen Taktes scheint mir daher gerade darin zu liegen, wie wir das dem Einzelnen gerechte und *beste Maß der Übericheinstellung* finden.

Überdies sind viel mehr Patienten analytischer Behandlung zugänglich, falls man sich der sorgfältigen Abwehr- und Überich-Analyse befleißigt, als man gemeinhin annimmt, und damit schrumpft dann die Zahl jener Patienten dramatisch, die nun mit solch negativen Epitheta belegt werden, wie »unanalysierbar, borderline, narzisstisch, ichschwach oder überichdefekt.«

Mit scheint da noch eine andere Erwägung am Platze zu sein: Was in der Psychotherapie, mit deren Vorsichtnahme gegen zu tiefe Regression, noch angeht, ist weit folgenschwerer in der Psychoanalyse selbst. Es scheint mir, dass die endlosen kritischen Angriffe und Herabsetzungen, die Spaltungen und Feindseligkeiten, die unsere analytischen und psychiatrischen Gruppen und Vereinigungen heimsuchen, viel mit solcher unbearbeiteten Überichproblematik gerade in der Technik selbst zu tun haben.

Dabei müssen wir auch bedenken, wie schwierig unsere Arbeit wirklich ist, wie groß sowohl die Versagung wie auch das Versagen sind, wie scheinbar, ungewiss und oft vorübergehend der Erfolg und das Verstehen sind. Die an uns gestellte Frage ist: Wie können wir eine dauernde tiefe Änderung im Anderen herbeiführen – eine Änderung v. a. durch Einsicht und nicht durch Überwältigung? Wir alle sind uns, auch ohne falsche Bescheidenheit, bestimmt oft unseres tiefen Ungenügens angesichts der Schwere dieser Aufgabe bewusst, und darin spielt das Moment des Sich-Schämens eine nicht geringe Rolle. Die Abwehr durch Umkehrung in Form von Selbstgewissheit, Selbstgerechtigkeit und damit der Verachtung gegenüber dem Abweichenden und Außenseiter oder einfach dem gegenüber, der die Klischees infrage stellt, liegt dann nahe.

Rangell schrieb vor zehn Jahren, dass das erste Drittel-Jahrhundert der Psychoanalyse der Triebanalyse, das zweite der Ichanalyse und das jetzige dritte der Überich-Analyse gewidmet sei – sowohl im Sinne der technischen Aufmerksamkeit und Sorgfalt wie des besonderen Forschungsinteresses. Ich denke, viele der heutigen Schulen zeigen verhüllte Versuche, gerade mit diesem vordringlichen Problem zu Rande zu kommen, freilich oft in einer Weise, die dessen Lösung teilweise im Wege steht – sei es durch mechanisch-technischen Jargon, durch unbeweisbare Annahmen über die früheste Kindheit (die überdies durch die neuste Forschung noch unwahrscheinlicher gemacht werden) oder durch mehr oder minder offenes Ausspielen der machtvollen oder liebevollen Autorität – aggressiv-konfrontierend oder einseitig idealisierend und idealisiert, allwissend oder allgebend.

Überich-Analyse wie die Abwehranalyse, deren Teil oder Erweiterung sie darstellt, bedeutet größtmöglichen Takt, nicht wie die letztere gelegentlich missverstanden wird, ein Angreifen und Entwerten solcher Abwehrformen und der dahinterstehenden Ängste; und größtmöglicher Takt heißt größtmögliche Achtung für den Patienten als für jemanden, der unter Umständen großer Bedrohung und schmerzlichen Verlustes sein Bestes getan hat.

Ich bin davon überzeugt, dass in dieser Richtung noch überaus viel zu entwickeln oder zu entdecken ist, das zu viel größerer Wirksamkeit der Analyse führt, als gewöhnlich angenommen wird.

Wir alle werden uns im Anblick dessen, was ich eben ausgeführt, bewusst, dass Psychoanalyse nicht nur eine Technik, sondern auch eine ausgezeichnete Form der Dialektik sein soll, auf die Gadamers Wort zutrifft: »Dialektik ist nicht so sehr eine Techne, ein Können und Wissen, als ein Sein, eine ›Haltung‹ (Hexis im aristotelischen Sinn), die den echten Philosophen gegenüber dem Sophisten auszeichnet.« (dies im Sinne Platons).

Aber dann, ist es nicht auch so, wie wiederum Nietzsche schrieb: »Der Reiz der Erkenntnis wäre gering, wenn nicht auf dem Wege zu ihr soviel Scham zu überwinden wäre.«

Literatur

Abend, S.M., Porder, M.S. & Willick, M.S. (1983). *Borderline Patients: Psychoanalytic Perspectives*. Internat. Univers. Press.
Beebe, B. & Sloate, P. (1982). Assessment and treatment of difficulties in mother – infant attunement in the first three years of life. *Psychoanal. Inquiry, 1*, 601–623.
Binswanger, L. (1957). *Schizophrenie*. Neske.
Brenner, C. (1982). *The Mind in Conflict*. Internat. Univers. Press.
Dickens, C. (1964 [1846–48]). *Dombey and son*. New American Libr.
Fenichel, O. (1941). Problems of psychoanalytic technique, tr. D. Brunswick. *Psychoanalytic Quarterly*.
Fenichel, O. (1945). *Psychoanalytic theory of neurosis*. Norton.
Gadamer, H.G. (1978). *Die Idee des Guten zwischen Plato und Aristoteles*. C. Winter.
Goethe, J.W.v. (1961). *Dtv Gesamtausgabe*.
Gray, P. (1982). »Developmental lag« in the evolution of technique for psychoanalysis of neurotic conflict. *Journ. Amer. Psychoanal. Assoc., 30*, 621–656.
Jaeger, W. (1965 [1933]). *Paideia. The ideals of Greek culture*. Blackwell.
Kohut, H. (1971). *The analysis of the self*. Int. Univ. Press.
Lagerlöf, S. (1978 [1891]). *Gösta Berlings saga*. Bonniers.
Lewis, H.B. (1971). *Shame and guilt in neurosis*. Intern. Univ. Press.
Lotar, P. (1985, 16./17. Februar). Alle Materie birgt ein Geheimnis. *Neue Zürcher Zeitung*, 69.
Lynd, H.M. (1961). *On shame and the search for identity*. Science Edition.
Meyer, M. (1971). *Ibsen – a biography*. Doubleday.
Nietzsche, F. (1976 [1885]). *Jenseits von Gut und Böse*. A. Kroner.
Nietzsche, F. (1886). *Morgenröte*. A. Kroner.
Nunberg, H. (1961). *Curiosity*. Internat. Univ. Pr.
Platon (o.J.). *Sämtliche Werke*. Lambert Schneider.
Rangell, L. (1974). A psychoanalytic perspective leading currently to the syndrome of the compromise of integrity. *Intern. Journ. Psychoanal., 55*, 3–12.
Rangell, L. (1980). *The mind of Watergate*. Norton.
Rangell, L. (1982). The self in psychoanalytic theory. *Journ. Amer. Psychoanal. Assoc., 30*, 863–892.
Simmel, G. (1901). *Psychologie der Scham*. Suhrkamp Taschenbuch der Wissenschaft.
Sterba, R. (1934). The fate of the ego in analytic theory. *Intern. Journ. Psychoanal., 15*, 117–126.
Tomkins, S.S. (1978). Script theory: Differential magnification of affects. *Nebraska Symposium of Motivation, 26*, 201–236.
Tomkins, S.S. (1982). Affect theory. In P. Ekman (Hrsg.), *Emotion in the human face* (S. 353–395).
Weinstein, F. (1980). *The dynamics of Nazism*. Academic Press.
Wilhelm, R. (1921). *Kung Fu Tse: Gespräche. Lun Yu*. Diederichs.
Wurmser, L. (1981). *The mask of shame*. Johns Hopkins Univ. Pr.
Wurmser, L. (1984). More respect for the neurotic process. *Journ. Substance Abuse Treatm., 1*, 37–45.
Wurmser, L. (1984). The role of superego conflicts in substance abuse and their treatment. *Internat. Journ. Psychoanal. Psychother., 10*, 227–258.

Verleugnung, Impulshandlung und Identitätskonflikt

Bei einer Reihe von Patienten, die ich gegenwärtig in Analyse habe, spielen Impulshandlungen eine besonders wichtige Rolle und erweisen sich sowohl praktisch wie auch theoretisch von großer Bedeutung – praktisch, da diese Episoden oft nicht leicht zu behandeln, ja besonders schwierig und risikoreich sein können, theoretisch, da sie für das Verständnis der ganzen Pathologie dieser Patienten besonders fruchtbar sind. Oft erweist sich gerade die innere Sequenz, die dynamische Abfolge, als Schlüssel für deren Verständnis und Auflösung (Wurmser, 1984). Dabei beschränken sich diese Pathologien nicht auf die sogenannten Impulsneurosen, wie Fenichel (1945) sie genannt hat – Drogenabhängige, episodische Trinker, Patienten mit Bulimie und Anorexie –, sondern gerade auch Patienten mit hysterischen und masochistischen Charakterneurosen oder Depressionen zeigen solch klare und regelmäßige Sequenzen von Impulshandlungen.

In dieser Arbeit möchte ich an mehreren Fällen die Abfolge der Impulshandlungen, ihre Beziehung zur Abwehr in Form von Verleugnung und ihre Rolle in der gesamten Dynamik ihres Lebens untersuchen. In all diesen Fällen ist es so, als ob für kürzere Zeit – für Sekunden bis Stunden, gelegentlich Tage – eine andere Persönlichkeit, ein anderes Bewusstsein die Herrschaft an sich risse und alles Verhalten auf eine primitive Wunscherfüllung hinsteuere. Manche Therapeuten sehen sich deshalb gezwungen, diesem anscheinenden Durchbruch wilder und narzisstischer Geltungs- und Begehrsucht resolut Schranken zu setzen und sich selbst dort als Überichfiguren einzuschalten, wo sich Überich-Breschen zu zeigen scheinen (vgl. dazu Abend et al., 1983; Wurmser, 1985). Ehe ich auf einige typische Fallbeispiele eingehe, möchte ich zunächst kurz angeben, wie ich die in diesem Zusammenhang hauptsächlich gebrauchten Abwehrformen verstehe: *Verdrängung* bedeutet das unbewusste Nein gegenüber gewissen *Wünschen* (Triebbedürfnissen) und mit diesen verknüpften *Erinnerungen*, die der

Verdrängung im bewussten Erleben entsprechende Ablehnung ist der *Verzicht*. *Verleugnung* ist das unbewusste Nein gegenüber gewissen *Wahrnehmungen* – entweder, wie Freud (1927e; 1940a) ursprünglich meinte, gegenüber der Wahrnehmung bestimmter äußerer Tatsachen, oder, wie es heute eher verstanden wird, gegenüber der Wahrnehmung der *Bedeutung* solcher Tatsachen, ihrer gefühlsbetonten Wichtigkeit (Basch, 1974). Die bewusste Entsprechung zur Verleugnung im ersteren Sinne – der von Tatsachen – ist wohl das Bestreiten und Lügen, aber auch die bewusste Vermeidung schmerzlicher Wahrheiten – im Sinne von: »Daran kann ich einfach nicht denken«. Dem Letzteren, der Verleugnung der gefühlshaften Bedeutung, entspricht, was Freud (1925h) als *Verneinung* beschrieben hat: die bewusste, intellektuelle Form des Neins gegenüber der Wichtigkeit einer Wahrnehmung. *Affektblockierung*, oft auch mit der Verdrängung in eins gesetzt, ist das unbewusste Nein bestimmten *Gefühlen* gegenüber; die bewusste Entsprechung dazu ist die Unterdrückung gewisser Emotionen. *Isolierung* ist das unbewusste Nein gegenüber den *Verbindungen* von Affekten und Gedanken, von Wünschen und Erinnerungs- oder Vorstellungsbildern; deren Entsprechung im Bewussten ist, wie Eissler (1959) dargelegt hat, die bewusste Abspaltung von allem, was einen bedrängt, in der *Konzentration*.

Wenn wir uns nun noch näher mit dem Verleugnungsvorgang beschäftigen, fragen wir uns: Was ist es wirklich, was wir mit der Bedeutung oder Sinnhaftigkeit, die z. B. besonders in Entfremdungszuständen so markant verlorengeht, meinen? Es ist klar, dass es sich dabei nicht um logische oder semantische Bedeutung handelt, sondern um den *Wert*, den diese Wahrnehmungen für uns besitzen. Es darf uns daher nicht überraschen, dass wohl die innere bewertende und wertgebende Instanz, also das Überich, dabei maßgeblich mit im Spiele ist, wenn solche massiven Verleugnungszustände – Zustände der Sinnesentleerung – auftreten. Dies gilt aber nicht nur für die Außen-, sondern auch für die Selbstwahrnehmung: Wir können z. B. klar unterscheiden zwischen Gefühlen, die wir voll fühlen, und andern, die wir zwar registrieren, aber nicht voll zu empfinden vermögen. Der Grund für diesen Unterschied scheint mir in der An- oder Abwesenheit der Gewährleistung, einer Art Annahme und Verbürgung, zu liegen, die das Gewissen solchen Wahrnehmungen verleiht; es ist eine Art Genehmigung von oben: »Du darfst – oder darfst nicht – den Sinn und Wert für dich annehmen.« Nichts anderes ist dabei blockiert, weder der Affekt selbst noch die Wahrnehmungen selbst, sondern einzig und allein deren persönliche Werthaftigkeit. Warum dies so ist, wird später klarer werden.

1. Ein Fall von Pseudo-Stupidität

Eines der Symptome, die diesen 35-jährigen Arzt in die Behandlung gebracht haben, besteht in sehr gefährlichen Handlungen erstaunlich getrübten Urteils. Um nur einige wenige von Dutzenden solcher geringeren oder bedeutenderen Handlungen zu erwähnen: Er geht »snorkling« in der See, aber nur mit der halben Ausrüstung und wird nur mit Mühe vor dem Ertrinken bewahrt; er übersieht bei einer Patientin das Wiederauftreten von ventrikulärer Fibrillation und verzögert ihre Hospitalisierung, bis es zu spät ist; er übergibt seine Schecks einer Angestellten, die ihn schon mehrfach betrogen hat; er schreibt sich in eine neue Versicherung ein, ohne die entsprechenden Formulare zu lesen und verliert damit die Kassendeckung, die er schon besessen hat, für eine viel ungünstigere. Solchen Episoden gewöhnlich sehr schädlicher Urteilstrübung folgen Stunden und Tage, in denen er sich verbissen angreift und verwünscht und tief traurig ist. Dabei ist er ein gewissenhafter und ehrlicher Mann. Diese Episoden beginnen oft schon mit einem ähnlichen Zustand hilfloser Wut, Wut gewöhnlich über eine Erniedrigung; dies wird verständlicher durch ein bestimmtes historisches Element: Seine Eltern bezeugten eine erschreckende Blindheit gegenüber der Individualität ihrer Kinder. So forcierten sie ihn und seine vier Brüder in einer einseitigen und blinden Weise von früher Kindheit an, Ärzte zu werden. Z. B.: »Beschäftige dich nicht mit diesen Spielzeugen; das hilft dir nicht, ein Doktor zu werden. Du brauchst nicht Aufsätze zu schreiben; das ist nicht wichtig für einen Arzt. Warum beobachtest du nicht besser? Als künftiger Arzt solltest du das können. Warum interessierst du dich denn für die Mathematik? Wozu wirst du das denn benötigen? Du wirst ja ohnehin deinen eigenen Steuerberater haben, und viel Geld dazu …« Die Einseitigkeit, mit der diese Berufswahl von beiden Eltern den Söhnen aufgezwungen wurde, wirkte beinahe wahnhaft und hatte für alle jüngeren Brüder und die einzige (nächst jüngere) Schwester katastrophale Folgen; mein Patient scheint als der älteste noch am glimpflichsten von allen davongekommen zu sein.

Nun zu einer genaueren Analyse der Abfolge: »Ich finde mich eingeklemmt zwischen Wut und Schuld. Jedes Mal, wenn ich zuhause mich sträubte oder mit irgendwas nicht einverstanden war, begann meine Mutter zu schreien und zu weinen: ›Nach allem, was ich für dich getan, ist das der Dank, den ich dafür bekomme? Du Taugenichts, du schlechter Mensch!‹ Und dann fing mein Vater an zu schreien: ›Du tötest deine Mutter. An ihrem Grabe wirst du stehen und das Totengebet sagen. Religiös willst du ja doch immer sein, nicht wahr, du Heuchler!‹« Eine ähnliche Mischung von Zorn und Selbstverurteilung überkommt ihn heute, wenn er sich erniedrigt und ohnmächtig sieht. Dann aber verschwinden alle bösen Gedanken und Wünsche. An nichts mehr denke er dann und fühle sich ganz leer. Dieser Bewusstseinszustand der Leere und Gedankeneinschränkung kann sich auch zum Gefühl der Verwirrung und Verworrenheit steigern; dann erscheint alles um ihn herum einfach bedeutungslos und unverständlich; Gespräche werden sinnloses Geräusch. Bei weniger ausgeprägten Zuständen solcher Art mag es lediglich zu abgesonderten Gefühlen von Angst, Zorn und namentlich Trauer kommen, die ihm, eben wegen deren Abgetrenntheit, unerklärlich erscheinen; oder es fallen ihm affektlose Bilder der Aggression ein, die ihm lächerlich und absurd vorkommen, z. B. dass er beim Verkehr das Bein seiner Frau mit seinem Beine abschneide, oder dass er bei einer Vorlesung oder Aufführung die Person im Mittelpunkt mit seinem Zeigefinger erschieße. All das ist aber Nebensache verglichen mit der eigentlichen Impulshandlung, die ihm zum Verhängnis wird. Diese beschrieb er so: »Wenn ich z. B. mit meinem Vater oder meinem Bruder Schach spielte, kam es immer so, dass ich alles genau vorausplante und voraussah und ruminierte über jeden Zug von mir, alles, was ich tun würde, um nicht überwältigt zu werden; aber ich plante es in einer sehr repetitiven, stereotypen Weise, die *seinen* nächsten Zug völlig außer Acht ließ, und plötzlich sah ich mich geschlagen.« Dasselbe war der Fall, wenn er von ihnen gekitzelt wurde oder sich mit ihnen schlug, im Spiel oder im Ernst: Unerwartet wurde er überwältigt, da die andern seine Verletzlichkeit auszunutzen verstanden: »Ich war unfähig, die Katastrophe vorauszusehen.« Dabei ist es eine Einengung seines Bewusstseins, die ihn in solchen kompetitiven oder Kampfsituationen zu überfallen pflegt. Diese *Einengung des Bewusstseins* und *Isolierung der Affekte* geht nun mit einer radikalen Form der *Verleugnung der Wahrnehmungen* einher; besonders wenn er sich wieder hilflos und erniedrigt fühlt, erscheint plötzlich alles sinnlos, verliert seine affektive Bedeutung. Es ist dieser Zustand, in dem er die dümmsten Entscheidungen fällt, die sowohl Aggressionen gegen andere wie auch die damit verbundene Selbstbestrafung in die Wirklichkeit umsetzen. Darauf folgen dann Trauer und Weinen. Als wir darüber zum ersten Mal genau sprechen, erinnert er sich an sein Weinen, wenn seine Mutter am Abend zur Arbeit ging und er vom Vater ins Bett gebracht wurde. Nach solchen Erinnerungen an Trennungsangst und Trennungstrauer kommen Erinnerungen an Wünsche und tatsächliche Spiele, bei denen Puppen ins Feuer geworfen wurden, nämlich in eine unheimliche, im Wohngebäude befindliche Verbrennungsanlage. Wiederum werden die klaren Bezüge auf Babys ohne weiteres, aber ohne Emotionen (außer Belustigung) erinnert.

Die affektlosen Erinnerungsbilder verhüllen die Mordwünsche, der Deckaffekt der Trauer dient der Abwehr gegen die unannehmbaren Gefühle der Eifersucht, Wut, Schuld und Scham. Bilder wie Affekte sind verschoben.

Die Sequenz erscheint also in der folgenden, ziemlich regelmäßigen Form: 1. das Gefühl von Verlust, Erniedrigung oder Bedrohung; 2. Ärger oder hilflose Wut; 3. Schuld und Scham über solche bösen Gefühle und Wünsche; 4. Versuche, diese ungeschehen oder unschädlich zu machen durch Abtrennung und Verschiebung, durch Entleerung und Verwirrung des Bewusstseins; 5. als Teil davon oder als Begleitung dazu: Einengung des Bewusstseins mit massiver Ausschaltung und Blockierung der Wahrnehmungen, also Verleugnung; 6. Entscheidungen und Handlungen der Pseudo-Stupidität; und schließlich: 7. Wiederkehr der ursprünglichen Affekte, aber in veränderter Form, v. a. als Trauer, Beschämung und Wut auf sich selbst, oder aber Rückkehr der ursprünglichen Aggressionen in bleicher, ungefühlter Form. Was aber besonders charakteristisch ist in dieser Abfolge, ist die *Verleugnung der Gefahren*: Entweder werden sie überhaupt nicht wahrgenommen oder einfach ungenügend beachtet, und dadurch wird dann eben die Bestrafung am Ende von innen oder von außen herbeigeführt.

Dieser erste Fall zeigt uns aber noch etwas anderes, das von theoretisch weit größerer Bedeutung ist: Mehrere Autoren haben erwähnt, dass die bei der Verleugnung typische *Ich-Spaltung*, die Freud beschrieben hat – die Parallelität von Ablehnung und Annahme der Wahrnehmung –, oft nicht darauf beschränkt bleibt, sondern viel umfassender ist, und, wie sowohl Lichtenberg und Slap (1973) als auch Wangh (1985) beschrieben haben, Komplexe von Es-, Ich- und Überich-Stücken in stabilen Kombinationen einander gegenüberstellt. Es ist immer wieder eindrucksvoll, dieses seltsame Oszillieren zwischen zwei gegensätzlichen Teilidentitäten zu beobachten; diese Doppelheit tritt immer dann auf, wenn es sich um umfassende Verleugnungsvorgänge, wie namentlich auch bei Entfremdungszuständen, handelt. Die Anerkennung der einen Teilidentität schließt notwendigerweise die Verleugnung der andern Teilidentität mit ein – und damit eine mehr oder weniger radikale Verfälschung oder doch Einengung der Wahrnehmung. Das Wesentliche ist dabei natürlich nicht nur, dass diese beiden Teilidentitäten im Konflikt miteinander stehen, sondern die zentrale Rolle, die das Überich dabei spielt. Es sind oft ganz verschiedene Überich-Teile, die da im Kampf gegeneinander stehen und sich in diesen Identitätskonflikten widerspiegeln. In dem eben kurz geschilderten Fall begegnen wir einer Art »falscher«, d.h. depersonalisierter Teilidentität, einer aufgezwungenen Zahmheit, Bravheit und unterwürfigen Annahme der Diktate von Eltern und Beruf. Dieser Teilidentität steht das »böse«, rebellische Kind gegenüber. In einem Traum treten diese beiden Selbstfiguren nicht sehr verhüllt auf: auf der einen Seite ein unschuldiges Kind, das aber auf Leute in Fahrzeugen schießt und sie auch trifft, und sein Traum-Ich, das das Kind niederzwingt und bindet. Oder es treten heulende Löwen, Tiger, wilde Hunde und Schlangen auf, die ihn in Panik aus dem Schlaf jagen. Oder er spielt in einer interessanten Umkehrung dumme Späße: dass er sich im Wandschrank versteckt und plötzlich heraus und auf seine Frau springt. Offen zum Vorschein kommt diese zweite Teilidentität aber in Wutanfällen, in denen er einem dreijährigen, schreienden und weinenden Kinde gleicht.

Seinem eigenen Doppelleben entspricht die gespaltene Wirklichkeit zuhause; hinter einer Fassade von Jovialität und Freundlichkeit verbergen sich Hader, Gewalt und Unglück. Noch anders formuliert: Entweder übernahmen die Kinder ihre stereotype Rolle – die des Arztes – und nahmen mit den Eltern an der massiven Verleugnung ihrer eigenen Individualität, ihrer Wünsche und Gefühle teil, oder sie bäumten sich in kurzen, aber erfolglosen Revolten, verzweifeltem Zorn und mit Trotz dagegen auf, um aber bald wieder der Schuld zu erliegen und brav zu werden. Interessant ist, dass diese ganze Abfolge nun im Wesentlichen unbewusst verläuft und sich eben jener schwersten Verleugnung der *Bedeutung* der Tatsachen – deren Gefahren – bedient, die zu den dümmsten Urteilen führt.

2. Aufstand gegen das Überich

Nun ein zweites, schärfer profiliertes Beispiel aus der Intensivtherapie eines seit 15 Jahren von Heroin, Kokain, und Alkohol abhängigen Toxikomanen. In der Therapie wurde bald klar, dass es sich nicht so sehr um Abhängigkeit als um episodisch-impulsives Auftreten des Drogenmissbrauchs handelte, das dann jeweils entweder zum Aufhören oder zur Fortsetzung führen konnte. (Solche Episodizität ist wohl viel typischer für Toxikomane als die gradlinige Entwicklung der Abhängigkeit.) Dabei waren solche Episoden nicht nur von Drogenmissbrauch, sondern auch von explosiver Wut, hochmütiger Arroganz oder Wegrennen, Betrügereien, Entwenden und Drogenhandel gekennzeichnet. Wie beginnt nun eine derartige, oft nur Stunden oder Tage – gelegentlich Wochen – währende Episode? »Ich fühle mich kritisiert oder angegriffen. Mein Selbstgefühl ist unglaublich zerbrechlich. Ich nehme dann Heroin, um mich gegen die Welt zu panzern, damit ich nicht so leicht verletzt werde. Dabei registriere und absorbiere ich den Schmerz zwar noch immer, und er brennt auch weiter, aber im Moment schere ich mich nicht mehr darum. Später bin ich dann freilich noch zerbrechlicher als zuvor. Meine Grundeinstellung besteht darin, Gefühle zu vermeiden. Ich fürchte mich vor Emotionen. Ich wappne mich immer dagegen. Wird eine Beziehung intensiv, wende ich mich den Drogen zu. Darum ziehe ich mich auch von anderen zurück oder werde arrogant und streitsüchtig. Wenn ich aber einmal intim werde, dann muss ich meine Unabhängigkeit und die vorübergehende Natur der Liebe betonen. Ich bin unfähig zu sagen: ich liebe dich. Ganz allgemein fürchte ich mich vor jeder Verpflichtung, denn ich würde mich eingeschlossen und gefangen fühlen.« Dies ist die für Toxikomane übrigens typische Claustrophobie. Doch warum gestern? »Ich wusste nicht, ob L. (seine neue Freundin) mich besuchen würde, und ich war so ungeduldig. Ich wollte, dass die Zeit rascher verginge. Statt dass sich die Stunden dahinschleppten, verflog im High die Zeit. Sie ist mein alter Feind, die Zeit. Ich wollte nicht warten.« Dann spricht er darüber, dass jede Abweisung sogleich das schreckliche Bild bestätige, das er von sich habe, er sei ein Niemand, dumm und unattraktiv. Die innere Stimme, die ihn ständig erniedrigt und verurteilt, ist die einzige, die dann gilt. Er hört in ihr die Worte seiner Mutter: »Es ist alles dein Fehler!« Immer habe es geheißen: Nein, nein, nein! »Es ist wie ein innerer Streit: Verbot und Selbstverurteilung gegenüber Trotz und Rebellion.« Die Zeit wurde zum Symbol des Überich und dessen Tyrannis. Er weigert sich, eine Uhr zu tragen und kommt zu allem zur falschen Zeit. So steht es auch mit allen äußeren Aufgaben; er ist unfähig, sich irgendwelcher Disziplin in Arbeit oder Studium zu unterwerfen. Stattdessen begibt er sich in eine Welt der Fantasien und Träume von Bösewichtern, die er mit magischer Macht zu bezwingen vermag. Die Zeit steht für die puritanische Bitterkeit und Strenge seiner Mutter; sein Brechen aller Versprechen, aller Verpflichtungen und aller Realitätsbezüge entspricht der tiefen Hypokrisie, der Rechtfertigung aller Lügen als »Notlügen« durch seine Mutter und dem schwachen Nachgeben seines Vaters. So hat er denn ganz den Spieß umgedreht und vertut nun mit rasanter Wirksamkeit das Familienvermögen.

Die Impulsivhandlung beginnt also: »Was ich nicht hören will, ist, dass ich angegriffen werde. Ich schalte es aus mit Heroin.« Weiter: »Ich kann die Zeit ausschalten. Ich kann alle Verpflichtungen außer Kraft setzen und mich allen Bindungen entziehen. Ich kann mich in die Tagträume flüchten, in denen ich der Hilflosigkeit und Angst enthoben bin.«

Die regelmäßige Sequenz ist hier demnach diese: 1. Schmerz über eine erlittene Abweisung, Kränkung und Beschämung oder die Furcht davor; 2. Wut über die Schwäche und Empörung dagegen; 3. solche manifeste Rebellion wird von einer dreifachen Verleugnung unterstützt: dass diese unangenehmen Gefühle überhaupt etwas bedeuten; dass die Zeit in Kraft und von Bedeutung ist; und dass alle die Handlungen von Drogeneinnahme, Drogenhandel, Rechtsbruch und Vertrauensmissbrauch irgendwelche weitreichenden Folgen haben könnten. Parallel zu dieser dreifachen Verleugnung gibt es zwei Vorgänge, die sich ihr nicht einfach unterordnen lassen: die pharmakologische Unterdrückung oder Blockierung störender Gefühle und die tatsächliche Veränderung des Zeiterlebens selbst; 4. der Absturz nachher in Form von zerknirschter Reue und lahmen Bußversuchen überbereiter Freundlichkeit; dieser folgen als 5. Handlungen der Wiedergutmachung und Größenfantasien, in denen alle seine Mängel magisch beseitigt erscheinen. Wenn dieser Zeitpunkt erreicht worden ist, erscheint die Teilidentität des trotzigen Selbst, das Aufbäumen gegen das beschämende Überich, so weit in die Ferne gerückt, dass es gleichsam einer anderen Persönlichkeit zuzugehören scheint. Während der Impulshandlung ist das Gewissen verleugnet worden, v.a. dessen Hohn und Verachtung; nun aber ist es wieder das böse, d.h. trotzige Selbst, das verleugnet wird. Worum es im Ganzen dabei geht, ist – präziser gefasst – ein Aufbäumen gegen den Teil des Überichs, der ihn ständig als schwach und defekt verurteilt und mit Hohn überschüttet – den *Schamanteil* des Gewissens. Diese Rebellion führt natürlich unweigerlich zu verstärkter Selbstverurteilung, faktisch aber zu einer temporären Auslöschung der Scham durch die Triumph- wie auch die Schuldgefühle: Zwar hat er manches verbrochen, aber die Gefühle der Ohnmacht werden übertönt und überschienen vom Gelingen der Revolte (Wurmser, 1978, 1981).

In diesem zweiten Fall sehen wir, wie in der antisozialen Impulsabfolge nicht so sehr ein Überichmangel, eine Lücke, sondern ein schwerer Konflikt um Selbstverurteilung und Selbstbestrafung besteht und welche Rolle dabei die zeitweise Verleugnung des Überichs und der Sieg über dessen äußere Repräsentanten spielen (Brenner, 1982).

3. Masochistische Impulshandlungen

In einer Anzahl von mäßig bis schwerer depressiven Patienten kann man eine bestimmte Sequenz anderer Art feststellen:

Die vielleicht leichtesten Fälle solcher masochistischen Impulsivität repräsentieren jene Leute, die zwangshaft »ehrlich« sind und allzu vertrauensvoll und mitteilungsbereit erscheinen und dabei unversehens Taktlosigkeiten und Indiskretionen begehen. Solche faux-pas erweisen sich als Versuche, durch das Preisgeben von Geheimnissen Billigung, Annahme, Respekt und Liebe zu erlangen, etwa im Sinne: »Schau doch, ich offenbare dir ja alle meine Geheimnisse, gleichgültig wie tief oder peinlich diese auch sein mögen. Wirst du mich nun annehmen, da ich dir alles mitgeteilt, ja auch das Schlimmste gestanden habe?«

In den schwereren Fällen zeigt sich das folgende Bild: Ihre mehr oder minder chronische Depression, ihr Gefühl der Leere, des Unwertes und der oft tiefen Depersonalisierung, die durchaus mit gutem beruflichem Funktionieren vereinbar ist, werden plötzlich von Stimmungen tiefster Verzweiflung und Rastlosigkeit und frenetischen Versuchen, einen Ausweg zu finden, unterbrochen. Auch in diesen Fällen ist es zumeist ein Geschehnis, das als Verurteilung oder Abweisung von außen erlebt wird, ein Ereignis, das ihren Unwert zu bestätigen scheint, welches die Sequenz auslöst: Manche empören sich dann in trotzigem Zorn und wütendem Pochen auf ihre Rechte und Würde, deren Erniedrigung sie oft nicht nur geduldet, sondern oft selbst mitherbeigeführt haben. Oder sie betrinken sich und verunglücken in lebensgefährlicher Weise. Wieder andere, wie das nächste Fallbeispiel zeigen wird, gehen ohne Rücksicht auf ihr eigenes Wohlbefinden und ihre Sicherheit Intimbeziehungen ein, in denen sie eine immer wiederkehrende Scharade von Sehnsucht, kurzer Ekstase, Beschämung und Verstoßung, Empörung und Trotz, erneuter Leere und Wertlosigkeit mit beinahe suizidaler Einsamkeit und erneutem Suchen nach der Annahme durch den Geliebten durchmachen.

Die folgende Patientin, eine jetzt 32-jährige Chirurgin, kam wegen ihres verzweifelten Dilemmas in ihrem Liebesleben zur Behandlung. Sie fühlte sich tief einem Manne verbunden, mit dem sie in allen Beziehungen ideal zusammenzupassen schien, außer in der Sexualität: Sie fühlte sich mehr und mehr von ihm körperlich abgestoßen; während des Verkehrs war ihre untere Körperhälfte wie anästhetisch. Gleichzeitig fühlte sie sich von Männern angezogen, die in jeder Hinsicht weit unter ihr standen: Es waren rohe, uneinfühlsame, weit weniger intelligente Menschen, die aber alle die gleichen hervorstechenden Merkmale besaßen: Sie mussten sehr muskulös sein und waren auch gewöhnlich massiv, groß und schwer, sogar fett, langsam in den Bewegungen und im Denken. Mehrere dieser Olympier hatten auch ernsthafte Probleme mit dem Alkohol und misshandelten die Patientin körperlich wie seelisch. Keiner ihrer Freunde vermochte zu verstehen, warum sie ihren gebildeten, feinsinnigen und feinfühligen, auch athletisch ausgezeichneten Verlobten für eine solche »dumme Muskelmasse, die nur mit Grunzen antworten könne und deren Handschrift und Orthografie unverständlich seien« – wie eine Freundin ihren derzeitigen Geliebten apostrophierte – austauschen konnte. Sie selbst nannte diesen Favoriten einen »Knollen an einem Baumstamm« oder eine »Waldschnecke«, und sie konnte sich gewiss nicht vorstellen, wie sie den Rest ihres Lebens an der Seite eines Mannes verbringen könne, dessen höchste Freizeitbefriedigung darin bestand, mit Bier vor dem Fernsehapparat zu hocken und der sie ihrer hohen Bildung wegen beneidete und drangsalierte. Sie pflegte ihn zu warnen, dass ihm mit 50 Jahren wegen seines Rauchens beide Beine unter dem Knie amputiert werden würden. Trotz alledem, trotz Dutzenden von Misshandlungen und Verstoßungen, und trotz mehrerer gefährlicher, alkoholbedingter Autounfälle mit ihm, kehrte sie immer wieder zu ihm zurück. Erst im späteren Verlauf der Analyse und nach der Abtreibung der von ihr ziemlich bewusst herbeigeführten Schwangerschaft gelang es ihr schließlich, die Beziehung mit ihm abzubrechen.

Parallel zu dieser Spaltung in ihrem Liebesleben gab es einen Riss in ihrem Selbstbild: Zumeist fühlte sie sich wie abgelöst, fast gefühllos, emotionell wie betäubt – in einem klaren Zustand der *Depersonalisierung*. Dabei funktionierte sie aber beruflich ausgezeichnet und tatkräftig. Ihre Urteilskraft und Kompetenz, ihre Ruhe in schwersten Notfällen, erregten berechtigte Bewunderung und verhalfen ihr zu Positionen mit immer größerer klinischer Verantwortung. Wenn sie jedoch ihrem Geliebten nachjagte oder mit ihm zusammen war, wandelte sich ihr Wirklichkeitsempfinden zu schmerzhafter oder ekstatischer Intensität. Ebenso intensiv waren aber auch Panikanfälle, während denen sie halluzinierte, dass ein Mann auf sie oben an der Treppe warte oder in einem Schrank auf sie lauere, bereit, sie zu erstechen. Oft schienen denn auch ihre Angstträume wirklicher als das Wachsein: Die Dunkelheit lastete wie ein Eindringling auf ihr; oder ein Mann lag auf ihr und versuchte sie zu erdrosseln oder jagte ihr mit einem Messer nach. Bis vor Kurzem war sie daher unfähig, nachts ohne Licht zu schlafen.

Im Verlauf der Analyse wurde allmählich klar, dass Entfremdung und masochistisch-sexuelle Verstrickung zwei gegensätzliche, aber einander komplementäre Zustände waren, wobei der erstere der Abwehr gegen den letzteren zu dienen hatte. Ganz oberflächlich gesehen erwies sich der erste, der Zustand der Depersonalisierung, als beherrscht von den Abwehrvorgängen der Verleugnung und Affektblockierung: Die meisten Wahrnehmungen waren ihrer emotionellen Bedeutsamkeit beraubt, aber funktionell völlig intakt. Der zweite Zustand, der der manifesten *masochistischen Perversion*, der selbstgefährlichen Handlungen und der Depression, wurde oft von Handlungen impulsiver Rücksichtslosigkeit gegen sich selbst eingeleitet und begleitet.

Ehe ich ein paar Ausschnitte aus unserer Arbeit und die bis heute erreichte Lösung wiedergebe, noch ein paar Angaben zu dieser Patientin: Sie ist die älteste von vier Kindern; ihr Vater ist ein hervorragender Gelehrter, der aber völlig unter dem Pantoffel seiner Frau, einer Schauspielerin, steht; diese wird als versagend, emotionell knauserig und in ihren Affekten unberechenbar beschrieben. Auch habe sie sich sehr negativ gegenüber der erwachenden Sexualität ihrer Tochter verhalten und deren Suche nach Nähe abgewiesen. Sie sei eine strenge, harte Frau, die gerne alle um sich herum sich schuldig fühlen lasse.

Angstanfälle phobischer Art und Ausbrüche eifersüchtiger Wut begannen bei der Patientin im Alter von zwei Jahren, nach der Geburt ihres nächstjüngeren Bruders. Sie beschreibt das Motiv für ihre Impulshandlungen, die verschiedenen Weisen der Wiederaufnahme der Beziehung zu ihrem Geliebten: »Es kam immer von einer inneren Getriebenheit und Erregung. Ich fühlte mich äußerst unkomfortabel; ich musste diese Spannung stoppen. Alles wurde mir unerträglich, und ich musste etwas tun, um sie zu ändern, und zwar sofort! 24 Stunden wären mir unendlich vorgekommen. Etwas schien in mir zu hämmern und nagen.« Was? »Es war die Angst, verlassen zu werden, seine Liebe, seine Billigung, seinen Körper zu verlieren.« Dabei schien es das Wesentliche zu sein, dass die Rückkehr zu ihm es ihr erlaubte, mit jemandem zu verschmelzen, ganz mit ihm eins zu werden, der alles besaß, was ihr versagt oder verboten war. Damit wurden sowohl ihre Getrenntheit wie die Berechtigung all der tiefen Verbote ungültig gemacht. Solches Überwinden der Wirklichkeit und deren Schranken und Verbote führten in rascher Folge jedoch zur Bestrafung von außen und zu Zweifel und Reue; sie endeten in noch tieferen Gefühlen der Beschämtheit als zuvor.

Das stete Hin und Her in ihrem Liebesverhältnis bedrohte sie auch in ihrem täglichen Funktionieren. Sie hatte mehrere ernsthafte Autounfälle und riskierte auch in anderer Weise ihre Fahrbewilligung, was umgekehrt wieder ihre berufliche Stellung und die Weiterführung der Analyse bedrohte. Ich war daher mehr und mehr vom Ausmaß ihrer klinischen Regression erschreckt. Die Analysenstunden waren angefüllt mit den Beschreibungen solch regressiver Geschehnisse und Affektstürme. Nicht selten fühlte sie sich so von Depression und Selbsthass überwältigt, dass sie bekannte, es sei einzig ihre intellektuelle Überzeugung, es werde wieder vorübergehen, die sie vom Selbstmord abhalte. Zuweilen, nach einem neuen Kälteeinbruch auf der Seite ihres Freundes, schrie sie in ihrer Entrüstung oder Verzweiflung in der Stunde und hämmerte mit Händen und Füßen gegen die Couch.

Ich versuchte dies mit der Übertragung in Verbindung zu bringen – ihren Versuch, mich zur Hilfe und zur tatkräftig-starken Intervention zu bewegen (the wall to bounce off), dass ich also meine Stärke angesichts ihrer Aggression wirksam zeigen konnte; im Gegensatz dazu schien in der ständigen Fortsetzung sich etwas wie eine unbewusste Absicht zu zeigen, mich als unfähig, die Analyse als wirkungslos und ohnmächtig hinzustellen. Wir sprachen über eine »analytische Frigidität«, parallel der sexuellen. Was diese anbetraf, wurde es relativ rasch klarer, dass stark aggressive Wünsche gegen den

Mann darin abgewehrt wurden. Es war ein bedeutsamer Fortschritt (442), als wir das Folgende erkannten; wenn sie mit ihrem jetzigen Geliebten, für den sie sowohl Liebe wie auch Hass und Verachtung empfindet, Verkehr hat, ist sie sich während des Verkehres vermehrt des Machtkampfes bewusst und besonders auch ihres Bestrebens und der Fantasie, ihm den Orgasmus zu rauben und für sich zu behalten. Es ist nicht so sehr der Penis, den sie ihm wegnehmen – rauben – will, sondern die Lust, die an den Penis gebunden scheint. Sie versucht ihn so zu manipulieren, dass sie seinen Orgasmus völlig in ihre Macht bringen kann. Sie selbst ist nur orgastisch, wenn er all seine Anstrengungen auf ihre Brüste und die Klitoris konzentriert.

Dieses Nehmen und Rauben musste aber bei ihrem früheren Verlobten, den sie liebte und bewunderte, völlig verdrängt werden (und dies ist oft auch der Fall bei ihrem jetzigen Geliebten, nämlich wenn die positiven Gefühle ganz überwiegen). Die Folge der Verdrängung ist aber, dass sie sich »wie tot« fühlt, aber gleichzeitig erscheinen dieselben aggressiven Impulse wieder, nun aber gegen das Selbst gewendet: sie hat die starke Versuchung, mit dem Messer ihre Abdominalaorta, Vena cava und den Uterus anzugreifen, oder sie erwartet, wie schon erwähnt, solche Stechereien von ihrem Verlobten oder von irgendeinem Mann. Diese gegen sich selbst gerichteten Angriffe werden dann verallgemeinert in ihre gesamte Leidens- und Opferbereitschaft – in ihren Masochismus, besonders auch ihren moralischen Masochismus.

Daraus wird ersichtlich, wie die Verdrängung des aggressiven Wunsches von der *Verleugnung* eines großen Teiles ihrer Selbstwahrnehmung begleitet wird: »Dies bin ich nicht, ich bin nicht neidisch, wütend, grausam, rachsüchtig! Lieber bin ich tot – ohne Gefühle und Lust.« Warum? Da alle Lust, alle Sexualität an sadistische Befriedigung gebunden ist und daher von ihrem Gewissen auf das Strikteste verpönt und unterdrückt werden muss. Und dies ist wohl nötig wegen der ursprünglichen intensiven Ambivalenz ihrer Mutter, nicht ihrem Vater gegenüber. Sexualität ist nur unter ganz bestimmten Bedingungen, auf die ich noch zurückkommen werde, erlaubt. Es ist diese Sanktion durch das Überich, die solch breite Verleugnung als auch die ihr zugrundeliegende Verdrängung bedingt und aufrechterhält. Ihr Nein gegenüber ihren Wünschen, v. a. solchen der grausam-rachsüchtig-eifersüchtigen Aggression, ist das Nein der *Verdrängung*.

Ihr gegen Gefühle ganz allgemein – Lust, Neid, Scham, Wut im Besonderen – gerichtetes Nein bewirkt *eine Affektblockierung*. Sodann richtet sich das Nein dagegen, sich selbst als böse, trotzig oder neidisch zu sehen – die *Verleugnung* (der Wahrnehmung) eines entscheidenden Teiles ihrer Persönlichkeit. Umgekehrt, wenn der Mann stark genug ist, um ihre Aggression zu ertragen und ihr mit größerer Gegenkraft zu widerstehen, konnte sie sich gestatten, diesem dreifachen Nein mit einem dreifachen Ja entgegenzutreten – in einem Rausch der Liebe, der Hingabe und der orgastischen Lust, oder aber der höhnischen Wut (und Verachtung), oder schließlich der verzweifelten und intensiven Sehnsucht. Diesem ganzen rauschhaften, Penthesilea-ähnlichen Ablauf folgte dann wieder das ursprüngliche dreifache Nein. Wie lässt sich nun diese gespaltene Identität integrieren?

Während ihr sexuell anziehender Geliebter in vielen Eigenschaften sehr ihrer Mutter glich, nahmen wir doch an, dass sie in ihm eher eine Art schützenden Supervater suchte, eine machtvoll-erlösende Figur, die in allen Hinsichten stärker und aggressiver als ihre Mutter war und so gegen deren übermächtige Gegenwart wie gegen ihre eigene Wut und rachsüchtigen Impulse Schutz zu bieten versprach. Der Schlüssel zum Verständnis mag aber in einem spezifischen Teil der Transaktion – die manche als »projektive Identifikation« bezeichnen oder beschreiben würden – liegen: Was wirklich geleugnet und entäußert worden war, war ihr Sadismus, besonders ihre phallisch-eindringende, lustvolle Aggression. Während sie sich dem »Gorilla« hingab, starb sie gleichsam eines gewaltsamen Todes; ihr Körper schien entzweizubrechen, zu bersten, in Stücke zu zerfallen, und sie verwandelte sich in ihn, identifizierte sich ganz mit ihm und genoss durch ihn sein Eindringen, seinen Orgasmus, sein sie Plagen und Schlagen. In der *Identifizierung mit ihm*, die mehr oder weniger bewusst war, vermochte sie *stellvertretend* das zu genießen, was sie sich selbst verwehrte – ihre sadistische Sexualität. In diesem *»Hervorrufen eines Stellvertreters«* (Wangh, 1962) hatte sie ganz ausdrücklich und teilweise bewusst diesen Selbstanteil auf einen Mann *projiziert*, der schon immer unverhohlene sadistische Neigungen gezeigt und ohne Skrupel ihnen gefrönt hatte: »Ich lebe das aus durch ihn. Es ist eine Lust, die ich suche und erlebe. Und dadurch, dass ich mehr und mehr ihm gleich werde, kalt, trotzig, unbekümmert darum, was andere denken, rücksichtlos, fühle ich, wie ich stärker und gesünder werde«, sagt sie später. Damit geht eine Umkehrung in die *Passivität* während der sexuellen Handlungen einher: jetzt ist sie zur Zielscheibe seiner Gewalttätigkeit geworden. Da er es auf sich nimmt, das zu tun, und sie es durch ihn erlebt, kann sie sich gut und frei und angenommen fühlen: Ihr ist ja dadurch verziehen worden, dass sie es nicht selber getan und überdies die Strafe auf sich genommen und die Absolution von einer Gestalt erhalten hatte, die ihrer anklagenden – »guilthrowing« – Mutter weit überlegen schien. So vermochte sie in ihrem Geliebten gleichzeitig *zwei Teile ihrer Persönlichkeit*, die unterdrückt worden waren, zu erleben, zu akzeptieren und zu lieben: den *Triebanteil*, d. h. ihre sadistische Sexualität, und den *Überichanteil*, eine Art idealen, überstarken Vater, der ihr verzeihen und sie gegen die Rache der Mutter schützen könnte – Feuer gegen Feuer, Trotz gegen Trotz, Gewalt gegen Gewalt. Warum jedoch all dies?

Das zugrundeliegende Trauma, das zuerst nur erschlossen, dann aber mit intensiven Affektstürmen auch erinnert werden konnte, war die v. a. akustisch erlebte Urszene, der sie während der ersten zwei Jahre, allen späteren Verneinungen und Verleugnungen zum Trotz, häufig ausgesetzt gewesen war. Dabei muss der Vater als sadistische Figur erlebt und *begehrt* worden sein. Diese Wünsche führten unvermeidlich zu Versagung, Verdrängung und Verurteilung. Die Verdrängung zeigte sich v. a. darin, dass sie ihren Vater (und dessen Ersatzpersonen) immer wieder sowohl suchte als auch mit Verachtung und Angst von sich stieß. Überdies spielten Identifizierung und Introjektion eine besonders wichtige Rolle als Abwehr in diesem Konflikt: Die ursprüngliche traumatische Szene und der chronische Konflikt mit ihrer Mutter wurden beide durch die sadomasochistische Identifizierung und Doppelverleugnung unablässig wiederholt; und zwar diesmal unter ihrer aktiven Regie statt in passivem Erleiden. Ihr Überich hatte die Gestalt des (introjizierten) grausamen Richters, des Erben beider Eltern, die sie hasste und begehrte.

Wie erwähnt liegt die Ursache von so viel verdrängtem Sadismus in ihrer Hassliebe nicht nur gegenüber dem Vater, sondern auch gegenüber der machtvollen, streng strafenden, zu zornigem Schmollen neigenden Mutter, die alle sich schuldig und klein fühlen lässt; in einem Hass, der noch massiv verschärft wurde durch die Schwangerschaften und die Geburt der Geschwister. Dieser Hass hatte sich schon damals in kaum verhüllten Wünschen kundgetan, die treulose Mutter und die verhassten (männlichen!) Eindringlinge umzubringen. Da dies unmöglich war und solche üblen Absichten ihr Gefühl des Ausgeschlossenseins nur noch vertieften, war das Nächstbeste die Identifizierung mit den Personen, die Macht und Spezialvergünstigungen und -ausstattung genossen – das Sich-gleich-Fühlen und Sich-gleich-Machen, sei es mit der phallischen, bestimmenden, Ressentiment-geladenen Mutter, sei es mit einem Fantasie-Vater und Helden, sei es mit dem begünstigten Bruder. Im Geliebten waren alle drei zu einer Gestalt verdichtet. Solche Identifizierung erfolgte auf zwei gegensätzliche Weisen: entweder durch den stellvertretenden Genuss seiner (sadistischen) Macht während des Geschlechtsverkehrs oder, nach dem Bruch mit ihm, durch ihre bewusste Angleichung an ihn in manchen von ihr als positiv bewerteten Hinsichten, in trotziger Unabhängigkeit und Selbstgenügsamkeit, in Entschiedenheit, nicht aber in Bezug auf seinen sexuellen Sadismus.

Damit ließ sich aber nun die Doppeltheit ihres Lebens und ihres Selbstbildes verstehen. Einerseits war sie jemand, der detachiert, unpersönlich, tatkräftig war, dabei aber auch behutsam und schonend, sicher auch weiblich, rücksichtsvoll und mitleidig sein konnte – ihr *depersonalisiertes* Selbst. Andererseits hatte sie den sexuellen Sadismus entäußert und konnte ihn in Sicherheit und ohne viele Gewissensbisse durch den Geliebten und unter der Maske ihres sexuellen Masochismus erleben – ihr *masochistisches Selbst*. In der ersten Teilidentität verleugnete sie jegliches Zeichen der Schwäche; in der zweiten verleugnete sie, dass sie es war, die Sexualität und Sadismus gleichsetzte und beide zugleich auslebte: »Nicht ich, sondern er!«

Da sie in Wirklichkeit alles andere als eine schwache Persönlichkeit ist, dienen ihre ausdrückliche Betonung männlicher Macht und ihre Identifizierung mit dem trotzig-harten Freund einer viel bedeutsameren Verleugnung, nämlich der jenes Teiles ihres Selbstbildes, dessen sie sich am tiefsten schämt, der Teilidentität eines *betrogenen* Mädchens, das sich *rächen* möchte und dafür *bestraft* wird – betrogen, da es sich von der Einheit zwischen Mutter und Bruder ausgeschlossen gesehen hatte; betrogen, da es kein Knabe war und keinen Penis besaß; betrogen, da es sich immer von der Mutter ungeliebt und vom Vater verraten gefühlt hatte; betrogen, dass es hinter der Mutter zurückzustehen hatte; und ganz besonders auch betrogen, da seine Individualität so oft angegriffen und unterdrückt worden war, was ich als »Blendung durch Bilder« bezeichnet habe (vgl. auch Schottländer, 1956). Zum einen war es Verleugnung ihrer *Identifizierung mit dem Opfer*, zum andern Verleugnung ihrer *Identifizierung mit dem Angreifer*. Der Konflikt war in beiden Fällen derselbe, wurde aber auf verschiedene Weise »gelöst«: Es scheint mir, dass der erste Zustand weit mehr durch die Abwehr gegen die *Wahrnehmung* i. a., also durch Verleugnung geprägt war, während der zweite Zustand v. a. von der *Triebabwehr* in Form von Verdrängung und Projektion bestimmt war, speziell der Verdrängung des Sadismus gegen die schwangere Mutter in Gestalt des »schweren Mannes«.

Von besonderem Interesse ist die Parallelität im Überich; für den ersten Zustand war bestimmend, dass die Gefühle der Erniedrigung – der Scham – darüber, dass sie sich als schwach und zu kurz gekommen empfand, dadurch ausgelöscht – eben verleugnet – waren, dass sie emotional unbeeinflusst von der Welt und mithin unverletzlich dastand, im Gegensatz zu dem hilflos-hässlichen Mädchen von damals: stark, männlich, wenngleich subjektiv gefühllos. Demgegenüber war es im zweiten Zustand die Schuld – nämlich für ihre mörderischen Wünsche gegenüber Bruder und Mutter und für ihre Kastrationsimpulse gegen jeden Mann –, die verleugnet wurde, indem sie als Opfer büßte und Vergebung erlangte.

Im ersten Zustand war ihr Geliebter als ein Objekt repräsentiert, das sie als entwertetes Stück der phallischen Ausrüstung erleben konnte, ein Objekt seltsamer Wichtigkeit, aber von geringem Wert für sie. Im zweiten Zustand war er der Garant von Wirklichkeit, Wert und Billigung, der ihrem Leben Sinn gab. Nur in der Vereinigung mit ihm konnte sie sich selbst als wirkliche Person, frei von Angst und Aggression, erleben. Wenn sie sich von ihm angenommen wusste, war sie gut.

Die Impulshandlung bedeutete Schaltung und Übergang vom ersten zum zweiten Zustand. Es ist schwierig festzustellen, wodurch diese gewöhnlich ausgelöst wurde. Einsamkeit, Erniedrigung und Tadel, hormonelle Schwankungen, Übermüdung von der häufigen Nachtarbeit und enormen Überarbeitung (manchmal mehrere Tage ohne Schlaf) – alles spielte eine Rolle im steigenden Pegel ängstlicher Gespanntheit, die der Impulshandlung voranging. Ich glaube, dass alles, was an die unbewusste Gleichung »ich bin betrogen = ausgeschlossen – kastriert – erniedrigt = zu kurz gekommen« rührt, als Auslöser wirken und zur Zunahme der unbewussten Aggression führen mag, mithin zu verstärkter Selbstverurteilung, die wiederum zu vermehrter Angst und depressivem Affekt beiträgt, die dann vom zweiten Zustand als Alternativ-Kompromiss abgelöst werden.

Auch die Übertragung zeigte die beiden Bilder: Im ersten Zustand bedeutete ich bewusst wenig für sie; alles war verleugnet, was nicht zum Bild eines ätherisch-idealen, gebildeten, gütigen, doch persönlich etwas schwachen und kastrierten Vaters passte. Was mit mir zu tun hatte, war unpersönlich und intellektuell, während die Analyse selbst ihr Leben gerettet habe und die gegenwärtig allerhöchste Priorität ihres Lebens hatte; ihr brachte sie nicht nur beruflich große Opfer, sondern sie veranlasste auch einige ihrer Freunde dazu, in Analyse zu gehen. Die Analyse war – wenn abstrahiert von meiner konkreten Wirklichkeit – ungefährlich, ebenso wie ihr Beruf als Chirurgin. Im zweiten, überwiegend von Projektionen geprägten Zustand hingegen verwandelte ich mich plötzlich in einen Sadisten, der sich in der Stunde nach vorne neigen und ihr ins Auge stechen oder sie sexuell angreifen oder aber, und das war das häufigste, der sie aufs Schärfste verurteilen und aus der Behandlung werfen würde.

Ihr ehemaliger Verlobter war ein ideales Pendant zum ersten Zustand – ein asexueller Freund, Bewunderer, Unterstützer und Vertrauter, der sie stark, wenn auch schuldig werden ließ. Er war jedoch ungeeignet für die Ziele ihrer sadistischen Wünsche, »zu schwach, um sie in Schranken zu halten«, d. h. unfähig, diese Seite für sie, mit ihr und gegen sie auszuleben. Genau das Gegenteil galt für ihren Geliebten: Bei ihm konnte sie in Sicherheit ihren Sadismus unterbringen und ihn stellvertretend durch ihn befriedigen; stark fühlte sie sich dabei freilich nicht. Bei ihm musste sie sich natürlich weniger schuldig fühlen, eher im Gegenteil: Dafür sorgte er schon selbst; stattdessen sah sie sich früher oder später durch ihn erniedrigt und beschämt.

Wir befinden uns am Ende des vierten Analysejahres, bei etwa 700 Stunden, und das Ende der Analyse ist in Sicht. Die Lösung ihrer Neurose liegt in ihrer Annahme der verleugneten Schwäche und Scham des ersten Zustandes (dass sie sich als zu kurz gekommen und kastriert erlebt) sowie der verleugneten Grausamkeit, der neiderfüllten Rachsucht und der Schuld des zweiten Zustandes, in dem sie kastrierend und mörderisch ist, also in der Integration der beiden Teilidentitäten.

Ich möchte nun zum Schluss diese beiden Gruppen, die von den Fällen 2 und 3 repräsentiert wurden, einander gegenüberstellen.

In beiden treffen wir Impulshandlung und Verleugnung zusammen und in enger Verknüpfung an. In der zuerst beschriebenen Gruppe wird die Impulshandlung dafür gebraucht, *eine* Teilidentität zu verleugnen, nämlich jene, die dem Teil des Überichs Folge leistet, welches z. B. durch die Tyrannei der Zeit symbolisiert wird. In der zweiten Gruppe (Fall 3) dient die Impulshandlung dem Zweck, die Klammer der allgemeinen Selbstverleugnung zu sprengen und plötzlich jener Seite zum Durchbruch zu verhelfen, die neidisch, gierig, trotzig und rachelüstern ist. Beiden Formen ist gemeinsam, dass episodisch Teilaspekte des Überichs durch Verleugnung abgewehrt werden, und dass diese Verleugnung einen wesentlichen Teil der Impulshandlung ausmacht. Sie bedeutet im Falle des Drogensüchtigen: »Ich bin nicht mehr verwundet und leide nicht mehr, noch bin ich überhaupt verletzlich. Ich brauche mich nicht mehr unterzuordnen noch mich für all mein Versagen zu schämen. Ganz im Gegenteil: Jetzt bin ich der Einschränkungen der Zeit und all der Schranken der Wirklichkeit ganz überhoben.« Mit anderen Worten: Die Impulssequenz verleugnet den Anteil der *Scham des Überichs* –, am Ende steht freilich die Schuld darüber, was er getan.

Im Falle der Chirurgin dagegen bedeutet die Impulshandlung: »Ich bin nicht aggressiv, er ist es. Ich bin nicht die, die verletzen oder den anderen berauben möchte; im Gegenteil, ich bin die Verwundete, und ich bin sogar gerne bereit, mich solcher Verletzung zu unterwerfen. Er ist ja trotzig und grausam, nicht ich; so brauche ich mich doch nicht mehr schuldig zu fühlen.« Hier verleugnet die Sequenz den Anteil der *Schuld des Überichs*. Am Ende der Abfolge steht faktische Erniedrigung und das Gefühl der Beschämung.

Die erstere ist demnach die »soziopathische« Form der Impulshandlung, die letztere ist deren masochistische Version. In beiden Formen ist die Verleugnung die Waffe, die eine Teilidentität gegen die andere benützt, und zwar im Dienste des einen Überichanteils gegen den andern. Je umfassender und tiefer die Verleugnung, umso stärker das Ausmaß der Depersonalisierung im Intervall zwischen den Impulshandlungen, gewöhnlich dem Zustand der angepassten, äußerlich funktionierenden Persönlichkeit – des guten Kindes, das den Eltern gehorcht. Dann herrscht nicht selten die Einstellung vor: »Ich soll innere Probleme haben? Alles ist eine Sache der Umwelt.« Und die soll durch Manipulation korrigiert und kontrolliert werden. Oder: »Wenn ich einfach dies Symptom, z. B. die Trink- oder Drogenepisoden, loswerden könnte, wird alles schon wieder in Ordnung sein.« Dabei wird verneint, dass innere Konflikte im Besonderen und innere Realität und Introspektion im Allgemeinen irgendetwas mit den Lebensproblemen oder der Lebensgeschichte zu tun haben. Die meisten Drogensüchtigen und Alkoholiker zeigen bekanntlich lange solche umfassenden Verleugnungen. Diese resultieren dann in wohl am treffendsten *Psychophobie* genannten Störungen – in Nichtbeachtung und Vermeiden jeglicher Introspektion und der ausgesprochenen Verachtung für Psychotherapie und Analyse.

In Bezug auf die Technik brauche ich kaum mehr etwas zu meinen früheren Arbeiten (1978; 1979; 1981) hinzuzufügen. Es hilft zumeist nicht, diese Patienten als sogenannte Borderline-Patienten zu verstehen und mit Realitätskonfrontation und anderen gravierenden Modifikationen außerhalb der akuten Krisen zu behandeln. Auch bei schweren und chronischen

Fällen kann i. A. die analytische Technik, mit Betonung der Abwehr- und Überich-Analyse, ohne bedeutende Modifikationen mit Erfolg angewendet werden. Dabei ist es wichtig zu verstehen, dass diese Patienten nicht unter einem zu wenig, sondern unter einem zu stark ausgeprägten oder einem konfliktzerissenen Überich leiden, und dass ihre Taten darauf angelegt sind, den Therapeuten zu Schutz- oder Strafmaßnahmen zu provozieren. Man tappt besser nicht in diese Falle; und kehrt, wenn man schon in akuten Krisen eine Überichfigur sein muss, rasch zu einer die Abwehr analysierenden Haltung zurück. Nicht moralistisch und verurteilend, sondern emotional sehr präsent zu sein – das ist wohl das Wichtige. Manche Analytiker scheinen heute zu denken, Freundlichkeit und Wärme in der Analyse seien verboten, und eine Mischung von kühler Indifferenz und Sarkasmus sei therapeutisch wirksam. Gerade Unfreundlichkeit und Gefühlskälte bewirken das Schlimmste in diesen Hilfe suchenden Patienten. Ich meine damit nicht ein Mitagieren oder ein Vermeiden schmerzlicher Wahrheiten, sondern einfach Ehrlichkeit, gepaart mit Takt und Menschlichkeit. Sie ermöglicht es, das Überich des Patienten in der Übertragung zu analysieren, statt es in unserer eigenen Gegenübertragung auszuagieren und mithin unanalysierbar zu machen. Schließlich ist ja die Impulshandlung nichts anderes als ein Versuch, aus den Schranken des Überichs auszubrechen – ein Versuch, der eo ipso zum Scheitern verurteilt ist. Und deshalb behaupte ich, dass das Überich noch immer der schlafende Riese der Psychoanalyse ist.

Literatur

Abend, S., Porder, M. & Willick, S. (1983). *Borderline Patients.* Int. Univ. Pr.

Basch, M.F. (1974). Interference with perceptual transformation in the service of defense. *Ann. Psychoanal., 2,* 87–97.

Basch, M.F. (1983). The perception of reality and the disavowal of meaning. *Ann. Psychoanal., 11,* 125–154.

Brenner, C. (1982). *The mind in conflict.* Int. Univ. Pr.

Eissler, K.R. (1959). On isolation. *Psychoanal. St. Child, 14,* 29–60.

Fenichel, O. (1945). *The psychoanalytic theory of neurosis.* Norton.

Freud, S. (1925h). Die Verneinung, *G.W., 14,* 11–15.

Freud, S. (1927e). Fetischismus. *G.W., 14,* 311–317.

Freud, S. (1940a). Abriß der Psychoanalyse. *G.W., 17,* 67–138.

Lichtenberg, J.D. & Slap, J.W. (1973). Notes on the concept of splitting and the defense mechanism of the splitting of representations. *Journ. Amer. Psychoanal. Ass., 21,* 772–781.

Schottländer, F. (1956). Blendung durch Bilder. In A. Mitscherlich (Hrsg.), *Entfaltung der Psychoanalyse* (S. 222–235). Klett.
Wangh, M. (1962). The evocation of a proxy. *Psychoanal. St. Child, 17,* 451–472.
Wangh, M. (1985). *The evolution of psychoanalytic thought on negation and denial* [Konferenzbeitrag]. Internat. Conf. on Denial, Jerusalem.
Wurmser, L. (1978). *The Hidden Dimension.* J. Aronson.
Wurmser, L. (1979). *The sharing of defences the addict and his family.* Internal. Psychoanal. Meetg, New York.
Wurmser, L. (1981). *The mask of shame.* Hopkins.
Wurmser, L. (1984). *Neurotische Handlungen, Agieren und Konstruktionen* [Konferenzbeitrag]. Schweiz. Psychoanal. Gesellschaft, Zürich.
Wurmser, L. (1985). *Blinding the eye of the mind* [Konferenzbeitrag]. Internat. Conf. on Denial. Jerusalem.

»Grausame Rächerin« und »gefügige Sklavin«

Sadomasochismus, Scham und Ressentiment bei Essstörungen

»Into a thousand parts divide one man,
And make imaginary puissance«[1].

Die folgende Skizze ist ein kasuistischer Bericht, der längeren Ausführungen in meinen Büchern *Die Maske der Scham* (1990) und *Das Rätsel des Masochismus* (1993) entnommen wurde. In meiner früheren einer Klinik angegliederten Praxis hatte ich oft Gelegenheit, Patientinnen mit schweren Essstörungen wie Anorexia und Bulimie zu sehen, gewöhnlich verbunden mit massiven Depressionen, Depersonalisationszuständen und Denk- und Bewusstseinsveränderungen – einem charakteristischen klinischen Bild, das ich seinerzeit als »archaisches Schamsyndrom« umrissen habe. Derartige Fälle sehe ich nur noch sehr selten. Im Folgenden wähle ich eine Patientin aus, deren Analyse jüngst erfolgreich nach weniger als 600 Stunden abgeschlossen werden konnte.

Nachgiebigkeit und Rebellion

Bei Erin, einer damals 28-jährigen Ärztin, die mich 1987 wegen seit vielen Jahren andauernden Depressionen, Ess- und Sexualstörungen zur Behandlung aufgesucht hatte, handelte es sich nicht um eine in jenem Sinne schwer gestörte Patientin, sondern um eine sozial durchaus gut funktionierende, insgesamt recht angepasste, doch durch einige prominente neurotische Symptome in ihrem Wohlbefinden stark beeinträchtigte Frau.

Freilich zeigte es sich relativ rasch, dass ihre Intimbeziehungen, neben Frigidität und Mangel an Libido, ausgesprochen sadomasochistische Züge aufwiesen, namentlich auch im Sinne des »moralischen« Masochismus.

In ihrer Kindheit litt sie unter Zwangssymptomen: Ehe sie zu Bett ging, musste sie vor dem Licht stehen und sich achtmal auf ihren Füßen hin-

1 Shakespeare, *Henry V*, Prolog.

und herwiegen. Irgendwie habe es mit der Abwehr von Eindringlingen ins Haus zu tun gehabt, dass niemand komme und sie auffresse. So musste sie auch die Tür des Kühlschranks immer wieder auf- und zuschließen, um sich ja zu versichern, dass dieser gut verschlossen sei, ebenso die Hintertüre und die Waschmaschine, schließlich auch den Wasserhahn. Sie setzte diese Symptome sogleich mit dem Geschlechtlichen in Zusammenhang: Sie wollte nicht sexuell empfänglich sein, habe sich dem verschlossen. Sie habe bis zum Collegebesuch nicht masturbiert. Ihren Mann habe sie mit 19 geheiratet. Er sei der erste gewesen, mit dem sie sich wirklich eingelassen habe. Früh sei sie jedoch eine begeisterte Reiterin geworden.

Bald nach dem ersten Geschlechtsverkehr habe eine schwere Anorexie mit Amenorrhoe eingesetzt, die von bulimischen Anfällen unterbrochen wurde. Im Laufe der Ehejahre haben sich diese Symptome etwas gemildert, doch leide sie nach wie vor unter den Fressanfällen.

Die Patientin ist das jüngste von vier Kindern; die Eltern seien äußerst strikt und rigide, sehr religiös und übergewissenhaft, doch im Ganzen auch sehr liebevoll. Dennoch ragen seltsame Erinnerungen aus dem beinahe idyllischen Hintergrund hervor: wie sie ein Meerschweinchen gefoltert, einen Kanarienvogel ertränkt, der Mutter etwas Gewobenes zerschnitten und ihr hernach heftigst in den Daumen gebissen (die Wunde musste genäht werden), den Vater schmerzhaft ins Gesicht geschlagen, ihren nächstälteren Bruder jeweils gekratzt und gebissen habe. Die älteste Schwester, die in ihrer Adoleszenz rebellierte, wurde vom Vater so schwer geschlagen, dass sie um ihr Leben fürchtete. Beide Brüder sind in ihrem Sozialverhalten beeinträchtigt, zurückgezogen und ängstlich; der eine von beinahe paranoidem Misstrauen, schlafe er doch immer mit einem großen Messer unter seinem Kopfkissen. Alle drei älteren Geschwister seien übel misshandelt worden, vor allem von der Mutter; der Patientin sei es jedoch recht glimpflich ergangen.

Zu Beginn der Behandlung bekräftigt sie immer wieder, sie bemühe sich, schwanger zu werden, obwohl ihr die Assistenzzeit recht wenig freie Zeit lasse. Ihre Ehe sei sehr herzlich und überaus offen, doch mache sie sich oft recht große Sorgen über den Niveauunterschied zwischen ihr und ihrem intellektuell wenig regsamen oder neugierigen Mann, der auch beträchtliche Probleme mit Alkohol habe und früher viel Marihuana geraucht habe; auch sei er als Personalmanager oft ohne Stelle. Ganz besonders fühlt sie sich tief beunruhigt über eine Reihe von Verliebtheiten ihrerseits anderen Männern gegenüber, denen sie sich jedoch ihrer tiefen Religiosität wegen aufs energischste zu widersetzen versuche, ihnen zumeist auch nicht nachgegeben habe, doch die sie immer wieder zu überwältigen drohen und die sie nicht vor ihrem Ehemann verhehle. Es wird bald klar, dass es vor allem diese Dreiecksverhältnisse, die eine stark zwanghafte Natur aufweisen, sind, die sie zur Aufnahme der Therapie veranlasst haben.

Obwohl liberal in ihrer Orientierung, auch immer wieder neugierig-prüfend und Dogma und Kirchenentscheide infrage stellend und oft von tiefen Zweifeln in ihrem Glauben bedroht, unterzieht sie sich immer wieder, zusammen mit ihrem Mann, rigorosen religiösen Übungen.

Eingangs sei auch noch erwähnt, dass ich sie zunächst, während eines Jahres, eher unregelmäßig und in nicht sehr intensiver Psychotherapie sah. Es wurde ihr nach einem guten Jahr recht klar, dass die psychotherapeutische Arbeit recht begrenzte Ergebnisse hervorbrachte, und dass die erhebliche Besserung in manchen Bereichen nur andere Störungen deutlicher werden ließ, namentlich das störende Eindringen ihrer Esszwänge in ihr Eheleben. So zwang sie ihren Mann in recht rücksichtsloser Weise, sich ihrem rigiden Nahrungsplan zu unterwerfen. Sie hatte weiterhin Fressanfälle, die von anorektischen Perioden gefolgt wurden. Auch fühlte sie sich nach wie vor zwischen zwei Männern hin- und hergerissen: ihrem Ehemann und einem zweiten Mann, dessen Identität wechselte.

Dazu traten erneute Angstanfälle unbekannter Bedeutung während ihrer Arbeit auf, besonders wenn sie von ihrem Mann getrennt sein musste, sowie die Besessenheit ihres Liebesverlangens einem anderen Mann gegenüber – und zwar, zur Zeit der Aufnahme der Analyse und lange in diese hinein, spezifisch einem religiös-philosophischen Lehrer gegenüber, an den ich sie vor einem halben Jahr zur entsprechenden Beratung überwiesen hatte.

> Ihre Essstörungen seien ihre Art der Rebellion gegen die zwingend-zudringliche Kontrolle durch ihre Eltern gewesen. »Der Fressanfall bedeutete: ›Zum Teufel nein! Ich werde mir selbst nicht mehr Nein sagen.‹ ... So tief die Beschämung durch die Mutter war, so war der Zorn des Vaters noch tödlicher. Es ereignete sich nicht oft, dass wir von ihm bestraft wurden, dass er die Bestrafung aus Mutters Händen nahm. Ich erinnere mich, wie er mich zweimal schlug. Er war dabei nicht hart. Doch ich fühlte mich davon so erniedrigt: Ich musste die Hose ausziehen und mich über sein Knie beugen. Die Schläge selbst schmerzten mich nicht, aber ich fühlte mich unglaublich gedemütigt.

> Später hatten wir eine Babysitterin, die mit uns spielte, und wenn wir verloren, uns zum Spaß ›abschlug‹. Das war etwas aufregend Erotisches, wirklich ein sadistisches Spiel.«

So sah Erin ihre Fress-Anfälle als eine Art Rebellion gegen ihre überstrengen, besonders auch im Hinblick auf Sexualität sehr prüden Eltern. Es sei eine »frenzy« (hastige Unruhe) dabei, »ein Revoltieren dagegen, dass ich immer so unter Kontrolle sein muss: Doch was ich wirklich haben wollte, war Sex« – also die auch für die weitere analytische Bearbeitung überaus wichtige *Verbindung von Aggression und sexueller Erregung*. Die Bulimie war denn auch ausgebrochen, als sie in einem ersten Liebesverhältnis sich vor die Konflikte hinsichtlich ihrer Geschlechtlichkeit gestellt sah. Es stellte sich rasch heraus, dass die *Bulimie eine sadistische Form der Sexualität* repräsentierte, »ein Schlachtfeld«, wie es andere Patientinnen ausgedrückt haben. Dem entsprach es auch, dass Erin sich eben *vom sadistischen Aspekt der Sexualität angezogen* gefühlt hatte, von dem, was eindringend, grob, angreifend war, ohne dass dies auch schon eine Perversion bedeutet hätte: »Er [ihr späterer Ehemann] ließ mich mich überwältigt fühlen, ich fühlte mich ganz außer Kontrolle. So musste ich mich abklemmen, es um jeden Preis verhindern, mich überwältigen zu lassen.« Die schwere bulimisch-anorektische Episode, die auf die Einleitung dieser sehr konfliktbelasteten sexuellen Beziehung mit ihrem späteren Ehemann folgte, war darauf angelegt, »die sexuellen Triebe zu unterdrücken«.

Einerseits waren die sexuellen Wünsche Teil ihrer unterdrückten Rebellion gegen ihre Eltern, teils umfassten sie beunruhigende, doch stark erregende sadomasochistische Elemente, und teils weckten sie die alten Abhängigkeitswünsche, die gegenüber ihren kontrollierenden Eltern bestanden, nun aber auf den Sexualpartner übertragen worden waren. Dementsprechend mussten sie verdrängt werden. Alle diese aggressiven und sexuellen Strebungen waren auf das Essen verschoben worden, wurden in Form der Bulimie ausgelebt und in Form der Anorexie abgebüßt.

Das Bild von der verschlingenden Schlange

In der 81. Stunde beklagte sie sich über ihre Höflichkeit und ihr Nachgeben. Ich nannte es einen Schutz gegen die Angst vor ihrer ungebundenen Wut, der großen inneren Gefahr. Sie sprach wieder über ihre häufige Fantasie, ihr Auto über die Straße hinaus in jemanden oder in etwas hineinzufahren – eine Fantasie, die sie vor Kurzem ihrem Mann gegenüber erwähnt hatte. Dann berichtete sie den folgenden Traum:

> »Ich war im Schlafzimmer meiner Eltern. Da war eine riesige, riesige graue Schlange, die am Boden umherglitt, eine Riesenpython, enorm. Sie glitt ins Nebenzimmer davon, das sowohl Bad wie Küche war. Da gab es große Brotlaibe, die sich hoben, und sie verschlang sie. Ich war enttäuscht. Mein Hund und ein anderer waren auch dabei, und ich fürchtete mich, dass sie mit aufgefressen würden, auch dass ich selbst zu Schaden käme. Sie war feindselig. Ich berührte die Schlange an ihrem Schwanz, und sie ging rascher, entfernte sich schneller. Dann schaute ich aus dem Fenster des Schlafzimmers und wartete auf etwas.«

Im späteren Verlauf der Stunde, nachdem sie selbst die Traumepisode mit der biblischen Geschichte der Genesis verknüpfte, sie als »das Vertreiben der bösen sexuellen Schlange aus dem Schlafzimmer« gedeutet hatte, fragte ich:

(Th.): »Ist die Schlange nicht eher der Teil von Ihnen, über den Sie die Kontrolle zu verlieren fürchten?«

(Pat.): »Das Böse.«

(Th.): »Der böse Teile.«

(Pat.): »Aber Sex ist nicht böse.«

(Th.): »Ich sagte das auch nicht.«

(Pat.): »Aber ich sagte es.«

(Th.): »Ich dachte eher an den feindseligen, verschlingenden Teil, nicht einfach Geschlechtlichkeit, doch zum Beispiel die sadistischen Aspekte der Sexualität, freilich auch weit mehr als diese.«

(Pat.): »Der Wille zu fressen.«

(Th.): »Es ist eine Schlange mit Fressanfall, ein mörderisches Biest.«

(Pat.): »Richtig, und unberechenbar.«

(Th.): »Außer Rand und Band.«

Der Gnade des unerbittlichen inneren Richters ausgeliefert

Einige Stunden später sagt sie, inmitten eines Schwalls von Selbstkritik: »Ganz plötzlich denke ich, dass ich Sie töte, oder dass Sie mich töten, etwa wie damals, als ich unvermutet meine Mutter biss. Ich fühlte mich sehr schuldig, als sie weinte. Ich habe Angst, dass ich Ihre Gefühle verletze. Das Irrationale ist so bedrohlich gegenüber meinem rationalen Selbst.«

Ich antwortete: »Und die Fantasie ist, dass Worte töten können, und dass ich sie nicht ertragen könne.« Sie bestätigt dies, spricht detaillierter über irrationale Wutimpulse nach unserer Stunde und erwähnt auch, wie sie in der Kindheit ihren Bruder zu kratzen und beißen pflegte, der noch heute gerne die Narben vorzeige. Dann äußert sie ihre Besorgnis darüber, ob ich sie als Patientin behalten wolle, ob ich sie nicht verstoßen werde, besonders auch wegen ihrer Besessenheit jenem Berater und Lehrer gegenüber, den ich ihr empfohlen hatte. Hier zeigt sich der Konflikt mir gegenüber zwischen Unbehagen und Dankbarkeit wegen dieser Empfehlung. Sie müsse sich vor ihm hüten, was zur Diskussion komme, denn einmal habe er gesagt, sie solle es vertraulich behandeln, worüber er gesprochen habe, selbst vor mir. Ich antwortete, das habe sie in einen bösen Konflikt versetzt, namentlich jetzt, da wir uns in Analyse (nicht nur in gelegentlicher Psychotherapie) befinden.

Sie regt sich darüber derart auf, dass sie mich nach der Stunde in Angst anruft, ich könne es jenem Mann berichten und sie, empört wegen ihrer Indiskretion, aus der Therapie entlassen. Sie erinnere sich, wie man ihr als Kind gesagt habe: »Ich sage es dir nicht; du kannst kein Geheimnis wahren.« Sie sprach über ihr Schuldgefühl und ihre Angst, dass sie Zwietracht zwischen mir und jenem Lehrer säen könnte.

(Pat.): »Würden Sie es dann missbilligen, würde ich mich vernichtet fühlen, wie Dreck. Doch würde ich es auch bedauern, die Beziehung zu ihm abzubrechen.«

(Th.): »Oder es zu analysieren, anstatt zu handeln? Es zu untersuchen, anstatt es zu verurteilen – exploring instead of judging?«

(Pat.): »Nein, dass mein Verrat Ihnen deutlich machen würde, dass ich nicht ehrbar und nicht vertrauenswürdig sei.«

(Th.): »Und doch ist ein Teil davon, dass ich Ihr Vertrauen verraten würde, dass Sie mir also nicht trauen können.«

(Pat.): »Dass ich durch mein Verhalten das Recht darauf verlieren würde. Dass ich es nicht unter Kontrolle hätte. Dass ich Ihrer Gnade ausgeliefert wäre.«

(Th.): »Wie Sie sich so oft der Gnade Ihres unerbittlichen inneren Richters ausgeliefert gefühlt haben.«

Sie bekennt, wie sie zu Hause auch nach kleinen Verfehlungen »durch ein Wort auf den Boden geworfen und geschlagen wurde, durch Scham gezwungen, meiner Mutter nachzugeben.« Daraufhin versuche ich das, was sie in den letzten paar Stunden stückweise vorgebracht hat, als Ganzes zu sehen: »Sodass das Szenario, wenn wir es zusammennehmen, dieses ist: rebellisch und trotzig zu handeln, gerade um Ihre eigene Identität zu behaupten, Sie selbst sein zu können, selbst wenn dies bedeutet, verräterisch zu sein, dann die Sünde zu bekennen, dafür gezüchtigt zu werden, und zum Schluss Sühne und Verzeihung zu erreichen. Sie brauchen beides: Die Verteidigung Ihres Selbst und die Liebe der Eltern, die Annahme durch die anderen überhaupt, auch durch mich hier. Und die Brücke zwischen diesen beiden Wünschen ist die Züchtigung. Und diese Sequenz spielt sich in allen intimen Beziehungen immer wieder ab – mit Ihren Eltern, mit dem fernen Geliebten, dem Gatten und mit mir.«

Sie berichtet über eine Reihe von »Vergehen« gegenüber ihrer Mutter und ihrem Ehemann und ihre tiefe Reue darüber. Ich ergänze, dass noch etwas Wichtiges bei dem Szenario ausgelassen worden ist:

(Th.): »Die sexuelle Erregung dabei, dass die Bestrafung selbst, die Erniedrigung erregend ist.«

(Pat.): »Gezüchtigt und herabgesetzt zu werden, zu Boden gezwungen zu werden, ebenso wie mein Vater mich als Kind verprügelte.«

(Th.): »Dass es erregend wäre, wenn ich Sie ›prügelte‹.«

(Pat.): »Sie würden es missbilligen, Sie würden urteilen, und das wäre erschreckend, und doch gleichzeitig auch erregend, und am Ende würden Sie mir vergeben. Wie ich mich darauf freue, hierher zu kommen, und wie ich nicht genug davon bekommen kann, und dann strafe ich mich dafür.«

So entwickelte sich das Bild eines in Fantasie und Handlung wiederholten Ablaufs, dessen einzelne Stücke zuvor nur getrennt erschienen waren, deren Zusammenhang also zerrissen gewesen war, und deren verschiedene Versionen alle im *manifesten sexuellen und moralischen Masochismus* gipfelten.

Zur Quällust

Sie spricht, in Bezug auf eine Reihe von Situationen, wiederholt über ihren Konflikt zwischen Nachgeben und Rebellion, spezifisch über eine Fantasie, die sie aus Scham unterdrückt habe: mich mit ihrem Regenschirm anzugreifen, ihre Angst, vor ihren gewalttätigen Impulsen, sei sie doch als Kind berüchtigt gewesen für ihr Beißen und Kratzen. Sie hoffe, ich fühle mich nicht bedroht durch ihren Schirm. Es habe mit mir als Autorität zu tun.

(Th.): »Aber auch, dass Sie sich fürchten, von mir angegriffen zu werden«, bemerke ich.

(Pat.): »Ich möchte das denken, aber ich glaube nicht, dass es das ist. Das wäre mir viel lieber.«

(Th.): »Wenn wir daran denken, dass der Angriff sexueller Natur wäre, dann wäre es viel sicherer zu denken, dass Sie mich angreifen, und an Ihre masochistische Lust dabei.«

(Pat.): »Das ist wahr. Aber es ist etwas darin, es ist eine Aggression meinerseits. Es hat auch zu tun mit Wut, mit Rebellion, und dass ich mich dem unterwerfen muss, wie ich das analytische Setting empfinde. Aber auch das ist es nicht ganz. Die Fantasie, dass ich jemanden unprovoziert angreife und schlage, gleicht meinem Schlagen des Meerschweinchens, als ich fünf oder sechs Jahre alt war. Es konnte sich nicht wehren und mir wehtun. Ich wurde ertappt, wie ich einfach ein Tier quälte.«

(Th.): »Wie verstehen Sie das?«

(Pat.): »Eine kranke Lust.«

(Th.): »Eine sadistische Lust.«

Was sind die Ängste, die durch diese Sexualisierung abgewehrt werden? Je größer die Ambivalenz in ihren Intimbeziehungen, je stärker die Angst vor ihren eigenen Todeswünschen gegenüber den ihr Nahestehenden und besonders je intensiver die Sexualisierung aller Intimbeziehungen (übrigens keineswegs beschränkt auf Männer), umso rigider und harscher muss denn auch ihr Über-Ich sein. Mit anderen Worten: Je schärfer die inneren Konflikte um Abhängigkeit- und Selbstbehauptungswünsche, um anale Kontrolle und Fügsamkeit, und namentlich auch um ödipale Rivalität, desto intensiver sind die Konflikte im Über-Ich, in diesem Fall sowohl zwischen Trennungsschuld und Abhängigkeitsscham, wie auch zwischen unvereinbaren Loyalitätsverpflichtungen. Dabei spielt *Idealisierung* eine bedeutsame Rolle *als Abwehr*, sie dient der Verdrängung ihrer sexuellen wie auch ihrer Tötungswünsche und wohl auch der Verleugnung der Enttäuschung.

Die manifesten Abhängigkeitsbedürfnisse sind selbst auch schon Ausdruck der Selbstverurteilung. Die äußere Billigung soll als Gegengewicht zur inneren, unerbittlichen Kritik dienen. *Der manifeste Sadismus ist eine Abwehr gegen die masochistischen Impulse*, die ihrerseits eine Kompromissbildung zwischen Liebeswunsch und Rachsucht, die gegen das eigene Selbst gewendet wird, darstellen; auch hier hat die Schlage- und Leidensfantasie die narzisstische Funktion, die Stellung der Einzigartigkeit und Macht aufrechtzuerhalten.

Das zerbrochene Bild des Mannes, das Ressentiment und das beißende Ungeheuer

Das Bild des Mannes, ursprünglich das des Vaters, ist zerbrochen. Auf der einen Seite steht der idealisierte, angebetete, *superphallische* Mann, der Geliebte, auf der anderen der *kastrierte*, schwache, verachtete, ihr Ehemann. Sie hat die beiden Gestalten scharf voneinander getrennt. In den einen ist sie verliebt und von dem Gedanken an ihn besessen; den anderen bemitleidet sie, möchte ihm nicht wehtun, kann ihn aber nicht achten oder lieben. Es ist, als ob die Besessenheit von dem idealisierten sie gegen etwas schützen müsste. Vor ihrem Wunsch zu kastrieren?

Es dauert lange in der Analyse, bis diese andere, verdrängte Seite klarer wird, die eben durch die Liebesbesessenheit, eine Art masochistischer, selbstquälerisch-genüsslicher Versessenheit, abgewehrt wird. Lange Zeit drückt sie es in Bildern von einem beißenden Tier aus, die wir schon seit Beginn der Therapie kennen. So ist ihr Lieblingstier der Vielfraß (wolverine), »den ich über alle anderen Tiere bewundere ... Er ist unabhängig, nicht Teil eines Rudels, ein kleines beißendes Ungetüm.« Wenn sie sich beschämt oder ungerecht behandelt fühle, dann breche dieses beißende Rachewesen durch. So ist es immer wieder dieses brennende Gefühl des *Ressentiments*, das Gefühl, ungerecht behandelt worden zu sein: »Ich bin betrogen worden« (cheated); es ist tiefer *Neid*: »Etwas in mir drin will greifen und packen und ist begierig auf Gleichheit. Nicht ein Mann zu sein? Nicht machtvoll, nicht so gebildet zu sein? Ich bin eifersüchtig auf das Wissen, und ich bewundere es zugleich sehr.« Daher mag sie auch, ihren bewussten Wünschen zum Trotz, es einem Mann nicht gönnen, sie zu schwängern. Da sie sich immer betrogen fühle, nimmt sie sich auch Rechte heraus, die ihr nicht zustehen (entitlement). Sie kann es partout nicht annehmen, dass sie verpasste Stunden bezahlen muss, und wird so fuchsteufelswild darüber, dass ihre Perzeptionen zu wanken und schwanken beginnen, als ob ihr schwindelig würde: »Wenn ich wütend werde, kann ich nicht mehr klarsehen.«

Sie erinnert sich, wie sie in der Kindheit mit dem nächstälteren Bruder badete und sich ihm gegenüber minderwertig vorgekommen sei: »Ich verteidige mich dadurch, dass ich den anderen herunterreiße. Ich beneidete ihn, da er etwas hatte, was ich nicht habe. Ich war ihm feind.«

»Sie bissen ihn, als ob Sie versuchten, das abzubeißen, was er zu viel hatte ... wobei später Macht und Kontrolle ganz den Penis ersetzten.« Dahinter stehe ihr ständiges Gefühl, gedemütigt, beschämt zu sein. Der Neid nage an ihr, aber sie schäme sich, darüber zu sprechen. Ist es einfach Penisneid? Viel eher fühle sie ihn als Neid auf Macht, oder, dass man ihr etwas weggenommen habe. Das Thema erniedrige sie, sie fühle sich bloßgestellt. Es habe mit der Wut auf den Vater, mit seiner Selbstgerechtigkeit und übersteigerten, rigiden Frömmigkeit und Autoritätssucht zu tun, nämlich in dem Punkt, dass die Kirche keine Priesterinnen dulde. Sie möchte sich erbrechen, wenn sie an die Zwistigkeiten darüber zurückdenke. Sie fühle sich vergewaltigt und bis in den Kern hinein verraten.

Das Ressentiment, die tief verinnerlichte Überzeugung, sie sei betrogen worden, hat offensichtlich viel mit der zu Hause herrschenden Rigidität, dem Mangel an Spontanität zu tun: der Zwanghaftigkeit der Mutter und dem Dogmatismus des Vaters. Ja, sie fühle sich zutiefst der Autonomie, der eigenen Entscheidungsfreiheit beraubt und sei auch heute noch stets gezwungen, das gute Mädchen zu spielen, das überall Billigung finde. Ihr Gewissen verurteile sie heftig für jedes Zeichen der Rebellion. Die Sequenz ist dementsprechend zunächst das Gefühl, betrogen worden zu sein, es folgen Protest, Rebellion und Schuldgefühle. Die Rebellion entspringt dem tiefen Bedürfnis, sich selber treu zu sein, was der Loyalität den Eltern gegenüber widerspricht. Doch ist diese Verbindung spezifisch genug? Ist dieses schon der pathogene Konflikt?

Wenn sie sich entlarvt fühlt, angegriffen, gereizt, auch in der Therapiestunde, fühlt sie sich sexuell erregt. Es ist wieder die masochistische Lust, geneckt, geschlagen, penetriert zu werden. Sie versucht, auch bei mir Aggression und damit ein derart erregendes Zusammenspiel hervorzulocken.

Im Zusammenhang verschiedener Versuche, mich zu »kastrieren«, unsere Arbeit zu blockieren oder zu entwerten, kommt es zu einem komplizierten Traum, in dem sie mehrere Pferde herumführt, dann sich in einem Schlafsaal aufhält, und endlich ihre Zahnbürste herauszieht und beginnt, sich damit die Vagina zu bürsten. Der weiße Schaum der Zahnpasta verbreitet sich über die Pubes, und man wird darauf aufmerksam. Voller Scham versucht sie sich zu verstecken, kriecht auf den Knien über den Boden, um die Türe zu schließen. Sie ist selbst erstaunt über das Bild: »Warum soll ich in der Vagina Zähne haben?« Beraubt, wie sie sich fühle, wolle sie jetzt Wissen, was Macht bedeute, statt des Penis. Die Fantasie, etwas Besonderes zu sein und Sonderrechte beanspruchen zu dürfen (entitlement), der ihre Eltern tatsächlich stattgegeben haben, sei ihr Versuch, die tiefe Scham darüber auszulöschen, dass sie sich minderwertig, eben kastriert vorkomme. Vor allem betreffe es aber die tiefe Beschämung oder das Schuldbewusstsein, wenn sie sich der Autorität der Eltern widersetzt habe und dafür »zermalmt« worden sei. Das Wissen diene nun als eine Art Tarnkappe.

Die wahrscheinlichste Abfolge dieser dynamischen Vorgänge scheint mir die folgende zu sein: Am Anfang steht die *massive Verurteilung von außen, gekoppelt mit sexueller Überstimulierung*. Ihr Gewissen übernimmt diese religiös verbrämte Grausamkeit und Starre der elterlichen Moralität und richtet ein ebenso *absolutes System von Entweder-oder-Urteilen gegen die eigene Person*. Ihr Neid, ihr *Ressentiment* beruht einerseits auf dem Gefühl erlittenen Unrechts, das beide Eltern in sich bergen; andererseits begründet es sich durch die *Vergällung aller Lust und Freude*, die nicht dem religiösen Schematismus ihres Zuhauses entsprechen.

Erin will nun ständig für das Rache üben, was sie sich mit ihrem strengen Gewissen verbietet. Diese Identifizierung mit der *quälenden elterlichen Autorität* und deren *Introjektion ins Über-Ich* ist aber intensiv sexualisiert, etwa im Sinne von: »Nur wenn ich mich gequält fühle, werde ich geliebt. Lust ist einzig und allein dann erlaubt, wenn ich für sie mit Schmerz und Scham unmäßig bezahlt habe. Nur wenn ich geschlagen und gewaltsam penetriert werde, oder wenn ich selber schneide und steche, erlaube ich mir, Lust zu spüren. In der erlittenen wie der begangenen Gewalt wende ich die Niederlage und Hilflosigkeit zu Sieg und Triumph.«

Tötung und sexuelle Lust seien sich sehr nahe; in den Finger der Mutter zu beißen sei fast das Gleiche, wie den Penis abzubeißen. Alle Lust sei ein Aufstand gegen ihre ressentimentgeladene Mutter, und damit der *Umsturz des bösen Gewissens*, das ihr jeden Stolz verwehren möchte. Aller Stolz sei böse. Die Stimme des Gewissens ist selbst ressentimentgeladen: »Gott erlaubt es einem nicht, sich gut zu fühlen oder auf dem Geleisteten aufzubauen. Stolz ist niemals gerechtfertigt. Gott ist ihre [der Mutter] Mauer gegen die Freude. Mein Gewissen peitscht mich voran. Ich kann nicht ruhen. Es ist mein Verbündeter und mein Tyrann. Es ist selbst ein Sadist, und zugleich ist es mein Schützer und Retter.«

Ich meine, dass der *sexuelle Sadomasochismus die Nachaußenwendung dieses verinnerlichten Prozesses* darstellt. Insofern geht der »moralische« Masochismus der sexuell-perversen Form voran. Doch sind sowohl Rache und Neid wie auch die diese verhüllende, intensiv idealisierende Liebesbesessenheit durch und durch sexualisiert.

Auch bei dieser Patientin, wie allgemein bei den verschiedenen Formen des Masochismus, ist die *Verdoppelung von Selbst und Gegenüber* eindrücklich: Quäler und Opfer, der Held als verehrt-beneidetes Idol und der entmachtete, kastrierte »Schämling«, das sind die Koordinaten ihres Sexuallebens.

Doch wie verknüpft sich dies nun mit dem Thema des Essens? »Mit Hilfe der Zähne in der Vagina versuche ich mich dadurch zu rächen, indem ich mir nehme, was mir weggenommen worden ist. Es ist der bittere Neid und das tiefe Ressentiment, das, solange ich denken kann, vorhanden ist und sich zuerst als Beißen, wenn ich mich beschämt fühlte, äußerte.«

Diese ganze innere Sequenz lässt sich nicht auf Penislosigkeit und Penisneid allein reduzieren. Sie wird aber dadurch sehr gut symbolisiert, und zwar in Form der »oral-sadistischen« Impulse, der *archaischen Gleichsetzung von Aufnahme durch die Vagina und Einnahme durch den Mund, von ressentiment-motivierter Kastration durch die Vagina dentata und Einverleibung und Abbeißen durch den Mund*, von *sadomasochistischer sexueller Erregtheit und von »Hungeranfall«*. *Alle* diese Gleichsetzungen sind *intensivst schambeladen*.

Dabei ist es eben ganz entscheidend, dass dieser ganze Prozess von Beraubtsein, Neid und Rache stark sexualisiert ist: Es ist lustvoll, das häufig leidende Opfer zu sein. Während des Verkehrs versucht sie den Mann dazu zu bewegen, aggressiver zu sein, indem sie ihn blutig beißt. Gibt er dem Ansinnen jedoch statt und wird auch er aggressiv, wird sie selbst eiskalt. Sie müsse ihn kastrieren, denn er sei einfach nicht dazu imstande, ein starker Mann zu sein. Sie sehne sich danach, überwältigt zu werden, vollständig in Besitz genommen und das Opfer zu sein, und zugleich sei sie in der Fantasie lustvoll dabei, dem Mann Penis und Hoden abzuschneiden. Es liege doch tiefe Lust darin, den sie vergewaltigenden Mann niederzustechen. Das sei die Rache, da könne sie sich Genugtuung verschaffen. Sie freue sich über diese sadistischen Wünsche, lächle über sie, und doch schäme sie sich auch darüber. So habe sie sich doch *zugleich mit der Mutter als Opfer und dem Vater als Quäler identifiziert; doch beide Rollen sind durch und durch sexualisiert.* Mit ihrem Mann gelinge es ihr nur, die eine, die sadistische Rolle zu leben. Die zweite sei ihr doch weit wichtiger.

Sie möchte nicht nur die grausame Rächerin, sondern auch die gefügige Sklavin sein, vollständig dem starken, machtvoll überlegenen Mann zu Diensten zu stehen. Spricht oder denkt sie über Vergewaltigung, wirkt das enorm sexuell erregend.

Der »superphallische« Mann muss ihr dazu dienen, die Wut und Rachsucht, ihren ganzen *Sadismus von außen her in Schranken zu halten* (contain), ganz wie dies ihr *übermäßig harsches Gewissen von innen* her tut: »Ich will, dass mich jemand in die Schranken weist, mich festhält und mich zwingt, mich ihm zu unterwerfen.« Wie sehr sie jedoch gerade diese Beschränkungen hasse und sie niederreißen möchte, dieser Hass gegen alles, das sie zu Boden drücke und entwürdige! »... Mich um die Freude und die Erwartung, um den Stolz und um die Autonomie von Wünschen und Entscheiden, von Wollen und Fühlen gebracht zu wissen! Die einzige Weise, dieses Gefühl des Betrogenseins wettzumachen, ist durch Rebellion und Rache. Dahinter ist die eiserne Klemme all der Gebote und Verbote, die die Mutter mir auferlegte, wobei dann der Vater als ihr Scharfrichter fungierte.« Dieses ganze Drama spielt sich in *oralen, analen und phallischen Symbolisierungen*, in Bildern wie Handlungen, ab. »Die Fressanfälle dienen dem Aufstand gegen diese Einklemmung. Sie sollen das Gefühl des Geprelltseins beheben, indem sie alle Schranken niederreißen.«

Dazu kommt nun aber eine ganz spezifische Bedeutung des Betrogenseins: Sie kann den idealisierten Vater nicht haben. Sie fühlt sich deswegen beschwindelt und verraten, gerade weil er stets so verführerisch gewesen war und sie in mancher Weise bestimmt überstimuliert hat. »Das Bild des Vaters ist zerbrochen: In den *versagenden Vater*, der mir nicht die Aufmerksamkeit schenken will und auf den ich voll Ressentiment blicke, und in den *Vater als Idol.« Der beißende Hass wandelt sich zur beißenden Vagina, die beißende Vagina wandelt sich zum Beißen schlechthin.*

Die dadurch bewirkten Gefühle, besonders die *Eifersucht*, sind so übergewaltig, dass die Patientin nur mit der *Spaltung in zwei gegensätzliche Männergestalten* und der *Verschiebung* damit fertigwerden kann. Es ist das Szenario des gespaltenen Bildes, das unaufhörlich wiederholt wird: die charakteristische *hysterische Spaltung*. Zugleich ist der *Sadomasochismus eine Abwehr durch Regression*: »Die ersehnte Erfüllung mit dem geliebten Mann ist verboten, ist zu angstbeladen. Nun sind es stattdessen Rache und Grausamkeit, Leiden und Erniedrigung. Wenn ich schon nicht seine liebevolle Zuwendung haben darf, möchte ich doch wenigstens seinen Zorn spüren. In der Gewalt bin ich ihm doch nahe.« All dies wird aber von ihrem überaus harschen Gewissen in absoluten Kategorien verurteilt; nur die höchsten Erwartungen sind gut genug: »Wenn ich mich zuerst bestrafe, wird sie mich nicht nur nicht bestrafen, sondern sie wird mich wieder lieben«, heißt es in Bezug auf die Mutter.

Mit dem verzehrenden Ressentiment und den ihm innewohnenden Gefühlen von Neid und Eifersucht geht der schon beschriebene *»Narzissmus«* Hand in Hand, das Bewusstsein, *Sonderrechte* beanspruchen, Grenzen überschreiten zu dürfen (»entitlement«): »Ich habe das Recht, und ich nehme es mir. Ich will haben, was mir vorenthalten wurde.« Aber auch die an sie gestellten Anforderungen, die Bedingungen dafür, angenommen und geliebt zu werden, sind übermäßig, grandios, und ebenso die Erwartung, die sie auf den Partner richtet. *Das Ressentiment wird durch die Idealisierung verdeckt:* »Ich weiß, ich bin von Männern und von sexuellen Wünschen besessen; ich will mich verschmelzen. Ich will keine Grenzen haben! Ich will, dass die Macht und Stärke in mich wie Blut hereinströmt.«

Das in diesem Zusammenhang Entscheidende ist nun, dass mit der Verminderung der unbewussten Konflikte in Zusammenhang mit Neid, Eifersucht und der *unbewussten* narzisstischen Ansprüche und sadomasochistischen Fantasien auch die Fressgier und die gegen diese gerichtete anorektische Abwehrhaltung völlig erloschen sind, wenngleich die entsprechenden Wünsche, Affekte und Charakterzüge in bewusster Form der Patientin noch lange zu schaffen machen.

»Ich kann es gar nicht glauben, wie ich eine Kehrtwendung um 180 Grad gemacht habe, seit ich hier begonnen habe. Damals war ich in einer Hassliebe zum Penetriertwerden unfähig, sexuell zu empfinden, und daran desinteressiert. Jetzt hat es sich viel mehr dem anderen Ende zu verschoben, wo ich es ständig und überaus begehre. Und damit sind auch die Essstörungen verschwunden.«

Ihre Essstörungen sind, insbesondere seit wir das Neidproblem und dessen Sexualisierung, speziell die sadistischen Wünsche, den Penis abzubeißen, und die masochistische Lust beim Unterworfenwerden, eingehend behandelt haben, gewichen: »Ich habe die Bulimie und die Angst vor der Sexualität gegen dieses überwältigende Begehren eingetauscht. Ich fühle mich nicht mehr innerlich gefangen, aber dafür ist es die Ehe, ist es die Gesellschaft, die mir zur Falle werden.«

Was ist jene Unerträglichkeit, von der die Patientin sowohl hinsichtlich des unerfüllbaren Liebesverhältnisses wie in Bezug auf die Übertragungsliebe spricht? »Mein Vater stellte mir jeweils seinen Fuß auf meinen Bauch und kitzelte mich, bis ich fast in die Hose machte. Es war sexuell.« Sie spürt die *Überstimulierung* als verschlingend, fressend, und diese wird mit dem Penis als Organ identifiziert, der nun selbst beißend und grausam, wie eine Hyäne, erlebt wird.

Ähnlich spricht sie von ihrer wütenden Eifersucht im Dreiecksverhältnis mit dem Geliebten und dessen Frau: »Sie ist das Stärkste, das ich je gefühlt habe. Es verzehrt mich wie mit hungrigen Kiefern, die nicht aufhören zu nagen ... Es ist ein urtümlicher Zustand, unrecht behandelt zu werden, eifersüchtig, rasend vor Wut und Scham zu sein, ausgeschlossen und hilflos draußen zu stehen. Es treibt mich in den Irrsinn. So verschließe ich mich endlich gegen ihn und ziehe mich zurück!«

Ich meine, jene *unerträgliche Spannung* ist nichts anderes als die *frühkindliche Überstimulierung* und die darin enthaltenen *Affektstürme* und daraus resultierenden Konflikte. Sie spricht hier von den sie wie beißende Tiere verzehrenden Begierden und Ängsten, der *Grundgleichung von Sexualität und Gewalttat*, die der Überstimulierung eigen ist, und der damit einhergehenden Selbstauslöschung im Wirbelsturm der ausgelösten Konflikte.

Etwa vier Jahre nach Anfang der Behandlung trennte sich Erin von ihrem Mann und ging, nach mehreren kurzdauernden Liebesverhältnissen, eine beständige Bindung mit einem Berufskollegen ein, die ihr weit größere Erfülltheit gewährt und bis jetzt wenigstens anzuzeigen scheint, dass sie ihre alten Neid-, Eifersucht- und Ressentimentprobleme weitgehend gelöst hat. Die Analyse wurde im Herbst 1992 nach fünfeinhalb Jahren beendet.

Kernfantasien

Als Brücke zwischen den Kernphänomenen des neurotischen Prozesses und den zugrundeliegenden unbewussten inneren Konflikten finden wir eine Reihe von sehr bedeutsamen, für schwere Neurosen überhaupt recht typischen Fantasien. Diese lassen sich auch auf die Arbeit mit Essstörungen anwenden. Alle die hier aufgeführten Kernfantasien spielten in der Analyse von Erin eine wesentliche Rolle.

1. Allgemein ist bei manifester masochistischer Perversion die masochistische Kernfantasie teilweise bewusst: »Nur durch Leiden kann ich mir Nähe, Liebe und Sinnlichkeit bewahren.« Dies lässt sich in die masochistische Grundgleichung übersetzen: »Nur was schmerzt, kann Lust geben, und umgekehrt, was Lust gibt, muss schlecht sein.« Was dabei unbewusst bleibt, ist deren »alchimistische« Bedeutung. Mit den Worten eines anderen Patienten wird deutlich, wie dabei die Wirklichkeit in einer Reihe von Verleugnungen und Umdrehungen magisch umgewandelt wird: »Durch meine Unterwerfung, dadurch, dass ich als das Opfer leide und geschlagen werde, verwandle ich Leiden in Lust, Angst in sexuelle Erregung, Hass in Liebe, Trennung in Verschmelzung, Hilflosigkeit in Macht und Rache, Schuld in Verzeihung, Scham in Triumph, vor allem aber Passivität in Aktivität.«
2. Eng damit verbunden ist eine andere, gerade auch bei den Essstörungen grundlegende, archaische Gleichsetzung: Sexualität, sexuelle Erregung = Gewalt, Grausamkeit, Explodieren (bursting) = schmerzhafte Spannung – überwältigende, unerträgliche Gefühle – Überstimulierung = Leiden = Penetration, sowohl begehrt wie befürchtet. Dieser Zustand und Erlebniskreis *überwältigender Überstimulierung* wird als verzehrend und verschlingend, als kannibalistisch erlebt, in der Ratte als Zentralsymbol verkörperlicht gesehen und im Analbereich angesiedelt (Shengold, 1989). Andere wichtige Bilder dafür sind, wie eben bei Erin angetroffen, die Vagina dentata und der fressende Penis, überhaupt die Fantasie, verzehrt, verschlungen, verbrannt, überschwemmt zu werden – damit auch das Bild der Zerfleischung, der Auflösung, der Fragmentierung. Es besteht eine sehr enge Verquickung mit den Fantasien der Urszene – dem Prototyp der Überstimulierung. Eine mildere Form dieser Gleichsetzung stellen die Universalfantasien davon dar, man sei sexuell verführt oder missbraucht worden – Fantasien, deren Wichtigkeit natürlich keineswegs dem Wirklichkeitscharakter von tatsächlicher Verführung und von Missbrauch widerspricht.
3. Ebenfalls in enger und offenkundiger Verbindung damit stehen die folgenden parallelen Fantasie-Gleichsetzungen: Aktivität = aktive Penetrierung – grausamer Akt – aggressiver Wettstreit – Sadismus; Passivität – wie die Frau oder als Frau penetriert zu werden – gebissen, gefressen zu werden = vom anal-sadistischen Über-Ich »gebissen« (Gewissensbisse), vergiftet, bloßgestellt zu werden.

Entsprechend stehen wiederum fressende Tiere für diese Gleichung in ihrer aktiven oder passiven Form, entweder lust- oder furchterregend. Eine Variante davon ist die folgende, die besonders bei der Bulimie/Anorexie eine bedeutsame Rolle spielt: Penetriertwerden – jede Form der Passivität, besonders auch das Erhalten von Geschenken = Rezeptivität, einschließlich »Vollwerden« der Vagina – Vollwerden des Mundes – Füllung des Abdomens – Schwängerung – Gewalttätigkeit des anderen, des Penis (gegen das Subjekt) und eigenes Leiden – sexuelle Erregung. Es bedarf ständigen Einsatzes, sich dieser »Passivität« und »Rezeptivität« durch aktive Kontrolle zu erwehren. Sowohl der »Fress-Anfall« wie das induzierte Erbrechen und das zwanghafte Fasten sind Kardinalformen, dieser Gefahr Herr zu werden.

Dabei beobachten wir auch die folgende Sequenz: Überstimulierung – Penetration (durch Reize gewalttätiger oder sexueller Art) = diffuse, überwältigende Erregung – Bilder des Verschlungen- und Gefressenwerdens – Masturbation zur Entlastung (discharge) – Bestrafung durch Kastration – Penislosigkeit = Mangelhaftigkeit, Sich-betrogen-fühlen. Die Offenbarung der Privatheit wird als äußerste Scham erlebt, wogegen man sich durch Isolation zu schützen sucht, durch das, was Nietzsche das »Pathos der Distanz« nannte: durch eine stolz abweisende Haltung und »Undurchdringlichkeit« (»impenetrability«). Das Wichtige dabei ist wiederum die Sexualisierung dieser Erlebnisketten. Eine überaus wichtige Folge dieses Themenkreises ist also die *Idealisierung der Unberührbarkeit, Unpenetrierbarkeit, der emotionellen Unbewegtheit*, die als Stärke erlebt wird.

4. Oft dienen Schauen und Essen als austauschbare Werkzeuge für Macht und Destruktion, und zugleich sind sie, besonders im voll entwickelten »archaischen Schamsyndrom«, in höchstem Maße libidinös besetzt. Essen und Sehen werden mit sexuellen Handlungen gleichgesetzt: »Wenn ich sehe, dann nehme ich etwas in mich auf; wenn ich esse, werde ich schwanger. Wenn ich berühre, kann Sperma übertragen werden.« Wahrnehmen, Bekommen und Einnehmen bedeuten Empfangen, Schwangerwerden: »Wenn ich voll mit Essen bin, heißt das, dass ich schwanger bin. Jedoch schwanger sein heißt: Ich bin voller Fäzes, voller Dreck, voll mit einer dämonischen, fressenden und giftigen Masse. So werde ich wie meine entwertete, schwangere Mutter, die sich ekelhafterweise mit diesem entsetz-

lichen, bedrohlichen und doch auch beschämend erregenden Mann auf Geschlechtsverkehr eingelassen hat.«

Also werden sexuelle (genitale) Verschmelzungswünsche regressiv in Verschmelzungswünsche durch die Augen verwandelt und mit Essen abgewehrt. Das Essen selbst, besonders in Form der Fressanfälle, ist zwar schon an sich schwer schambeladen, aber diese Scham dient als Abwehr gegen die noch schlimmere Scham, die das Sehen und die Wünsche nach Geschlechtsverkehr und Empfängnis betrifft, und zwar besonders inzestuöse Wünsche masochistischer Prägung. Wobei es recht typisch ist, dass die Inzestfantasien teilweise bewusst und nicht etwa tief verdrängt sind.

Umgekehrt bedeutet das Gefühl, leer und hungrig zu sein, sauber, rein, nicht mit Sex, Schmutz und einem Kind angefüllt zu sein, was die Verleugnung aller sexuellen Wünsche bedeutet. Aber es kann auch heißen: »Wenn ich leer bin, fühle ich nichts, ich bin losgetrennt und betäubt.« Diese Depersonalisation wird auf konkrete Weise durch erneute Fressanfälle abgewehrt: »Wenigstens fühle ich wieder. Ich breche durch die Mauer von Isolation und Gefühllosigkeit.« In dieser Hinsicht wird das Essen selbst ein Gegengift gegen schambeladene Nichtigkeit und Wertlosigkeit, gegen Nicht-Körperlichkeit und Unwirklichkeit. Man kann eine zarte Person einfach »übergehen und ausnützen«, und sie fühlt sich schambeladen, weil sie so schwach ist. Jedoch das Essen trägt nur zu »dem schwarzen Erbrechen in mir drin« und all den fäkalen Massen bei, »zu meiner durch und durch schmutzigen Natur«, und lässt so das Schamgefühl noch mehr anschwellen. Essen ist Aufnehmen eines anderen und daher Eindringen, aber eine kontrollierte Aufnahme, eine aktiv ausgeführte und nicht passiv erlittene. Jedoch muss sie aufgrund der symbolischen Gleichsetzung mit dem anderen abgelehnt werden.

5. Ein weiterer bedeutsamer Kreis von Fantasien ist der um Kastration und Penislosigkeit gewobene: Penis – Selbst und Identität = Fähigkeit zu sehen – Schwangerschaft/Kind = beneidet werden. Und deren häufige Antithese: Schale – Verlust der Identität = Kastration – Bluten (Menstruation), Verlust des Penis – Blindheit = Verwirrtheit = Scham, Neid und Depression; und entsprechend: Penislosigkeit – Bestrafung durch Kastration – Defekt, Mangel – Zeichen der Minderwertigkeit und generellen Mangelhaftigkeit – Grund für Scham, Neid und Ressentiment.

Hinter der Perzeption und Expression, hinter dem Essen taucht ein noch allgemeineres Dilemma auf. Nähe bedeutet, dass der andere einen überwältigt und beherrscht und dass man von ihm ganz verschluckt wird – ein deutliches und unerträglich demütigendes Mahnmal für die eigene Schwäche. Distanz wiederum bedeutet Abweisung und Verachtung: »Ich werde behandelt wie der Abfallhaufen, der ich eigentlich bin« – was ebenso niederschmetternd beschämend ist.

Ein phallisch-exhibitionistischer Konflikt wird regressiv in einen anal-masochistischen und oral-symbiotischen verwandelt, wobei die Blockierung perzeptueller und expressiver Vorgänge von besonderer Bedeutung ist.

6. Eine andere wichtige verhüllende Fantasie und Grundhaltung ist die des Ressentiments – das Gefühl der Ungerechtigkeit, des unrechtmäßig zuerteilten Defizits: »Ich bin immer wieder betrogen worden. Unrecht ist mir zugefügt worden. Ich brauche mehr als andere, um diese Ungerechtigkeit wieder auszugleichen. Revanche ist Wiedergutmachung für die erlittene Einbuße an Liebe und Respekt, ist Reparatur des Mangels und Defektes, ist Hilfe gegen Scham und Wut, Eifersucht und Neid.« Dabei bedarf es besonderer Beachtung, zu welchem Ausmaß und wie oft gerade das Über-Ich zum Träger des Ressentiment werden kann, wie sehr die Stimme des Gewissens ein rachsüchtiges Ressentiment ausdrücken kann.
7. Die Fantasie vom Schmutz, wie sie Kubie (1937) in einer wichtigen Arbeit geschildert hat, wird viel zu wenig beachtet. Er schlägt als »psychologische Definition des Schmutzes« vor: »Alles, was entweder symbolisch oder in Wirklichkeit aus dem Körper austritt oder durch Kontakt mit einer Körperöffnung besudelt wurde.« Kubie schreibt von der erstaunlichen Fantasie, »daß der Körper selbst Schmutz schaffe und tatsächlich eine Art belebte, bewegliche Schmutzfabrik sei, die Unrat aus jeder Öffnung ausscheide, und daß das einzige, das notwendig sei, um etwas in Schmutz zu verwandeln, darin bestehe, daß es selbst nur für einen Moment den Körper durch eine dieser Öffnungen betreten soll«. Dabei bestehen *unbewusste Hierarchien des Schmutzes*, der Dreckigkeit, wobei die Reaktionen auf Semen und Milch die erstaunlichste Ambivalenz zeigen. Was weich, nass, schleimig und haarig ist, wird als dreckiger erlebt als Härte, Trockenheit und Haarlosigkeit. »Alter« bedeute Aufhäufen unausgeschiedener Reste lebenslangen Essens und Trinkens und

sei dreckiger als »Jugend«. Pigmentierung und dunkles Haar seien dreckiger als blondes Haar und weiße Haut. Vorstehende Körperteile seien sauberer als Höhlen und Spalten. »Die wichtigste Folge dieser Hierarchie der Fantasien ist eine unbewußte, aber universelle Überzeugung, daß die Frau schmutziger sei als der Mann.« (Kubie, 1937) Die Genitalien selber werden im Unbewussten als ablösbare Exkretionsprodukte erlebt, entsprechend der Gleichung: Identität = Männlichkeit – Penis – Körperinhalt und Fäzes – deren Verlust und Entwertung – Depression. Die Fäzes zurückzuhalten heißt, den Penis zu behalten, und Ausscheidung heißt Kastration.

Da alle Exkretionen als schmutzig angesehen und daher die ausscheidenden Zonen und Öffnungen nicht berührt werden dürfen, werde die Lust dieser Zonen auch als schmutzig erlebt. Berühre man sich und masturbiere, so beschmutze man sich und werde deshalb krank, sodass »Schuld, Krankheit, Schmutz, Masturbation, Kontaminierung, Geschlechtsverkehr, Schwangerschaft und Krebs zu innig verbundenen Begriffen werden.« (Kubie, 1937)

8. Die Fantasie von der *Verdoppelung des Selbst* – dass eine Illusion von Beschütztheit darin liegt, eine Transzendenz von Angst und ganz besonders von Scham dadurch erreicht werden könne, wenn »das wahre Selbst« von seinen Masken abgespalten, verborgen, entführt werden könne und in machtvollen Verkleidungen neu auftauchen würde. Die doppelte Wirklichkeit wie die multiple Persönlichkeit ist gerade bei schwerer Traumatisierung eine wichtige Form der Fantasie: »Ich bin es ja gar nicht, der dieses Entsetzliche, Grauenhafte erlebt. Es ist mein ›Alter ego‹, mein Körper, meine ›Schale‹. In Wirklichkeit befinde ich mich ganz woanders und bin auch jemand ganz anderer.«

Entsprechend ist bei fast allen stark masochistischen Patienten festzustellen, dass es zu einer *Spaltung des Wirklichkeitserlebens*, zu einer *Verdoppelung der Realität* kommt: Zur wahrgenommenen Wirklichkeit, also der *vom Ich bestätigten Wahrheit*, und – entweder zu einer Realität, die das Trauma verleugnet, also eine auf der *Verleugnungsfantasie aufgebaute Realität* – oder aber zu einer von einem *totalitären Über-Ich geforderten Wirklichkeit*. Es ist ganz besonders der Konflikt zwischen der Wahrnehmungsrealität und der Über-Ich-Realität, der zur oft dramatischen Spaltung von Selbst und Welt führt, mit all deren Folgen. Bei Erin fanden wir dies in angedeuteter Form.

Zusammenfassung der Dynamik des »Schamsyndroms«

Wie ich in der *Maske der Scham* (1990) dargestellt habe, finden wir also bei dem voll ausgebildeten Syndrom von Anorexie/Bulimie, Depression, Entfremdung und Bewusstseinsveränderungen (»altered states of consciousness«) folgenden Circulus vitiosus:

1. Emotionelle Intimität, Interesse, Nähe oder Aufmerksamkeit werden mit sexueller Verführung gleichgesetzt, die dann ihrerseits mit Penetrierung und Intrusion, und daher mit Kontrollverlust und masochistischer Erregtheit gleichgesetzt werden. Dabei sind es die Affekte der anderen, gegen die man sich nicht zu schützen vermag, die einen völlig überschwemmen und überwältigen können: Die eigenen Gefühle stehen ganz unter der Herrschaft der Gefühle der anderen. Die ursprüngliche Affektabwehr versagt, was überwältigende Angst verursacht.
2. Dementsprechend wird die Notwendigkeit, die Kontrolle wiederherzustellen, zur absolut vordringlichen Aufgabe. Dabei ergeben sich zwei gegensätzliche Wege: entweder indem man die Beziehung zur Umwelt blockiert oder aber indem man im Gegenteil die Außenwelt zu überwältigen und zu bezwingen versucht. Diese gegensätzlichen Vorgehensweisen spielen sich meist in drei Bereichen ab:
   a) Auf der Ebene der Affekte: Man verschließt sich dadurch ab, dass man sich voll Trotz und Feindseligkeit wehrt. Oder man führt einen Gegenangriff und versucht, die Umwelt zu beherrschen, wobei aber diese Aggression zum großen Teil sekundär gegen das Selbst gewendet wird und zur unablässigen Beschäftigung mit Sterben und Tod führt.
   b) Verschoben auf das Essen: Man stellt die Kontrolle über das Eindringen dadurch wieder her, dass man fastet – eine Form des Sichverschließens. Oder man überwältigt durch wütenden Angriff auf das Essen. Beides führt zur Besorgnis: »Wie erscheine ich? Ich bin gleichsam ausgestellt (als fett oder schlank).«
   c) Verschoben auf Wahrnehmung und Selbstausdruck: Man schließt sich dadurch ab, dass man sich versteckt, seine Expressivität in allen Bereichen einengt und nichts mehr aufnimmt – nicht mehr lernen, lesen, essen, zuhören und wissen

kann. In Extremformen geschieht dies durch Affektblockieren und »Erfrieren« oder durch Aufsplitterung allen Verstehens. Andere Varianten des Sichverschließens sind: plötzliches Verschwinden, Weglaufen und – im Extremfall – Suizid. Oder die Wiederherstellung der Kontrolle findet in Form von Lügen und Täuschungen oder als hartnäckiges Schweigen statt. Verschwommenheit, Verhüllung und Kleinwerden sind wichtige unbewusste Symbole hierfür. Umgekehrt erweist sich die Bemächtigung in der Magie des Sehens oder darin, sich faszinierend zur Schau zu stellen. Man zeigt sich als Monstrum, als tot und leer oder als mysteriöse, stets verblüffende Zauberfigur.

3. Diese Strategien, mit denen man die Kontrolle wiederzugewinnen sucht, führen jedoch zu starker Selbstverurteilung und zu Versuchen der Buße. Weil nun Schwäche (Kontrollverlust) als Gegenstand der Angst sowie Wiederherstellung der Kontrolle durch Wahrnehmung und Sichausdrücken als Ziele überwiegen, bedient sich das Über-Ich vor allem der Scham und nicht der Schuld.
4. Solche Straferwartungen werden projiziert. Mehr und mehr sieht man in der Umwelt den beschämenden Vorwurf, das »Starren des strafenden Auges«, die Kränkung und das Auslachen. Doch damit schließt sich der Teufelskreis, da diese kränkenden Blicke einmal mehr als stechend, eindringend und unverschämt enthüllend empfunden werden. Das Gefühl von Ohnmacht und Kontrollverlust wird mit überwältigender, beschämender Bloßstellung und mit dem Gefühl, weder der Liebe noch der Achtung wert zu sein, gleichgestellt.

Dem Betroffenen, der in Scham verwickelt ist, mag schließlich – wenn jede andere Form von Abwehr zusammengebrochen ist – nur noch der Suizid offenstehen.

»Der Mensch ist schwer zu entdecken und sich selber noch am schwersten; oft lügt der Geist über die Seele«[2].

2 Nietzsche, *Also sprach Zarathustra*, Geist der Schwere, 2, S. 215.

Literatur

Kubie, L.S. (1937). The fantasy of dirt. *Psychoanal. Quart., 6*, 338–425.
Shengold, L. (1989). *Soul Murder. The effects of childhood abuse and deprivation*. Yale Univ. Pr.
Wurmser, L. (1990). *Die Maske der Scham. Die Psychoanalyse von Schamaffekten und Schamkonflikten*. Springer.
Wurmser, L. (1993). *Das Rätsel des Masochismus*. Springer.

»Die doppelte Wirklichkeit«

Die Phänomene von Spaltung und Sexualisierung bei schwerer Traumatisierung[1]

»Wissen Sie, mir ist so, als ob ich mich gleichsam spaltete ... Es ist wirklich so, ich spalte mich geistig und habe eine schreckliche Angst davor. Es ist, als stünde neben einem ein Doppelgänger; man selbst ist klug und vernünftig; jener andere aber neben einem will unbedingt irgendeine Sinnlosigkeit begehen, und manchmal sogar etwas äußerst Lustiges; und plötzlich wird man gewahr, daß man selbst der jenige ist, der dieses Lustige begehen will«, bekennt Wersilov in Dostojewskis *Der Jüngling* (S. 775). Hernach zerschmettert er in einem impulsiven, doch zuvor angekündigten Ausbruch ein Heiligenbild in zwei Stücke.

Bei sehr vielen Patienten mit schweren Neurosen treffen wir so etwas wie eine zersprungene Identität, ein gespaltenes Selbst und ein zerrissenes Erleben der Welt an. In manchen kommt es zur eigentlichen Dissoziation und damit zur Phänomenologie der multiplen Persönlichkeit. Bekanntlich sind es ja gerade diese tiefen Identitätsstörungen und die ihr zugrundeliegende Spaltungen in extreme Affekte und Werturteile, die zum Kriterion der »Borderline-Pathologie« erhoben werden. Häufig werden diese Patienten zu einer Sonderkategorie konfrontativer oder intensiv interaktiver Therapie herausgestellt und als Übergangsformen zu den Psychosen betrachtet.

In meiner Erfahrung handelt es sich bei diesen »Spaltungen«, bei diesen Erfahrungen der Doppelheit, um Erscheinungen bei mancherlei Formen der Neurose, die sich sehr wohl und oft recht rasch einem Verständnis der schweren, ungelösten inneren Konflikte variabler Art eröffnen, d.h. besonders, wenn man, je nach Art der Neurose, besondere Aufmerksamkeit den jeweils hauptsächlichen Abwehrformen und Über-Ich-Aspekten in der

1 Vortrag, gehalten am 3. Juni 1994 im Institut für Psychotherapie und Psychoanalyse Heidelberg-Mannheim e.V. in Heidelberg.

Übertragung zollt. Das Entscheidende dabei ist, dass es sich bei solchen »Spaltungen«, ebenso wie beim »Masochismus«, bei der »Aggression«, beim »Narzissmus«, um Ergebnisse komplexer Abwehrvorgänge, nicht etwa um Ausdruck eines fundamentalen, nicht weiter reduzierbaren psychischen Elementes handelt. Massive Traumatisierung, Abwehrvorgänge, die sowohl mit diesen Traumata wie mit den daraus resultierenden Konflikten fertig zu werden suchen, wie Verleugnung, Verdrängung, Projektion, Verschiebung und manche andere Abwehrvorgänge, sowie besonders auch Konflikte im Über-Ich spielen eine große Rolle bei ihrer Erklärung und Behebung.

Heute möchte ich diese Problematik bei einem Fall darstellen, wo die Dynamik dieser Spaltung der Wirklichkeit besonders dramatisch sich verstehen ließ. Ich beschränke mich dabei auf diesen zwar illustrativen, aber nicht allgemeingültigen Fall. Die Einseitigkeit der Fallschilderung wird vielleicht durch die beinahe dichterische Kraft in der Selbsterkenntnis und -darstellung ihrer Individualität aufgewogen: »Grau, teurer Freund, ist alle Theorie, und grün des Lebens goldner Baum.«

Obwohl ich dabei von der im »Rätsel des Masochismus« gegebenen Falldarstellung ausgehe, führe ich weit über sie hinaus.

Die traumatische Vergangenheit

Agnes ist eine jetzt 40-jährige Ärztin, die wegen Depressionen und nach zwei schweren, von ihr selbst verursachten Autounfällen mir überwiesen wurde. Sie hatte nicht lange zuvor eine langewährende intime Beziehung zu einem Vorgesetzten, der sie körperlich, beruflich und seelisch ausgenutzt und schwer erniedrigt hatte, abgebrochen. Beruflich ist sie außerordentlich erfolgreich, eine bekannte Forscherin, tüchtige Klinikerin und geschätzte Lehrerin. Doch ihr Innenleben ist von Selbstverurteilung, von Schuld und Scham, von Angst und Depression beherrscht.

Sie stammt aus Deutschland, wuchs auch hier auf und emigrierte in ihrer Adoleszenz mit ihrer Familie nach Kanada. Ihr Vater war Soldat im Krieg, dann in russischer Gefangenschaft gewesen, sei auch heute noch ein Nazi und Antisemit. Alles, was er in seinem Leben aufgebaut hat, musste er wieder zerstören, als ob ein unbewusstes Schuldgefühl ihn dazu gezwungen hatte. Seine Frau, Agnes' Mutter, starb, als Agnes, die mittlere von fünf Kindern, fünfjährig war, und zwar infolge einer illegalen Abtreibung durch den Vater. Diese Tötung wurde vom Vater auf die Schwester seiner Frau geschoben; immer sei jemand anderer daran schuld, was ihm geschehe, sagt Agnes. Nicht lange danach verheiratete er sich mit einer Prostituierten, die die Kinder aufs Schwerste misshandelte und gegeneinanderhetzte. Sie war ein Ausbund von Sadismus und ist auch heute noch ganz überzeugt von der Wahrheit des Nazismus, verleugnet den Holocaust und schiebt die Ursache alles Elends den Juden zu. Agnes selbst distanziert sich entschieden von der von ihren Eltern vertretenen Ideologie, ist besonders pflichtbewusst, nimmt sich mit großer Verantwortlichkeit der Leidenden an, wendet sich oft auf eigene Gefahr und mit viel Zivilcourage gegen den Erwerbs- und Profitgeist in der modernen Medizin. Sie ist eine feinsinnige, warmherzige, gebildete, obgleich sehr einsame Frau.

Im Alter von neun Jahren kam sie, nach schlimmen Misshandlungen, zur Kommunionsvorbereitung zu einem Pastor in einem anderen Teile Deutschlands, der sich ihrer freundlich, aber auch sehr rigid annahm. Als sie nach drei Monaten wieder nach Hause geschickt wurde, fand sie die Misshandlungen, die Armut, den Schmutz daheim so schrecklich, dass sie jede Nacht verzweifelt weinte. Ihre ältere Schwester, die selber noch schlimmer daran war als sie, versuchte, sich beim Vater dafür einzusetzen, Agnes zum Pfarrer zurückgehen zu lassen. Auch erkundigte sich der lokale Geistliche danach, wie es ihr gehe. Vater und Stiefmutter stellten sie zur Rede, warum sie weine. »Ich wusste mir keinen Ausweg: Sagte ich, dass alles so schmutzig war und wie die Stiefmutter, die ja breit dasaß, mich misshandelte, würde sie mich wieder schlagen, und ich hatte eine unheimliche Angst vor ihr, und auch eine so große Angst vor dem Vater. Hätte ich die Wahrheit gesagt, hätte ich sie gekränkt und nur wieder wütend gemacht. Ich stand wie vor dem Gericht. So schob ich es alles auf die Schwester und log, dass diese mich immer auslache, und dass ich deshalb weine. So konnte ich wirklich zurückgehen. Aber ich fühlte mich so schrecklich darüber, als ich später erfuhr, dass die Schwester noch schlimmer misshandelt wurde, da sie ihr nun die Schuld daran gaben, dass ich wegkommen musste.«

So durfte sie dann sechs Jahre lange, bis zur Auswanderung, bei dem Pastor bleiben. Er hielt sie dazu an, dem Vorbild Marias zu folgen: »Ich bin die Magd des Herrn, du kannst mit mir tun, was du willst. Dass Christus gehorsam war bis zum Tod, das war die größte Tugend. Überhaupt Mensch zu sein war dreckig, bös und schlecht, das musste ganz unterdrückt werden. Alles Menschliche wird verurteilt, außer wenn man gehorcht und sich demütigt und die Gnade Gottes von außen her annimmt. Und man hat das

Recht, die anderen zu verurteilen, da sie nicht die Gnade empfangen haben. Er verurteilte mich, dass ich meine eigenen Gedanken hatte, dass ich störrischer sei als andere. Das war für ihn die große Sünde.« Er sprach später darüber, wie er an der Sonderung von Frauen und Kindern im Warschauer Ghetto zu derer Vernichtung teilgenommen hatte. Er äußerte kein Bedauern darüber, sondern lediglich: »Es musste halt so sein«, und rechtfertigte den Holocaust aus religiösen Gründen, eben aufgrund der Ablehnung der göttlichen Gnade durch die Juden, der trotzigen Behauptung ihrer Identität. Seine Frömmigkeit hinderte ihn auch nicht daran, das Mädchen zu betasten und seiner Nacktheit nachzuspähen.

Agnes sagt von ihrem Vater: »Nach dem Tode der Mutter durften wir nicht wissen, was vorgefallen war. Wir durften es nicht mehr erwähnen. Ich wurde behandelt, als ob ich dumm, wie ein Tier war. Ich wusste, dass etwas Schreckliches passiert war, aber man war mit mir fröhlich; ich sollte weiter spielen, man vertuschte es. Ich fühlte, dass etwas mit mir nicht stimmte, da ich zu viel wusste. Wie ich hörte, als die Tante dem Onkel in der Nacht im Bett sagte, dass meine Mutter gestorben war, wollte ich es dem älteren Bruder sagen, als wir allein waren, das Geheimnis, worüber ich nicht Bescheid wissen sollte. Er glaubte mir das aber nicht, sondern wurde böse auf mich und sagte, dass ich lüge: ›Du lügst doch immer!‹ und er spielte weiter. Ich wusste zu viel, und ich war ganz allein mit meinem Wissen. Sie hatten mir die Mutter weggenommen und versteckt und taten dann so, als ob ich es nicht gemerkt hätte. Dann fand ich das versteckte Fotoalbum mit den Bildern der Sterbenden, mit ganz verschorftem Gesicht, und dann von der Leiche. Man versteckte es wieder, aber ich fand es wieder, und ich sah es mir heimlich an, um mich der Wahrheit zu vergewissern. Allmählich beherrschte mich das Gefühl, dass das, was ich selbst wusste, nicht wirklich war, es war unreal. Niemand wollte über ihren Tod reden, auch viel später nicht, auch der Herr Pastor nicht. Auch er konnte mir nicht in die Augen sehen ... Mein Vater war nicht daran interessiert, was ich fühlte. Er brauchte mich, aber konnte mich nicht sehen. Nur wenn ich seinen Schmerz erleichterte, würde er mich bemerken. Da war immer der Strick mit der Schlinge im Estrich, mit der er drohte. Er war ganz in seine eigene Schuld verstrickt. Und dann brachte er die Stiefmutter heim, und hinter ihr verbarg er sich, sie war nun der Sündenbock. Sie wurde zum Ursprung alles Bösen, damit wir nicht herausfänden, dass er unsere Mutter getötet hatte. Und sie ist riesig, massig und so böse. Hinter ihr verschanzte er sich. Da war diese große, große Lüge, hinter der er sich verbarg, und plötzlich sah ich, was er getan hatte und wie die Mutter umgekommen war. Es war, als ob ich nun meinen Vater in meinem eigenen Inneren umbrächte …«

Später, als die Familie auswandern wollte, weigerte sich die ältere Schwester mitzugehen. Der Vater schlug ihren Kopf gegen die Zementwand, bis die Stiefmutter einschritt und sagte, die Tochter sei es doch nicht wert, dass er ins Gefängnis käme, wenn er sie umbrächte. Agnes hat es auch heute noch nicht ihrer Schwester eingestehen können, was sie selbst ihr durch ihre ungerechtfertigten Anschuldigungen angetan hatte, doch ist sie sich nicht nur ihrer eigenen Schuld darüber sehr bewusst, sondern gerade auch, dass die ältere und auch die ganz kleine Schwester so oft noch viel schlimmer misshandelt wurden als sie selbst, obwohl auch sie sehr oft Schläge erhielt, mit Nahrungsentzug bestraft und in die Dunkelkammer oder den nassen Keller eingesperrt oder mit Hohn, Spott und Vorwürfen überschüttet wurde. Besonders schlimm war es, als die jüngere Schwester unter Schlägen und Anschuldigungen der Stiefmutter beinahe an einem geplatzten Blinddarm starb und nur dank der heftigen Intervention der älteren Schwester ins Spital gebracht und so gerettet wurde.«

»Viel später, als der Vater von seinem Beruf verjagt wurde wegen der Misswirtschaft und der Betrügereien und er das Gewehr ergriff, um den Arbeitgeber zu töten, versteckten wir ihn, gaben ihm recht und kauften ihm sogar ein Haus: ›Der arme Vater konnte es selbst nicht erreichen, da andere es ihm immer verpfuscht haben‹, sagte ich mir, als ich ihm das Geld gab. Ich habe nicht gemerkt, wie sehr er seine Kinder geschädigt hat, uns behandelt hat, als ob wir überhaupt nicht existierten, als ob nur für ihn die Sachen wichtig waren, dass nur er gelitten hat, weil meine Mutter gestorben ist. Er hat es überhaupt nicht gemerkt, wie schrecklich das für uns war. Ich habe das geglaubt, dass es mein Vater war, der soviel gelitten hat, nicht ich, als die Mutter starb, dass ich es nicht wert war. Es machte nichts aus, wie weh es mir tat, nur mein Vater war wichtig. Ich glaubte das: dass mein Vater das Opfer sei, und dass es meine Verantwortung sei, ihm das Leben zu verbessern.«

Sie versuchte, mit der schweren Traumatisierung durch Gefühlsblockierung fertigzuwerden: »Ich hatte dies Idealbild von mir, wie ich am besten funktionieren könnte: dass ich ohne Gefühle, nur durch Logik reagieren müsse. Ich hatte keine Fähigkeit, mit dem Erlebten fertigzuwerden … Beim Pfarrer galt dann nur das völlige Selbstopfer. Ist man dazu nicht bereit, ist man nicht willens, alles aufzugeben, ist es nicht genug: sich völlig hinzugeben wie eine Nonne, unfähig umzukehren. Man muss sich ganz diesem selbstopfernden Teil hingeben, wie bei einem Baum alle anderen Äste abgeschnitten worden sind ... Und daheim hatte ich stets Angst zu zeigen, wer ich wirklich bin – da das nicht annehmbar war.«

Aus dem Familienhintergrund ist noch zu bemerken: Der Großvater väterlicherseits beging Selbstmord durch Erhängen, als er an Kehlkopfkrebs erkrankt war. Der Großvater mütterlicherseits war ein recht prominenter Nazi, der nach dem Krieg inhaftiert wurde.

Wir entschlossen uns zunächst, die schwer traumatische Lebenserfahrung psychotherapeutisch, etwa zweimal wöchentlich, zu behandeln, die Depression, die masochistische Sexualbeziehung und die ständige Selbstverurteilung mit den furchtbaren Erlebnissen und der damit verknüpften Brutalität ihres Gewissens, des »inneren Richters«, in Verbindung zu setzen, und v.a. in kathartischer Weise die damit verknüpften Emotionen durchzuarbeiten. Zunächst fühlte sie sich wirklich sehr erleichtert darüber, ihre fürchterlichen Erlebnisse, gerade auch die damit verbundenen Gewissenskonflikte, zum ersten Mal mit jemandem außerhalb der Familie teilen zu können und so dem Über-Ich-Druck entgegenzuwirken; sie kam gerne zu den Stunden. Dabei fragten wir uns auch über das Ausmaß der unbewussten Schuld beim Vater und der »geborgten Schuld« bei ihr selbst: »Er muss sich immer reinwaschen, kann keine Schuld auf sich nehmen; es lastet eine Blutschuld auf ihm.«

Ein Alptraum

Nach einigen Monaten kam sie in einer Stunde, unmittelbar vor meiner Abreise nach Europa, mit einem äußerst angsterregenden Traum: »Der Mann steht verborgen in der Ecke eines langen Korridors, ein schwarzer Mann mit sehr grausamen Augen; er hüllt sich in die Kapuze, dass man das Gesicht nicht mehr sehen kann. Er kommt auf mich zu und versucht, mich mit einer Decke oder einem Kissen zu ersticken. Ich kann ihm nicht entrinnen, bin in der Falle, gegen die Wand gestellt, es gibt keinen Ausweg außer einem kleinen Gitterfenster hoch oben, das ich nicht zu erreichen vermag. Ich kann nicht einmal schreien. Er drehte sich um und sah mich ganz hässlich an, als ob er mich umbringen wollte. Der Mann war der Vater, der Vater, der mich umbringen will, weil ich jetzt anfange zu sehen, dass er selbst aus meine Leben hinausgeschmissen werden muss. Er hat mich dann erstickt. Als ob das angenehmer wäre, als immer diese Angst zu haben, so musste es eben sein. Dieser Wunsch ohnmächtig zu sein ... Bei mir ist die Liebe mit diesem Grässlichen verknüpft.« Zunächst sprach sie darüber, wie sie sich gegenüber der Frau ihres früheren Geliebten schuldig gefühlt habe, danach aber besonders, wie ihr Vater, nach der Abtreibung, die Kinder dazu angehalten habe, für die Mutter zu beten. Als sie dann trotzdem starb, fühlte sich Agnes persönlich mitschuldig dafür, da sie sich nicht genügend angestrengt habe. Ich erwähnte, wie jedes Kind auch aggressive Gedanken gegen seine Eltern hege, aus Eifersucht und Neid z. B. das Verschwinden von Geschwistern oder Eltern wünsche, aber sich vor solchen Wünschen zutiefst fürchte, da es doch so abhängig gerade von den Eltern sei, und wie schrecklich es sei, wenn sich solche verhohlenen Wünsche plötzlich in grausamer Weise bewahrheiten. Sie reagierte auf diese Einsichten mit Panik und Verzweiflung, und nach einigem Zögern entschloss sie sich, mich anzurufen und um eine Extrastunde an jenem Abend zu bitten. Sie sagte, sie wolle sich töten, alles, was sie bis jetzt gesagt habe, komme ihr wie eine große Lüge vor, es werde ihr nie besser gehen, sie verdiene nichts Besseres. Sie hatte den Eindruck, dass ich sie verurteile, und dass sie nicht lebenswert sei; alles in ihrem Leben, alles, was sie aufgebaut, all ihr Erfolg seien nur Schein und Lüge, nur Oberfläche. Sie war nicht sicher, ob sie mich je wieder sehen sollte. Als ich ihr vorschlug, dass dahinter tiefe innere Konflikte verborgen lägen und der intensiven (viermal wöchentlichen), psychoanalytischen Bearbeitung bedürften, war sie sofort dazu bereit.

Schuld, Angst vor der Aggression und Reaktionsbildung

In der ersten analytischen Stunde, gleich nach meiner Rückkehr, entschloss sich Agnes, die Sprache vom Englischen ins Deutsche zu wechseln, da das Englische für sie mehr der Selbsttäuschung und der Oberflächlichkeit dienen könnte. Zunächst war sie noch nicht bereit, sich auf die Couch zu legen. Ihre Scham veranlasste sie, ständig auf mein Gesicht zu achten, damit sie sich davon vergewissern könne, dass ich sie nicht verurteile. Nach etwa einem Monat fühlte sie sich imstande, mutig genug, sich hinzulegen.

Unter den Gewissenskonflikten gab es sehr tiefe, stark abgewehrte Neid- und Eifersuchtsgefühle dieser Schwester gegenüber, da diese als die Ältere viel mehr mit der Mutter tun konnte – kochen, putzen, lesen, spielen –, als jene noch am Leben war. »Wenn ich nichts zu essen bekam, was oft als Strafe benutzt wurde, war ich nicht auf die Stiefmutter böse, sondern auf meine Geschwister, die essen durften. Ich war auf sie neidisch: als ob sie mir das Essen wegnähmen. Sie hat es uns auch gesagt: Da ist nicht genug für euch alle. Du hast zu viel genascht. Du bekommst nichts. Dabei war sie selbst über 300 Pfund und arbeitete überhaupt nichts, sondern zwang uns dazu, alles selbst zu tun und strafte uns für unsere Faulheit ... Aus dem Neid, der Eifersucht wurde das Gegenteil: Ich will die Beste sein, indem ich vollkommen werde, und zugleich möchte ich nicht auffallen und fürchte mich vor dem Wettstreit – besonders lieb und gut und hilfreich zu sein ... Es sind zwei widersprechende Sachen, die ich will: mich zu beweisen, dass man mich beachte, um nicht mehr neidisch zu sein, und gleichzeitig das Schuldgefühl, die Angst, von den anderen beneidet zu werden; ich will es gar nicht. Es ist unversöhnlich.«

Diese bösen Gedanken von Neid und Eifersucht, von Wut und Rachsucht vermochte sie sich lange nur gegen großen inneren Widerstand einzugestehen. So tief sie beschämt worden war, so hilflos sie bei allen Schlägen und Essensverweigerung gewesen sei, so schrecklich die Misshandlung ihrer Geschwister war und so schuldig sie sich gefühlt, wenn ein Kind gegen das andere aufgehetzt wurde, – so war sie lange nicht imstande, sich an Wut und Empörung gegen ihren Vater zu erinnern oder sich grausame und mörderische Wünsche einzugestehen, und jede Erwähnung meinerseits bedrohte immer wieder die Fortsetzung der Analyse. Aller Zorn und Hass war gegen ihr eigenes Selbst gerichtet. Für mich war es daher das Wesentliche, ihre Angst vor solchen Aggressionen in ihr zu betonen, nicht deren Gegenwart, den Konflikt zwischen dem Wunsch, vollkommen gut zu sein und dem möglichen, tief befürchteten Auftauchen des »Bösen« in ihr: »Die Zwillinge, die er umgebracht hat, es war drei auf einen Schlag oder was schien wie der Mord aus Gleichgültigkeit, wenn er uns gefährdete: So scheint mir, dass ich selbst gar nicht wichtig bin, dass ich selbst sehr leicht auch hätte nicht da sein können. Wenn man ganz allein ist, ohne einem anderen Menschen wichtig zu sein, hat das keinen Sinn. Es ist als ob man überhaupt nicht zu leben braucht. Und so denke ich manchmal: Das Töten meiner Mutter – es war so, als ob sie gar nicht wichtig war, als ob ihr Leben einfach nur so ausgelöscht werden konnte, ohne dass es etwas gestört hätte. Denn als Kinder waren wir ja auch nicht wichtig. Das war alles gleichgültig. Das kommt auch wieder auf die Vernichtung der Juden zurück. Das ist genau dasselbe: dass ein Mensch bestimmen kann, ob ein anderer existiert oder nicht, als Seele und als Körper. Wenn ich an mich selber denke: Wirklich wütend zu werden, das ist fast gar nicht möglich.

Ich möchte nicht, dass andere mich als böse oder als einen Mensch sehen, der andere zerstören möchte.« »Es ist das Gegenteil.« »Deshalb ist es so leicht für andere, von mir alles zu verlangen; ich sage niemals Nein. Auch wenn ich empört bin ...«

Lange standen deshalb die Probleme der Über-Ich-Angst und der Über-Ich-Übertragung ganz im Vordergrund: eben dass ich sie als böse ansehen könnte, und dass sie deshalb die Analyse abbrechen solle: »Es ist das Schuldgefühl, dass ich dem Vater wehetue, da ich viel gelernt und immer weiter gemacht habe, dass er darauf neidisch wäre und dass er sich vor mir als klein vorkommt. Doch andererseits spüre ich, dass die Schuld des Vaters auf mir lastet und dass ich alles wieder gutmachen muss, was der Vater versteckt hat vor mir, dass da wirklich ein großes Verbrechen war.«

Denken, Fühlen und Fantasien werden beurteilt und verdammt, als ob sie Handlungen wären. Diese Paulinische Gleichsetzung, dass das Denken eben so böse sei wie das Handeln, dass die Grenze zwischen Innen und Außen im ethischen Urteil aufgehoben wird, hat psychisch die verheerendsten Folgen. Genau das ist ja auch eine der Prämissen des Totalitarismus.

»Es ist eben gerade das, wovor ich Angst habe: Obwohl ich nicht schlecht handle, denke ich, es ist eine Lüge, da ich innerlich weiß, dass ich schlecht bin, und solange ich das verberge, ist das eine Lüge. Ich zeige den anderen nur diese Maske, die gut zu sein scheint ... Schon als Kind erkannte ich, dass ich schuldig war; das habe ich vor mir nicht verborgen.« Sie fühlt mit dem Harfner: »Ihr führt ins Leben uns hinein, / Ihr laßt den Armen schuldig werden, / Dann überlaßt ihr ihn der Pein: / Denn alle Schuld rächt sich auf Erden.«

Bei jedem Unfall der Kinder war die erste Reaktion des Vaters Verprügeln; als sich der Bruder die Hände mit Teer verbrannt hatte, war die unheimliche Angst, es jemandem zu zeigen größer als der schreckliche Schmerz; als die verbrannten Hände entdeckt wurden, wurde das Kind verhauen. Als Agnes von dem vom Traktor gezogenen Heuwagen gestürzt war, da die Lade nicht richtig vom Vater befestigt worden war, und zunächst bewusstlos auf der Straße liegen geblieben war, wurde auch sie vom Vater verprügelt, sobald sie wieder zum Bewusstsein kam. So war es bei allen Verletzungen. Jeder Unfall wurde als Verbrechen geahndet, und niemand gab im Schmerz Trost. Davon komme das Unterdrücken aller Gefühle, aller Schwächen. Ja, es sei wirklich der innere Nazi, der keine Schwächen duldet und diese unbarmherzig ausrotten will.

Ein anderes traumatisches Erlebnis: als die Stiefmutter sie für einen ganzen Nachmittag bis tief in die Nacht hinein in die Räucherkammer einsperrte. Der Grund war, dass die Stiefmutter einige Zeit zuvor ihr befohlen hat, den Kochlöffel aus der Küche in die Stube zu bringen. Das Kind gehorchte. Die Stiefmutter verprügelte sie dann damit. Nun forderte sie dasselbe, aber Agnes war frech: »Nein, du kannst den selber holen. Ich weiß, du wirst mich damit schlagen, das tue ich nicht. Es war der Widerspruch, der sie ganz wütend machte. Sie war zitternd vor Wut, und riegelte mich ein.« Es gab kein Fenster, fast völlige Dunkelheit, sehr eng. Angst, sie würde ganz vergessen. Am Schluss lachte die Stiefmutter sie aus: ob sie nun wisse, wer der Herr sei? »Ich konnte mich nicht mehr gegen sie wehren. Es ist, als ob man einen Hund so lange schlägt, bis er ganz demütig wird.« Die Rachefantasie: sie einzusperren, zu fesseln und ihr nichts zu essen zu geben, wie einer Hexe. »Jetzt bin ich stolz darauf, dass ich ihr widersprochen habe.«

Da sie nicht mehr spielen durfte, erdachte sie sich Geschichten, wo sie im Walde war und Tiere als ihre Verbündeten hatte. Auch der Wunsch, zur Schule zu gehen, mehr zu wissen, war so ein Freiheitswunsch.

Zur Phänomenologie der Spaltung

Früh in der Analyse spricht sie von einem Traumbild von zwei Reichen, die von einem Fluss getrennt sind: Eines ist bewölkt, sonnenlos, und die Leute tragen ihren Kopf in Glasschalen, wollen nichts hören und erkennen, sind blind und taub ... Eine Brücke führt auf die andere Seite, wo die Sonne scheint und Wirklichkeit herrscht.

»Als meine Mutter noch lebte, geschah es einmal, als wir das Moos zwischen den Ziegelsteinen auf dem Weg wegkratzten, dass mir meine Mutter direkt in die Augen blickte. Da war es mir für ein paar Sekunden, dass sie mit mir ganz verbunden war, dass ich allein wichtig war für sie, dass sie froh war, ich war da. Das überraschte mich. Das geschah sonst nie. Und obwohl die Geschwister auch mit dabei waren, waren es in dem Moment nur meine Mutter und ich ... Nach dem Tod der Mutter tat man so, als ob der Tod schnell vergessen werden sollte. Man sagte überhaupt nichts darüber. Es war, als ob überhaupt nichts passiert wäre. Einen oder zwei Tage nach der Beerdigung gingen wir alle aufs Grab. Das war noch ganz voll Blumen, und ich sollte wissen, dass meine Mutter darunter war. Aber man hat es mir nicht gesagt. Ich wusste es irgendwie, aber man hat nicht darüber gesprochen. Ich wusste es, es ist offensichtlich, aber ich durfte den Mund nicht aufmachen oder fragen.«

»Es war eine doppelte Realität, ja und nein, Wissen und Verleugnung …«

Ich erwähne das Lao Tse-Zitat: »Wenn man stirbt und man wird nicht vergessen, ist das nicht wirklich langes Leben, Unsterblichkeit?«

Sie antwortet: »Dann gilt auch: Wenn man es unbedingt vergessen will, heißt das, dass das gerade den Tod bedeutet.«

»Es ist ein Totschweigen.« …

Ihr Leben scheint so von Verlust begleitet und überschattet zu sein. »Ich dachte immer, ich habe es verursacht, dass alles so verfällt …«

Sie schreibt für sich an einem Buch, das sich mit ihrer traumatischen Kindheit auseinandersetzt und hört dabei Verdis Requiem: »als ob das Buch selber das Requiem ist … Ich sollte immer tapfer sein, sagten mir meine Oma und mein Vater. Aber das wollte ich nicht. Im Geheimen stellte ich mir vor, dass meine Mutter doch wieder da sein werde, und das war mein Geheimnis, das ich nicht der Oma, nicht dem Vater und auch den Geschwistern nicht erzählen konnte. Sechs oder sieben Jahre lang habe ich es nicht einsehen wollen, dass sie nicht wiederkommen werde. Es war wie ein Trotz. Es ist immer noch heute sehr schmerzhaft, wenn ich an die Zeit denke.«

»Die unabgeschlossene Trauer …«

»Ich hatte Angst über die Mutter hier zu sprechen, über die Trauer: dass ich sie verlieren würde und dass Sie sie mir wegnehmen wollten. Und dann sagten Sie, dass es die Erinnerungen seien, die die Unsterblichkeit ausmachen, und ich spürte, dass es gerade die Wiederherstellung der Erinnerung ist, um die es hier geht, nicht um ihr Wegnehmen … Die Erinnerung ist eine Zuflucht für mich, und ich habe Angst, dass diese Zuflucht nicht bestehen bleiben wird. Das ist der Richter, der Zerstörer in mir, der es nicht erlauben will, dass ich mich erinnere … Wenn ich weiß, dass es das Schweigen ist, das mich zerstört, kann man es ändern. Es ist ein innerer Kampf … Ich dachte daran, wie früh ich mich schuldig fühlte. Ich war vielleicht vierjährig. Es war also noch vor dem Tod der Mutter. Mein Vater hatte einen wichtigen Zettel verlegt und konnte ihn nicht mehr finden. Er vermutete, dass wir etwas damit getan haben, und er rief uns zusammen und war furchtbar zornig. Wir mussten daran schuld sein und sollten damit herausrücken. Er schrie, er werde uns totschlagen. Er war ganz außer sich. Plötzlich hatte ich das Gefühl in mir, obwohl ich wusste, dass ich ihn nicht weggenommen hatte, dass er vielleicht Recht hatte und dass ich ihn vielleicht doch weggenommen hatte. Ich wusste nicht wo, nur, dass ich schuldig war. Es war nicht wahr, und doch spürte ich, dass ich daran schuld war. Dann war er so wütend, dass er das Hackbrett auf dem Tisch zerschmetterte und wegrannte. Später fand er den Zettel, sagte aber nicht, es tue ihm leid. Das Wichtige ist: dass ich mich selbst überredete, dass es meine Schuld war.«

»Die doppelte Wirklichkeit«

»Ich kannte nichts anderes, es war so richtig. Immer Angst zu haben, immer nach einer Erklärung zu suchen. Und die Erklärung war immer, dass ich es war oder meine Geschwister. Manchmal habe ich die Schuld auf die Geschwister geschoben.«

»Die doppelte Realität: die Realität der Wahrnehmung und die Realität des inneren Richters, und der bekommt schließlich Recht.«

»Es war fast unmöglich – auf der einen Seite wusste ich, dass es so war. Dann aber war ich mir so sehr böse, dass ich nicht wusste, wo der Zettel war. Und dann die Angst, die damit zusammenging.«

»Sie waren damit die Verbrecherin, die den Tod verdiente.«

»Und ich glaubte das ... Es ist, als ob der Zerstörer in mir wäre, das Gefährlichste bin ich, dass diese große Kraft gegen mich gewendet wird ...«

Bindung an traumatogene Affekte – Die innere Mauer

Die besondere Bedeutsamkeit früher und schwerer Traumatisierung, die sich als Schwere des psychischen Schmerzes kundgibt und der Wiederholung gerade der unlustbetonten Kernaffekte im Masochismus, wird von Arthur Valenstein geschildert:

> »Zustände primitiven Affekts während Perioden verstärkter Regression sind am ehesten das, was sich therapeutisch von den Geschehnissen und Umständen der präverbalen Periode eruieren läßt. Und solche primitiven Affektzustände scheinen der Neigung solcher Individuen zuzuschreiben zu sein, im späteren Leben und in starker Übertragung das wieder zu erleben,

> was sie nicht kognitiv erinnern können, nämlich die Aura früher Erfahrung, namentlich das Gefühl für das Selbst und das Selbstobjekt. Dies ist ganz besonders so, wenn sie, wie es üblicherweise der Fall ist, stark an frühes Trauma fixiert sind, das mit Schmerz verbunden ist; dann regredieren sie sehr leicht auf primitive Affektzustände, die für ein solches Trauma charakteristisch sind ... Ich glaube, dass solche Affekte besonders stark festgehalten werden, da sie das frühe Selbst und Selbstobjekt vertreten ... In dieser Hinsicht vertritt der negative Affektzustand das primäre Objekt, d.h. die Mutter.«

So ist auch für Agnes der Schmerz die Mutter, er steht für sie. Solange Agnes leidet, hat sie sie nicht völlig verloren: »Ich weiß, dass ich manchmal über die Sachen, die ich wirklich fühle, sprechen kann. Aber meistens nicht. Es ist schwer. Ich wehre mich dagegen. Es ist fast so, als ob ich meine Seele hinter eine Mauer stellen müsste, wo Sie sie doch nicht sehen können. Es ist eine Verteidigung, eine Abwehr ... Ich habe nicht das Gefühl, dass ich über mich selber, wie ich wirklich bin, gerne sprechen möchte. Als ich kleiner war, hütete ich mich sehr, dass niemand wusste, was überhaupt in mir selber vorging ... Ich weiß nicht, wie ich das erklären kann: dass ich anders bin.« Die Antwort auf die Frage, in welcher Weise sie das meine, läuft darauf hinaus, dass sie zwar äußerlich sich als jemand, der fröhlich und tatkräftig ist, vorstellt, innerlich aber von unermesslicher Trauer erfüllt ist, die sie niemandem zeigen kann. Und zwar habe das schon begonnen, bevor ihre Mutter getötet worden sei. »Es war der unheimliche Wunsch, meiner Mutter und meinem Vater nahe zu sein, dass dieser Wunsch zu viel und etwas Böses war, dass ich zu viel brauchte von meinen Eltern, und dass, was ich brauchte, überhaupt nicht da war, gar nicht möglich war, dass ich viel zu viel erwartete, und dazu ein Gefühl, dass ich böse war, dass das nicht erlaubt war, ihnen böse zu sein. So ist dieser Zwiespalt in mir: dass ich noch immer das erreichen möchte, was ich damals wollte, ganz erfüllt zu sein und die Nähe zu einem anderen zu haben, aber dieser Wunsch scheint mir viel größer zu sein als das, was mir jemand je geben könnte.«

»Und das Urteil damals war: nicht dass Sie zu wenig bekamen, sondern, dass Sie zu viel wollten, und dass dieses Urteil auch heute noch nachhallt, und die Fantasie, dass ich dieses Urteil teile.«

»Es ist wie ein Gitter, ein Zaun, dass ich nicht sprechen wollte. Es bereitet mir zu viel Schmerz, sodass ich nicht daran denken möchte, oder so viel Angst. Mein ganzes Streben war, von der Vergangenheit wegzukommen, von dem, was ich selber bin, es einfach auszulöschen. Es ist dann wieder so ein Gefühl der Unmöglichkeit: dass ich entweder diese Schmerzen fühle oder von ihnen wegrenne, was auch wehtut –«

»und misslingt.«

»Mein Leben ist damit eine Lüge.«

»Eher wie eine doppelte Existenz, denn beides ist wahr, aber im Konflikt, und scheinbar unlösbar« …

»Das Gefühl, das ich in mir selber habe, ist überwältigend. Es könnte herausplatzen, dass man das nicht ausstehen könnte, dass andere es nicht erdulden könnten. Am meisten die Trauer, vielleicht dazu der Zorn über die Ungerechtigkeit … Ich erinnere mich, dass ich öfters die Trauer, die ich spürte, nicht so überwältigend empfand, ein Gefühl, dass das eben mein Geheimnis war, und dass keiner wusste, was ich da mit mir herumtrug, nicht ein Gefühl, dass ich gequält war, sondern dass ich trotzdem am Leben war. Vielleicht war sogar Stolz mit dabei: dass ich das den anderen nicht sagen würde, da sie nicht fähig wären, es jemals zu verstehen. Es war wie mein eigener Schatz, und wenn jemand es merkte, machte es mich unruhig.«

»Vielleicht die Angst, dass man es Ihnen wegnehmen wollte: Denn es war kostbar – chavivin jessurin.«

»Was ich spürte: das Leiden, das ich schon erfahren hatte, dass das wertvoll war. Gegenüber dem jetzt: wo ich das Gefühl habe, dass das nur Schmerz bereitet, dass ich es abstoßen möchte. Ich fühlte mich den anderen überlegen, weil ich mehr verstehen konnte, nämlich mehr über das Leiden.«

Der magische Kreis der Verbundenheit

»Das magische Denken; dass sich beim Schneien die Erde in etwas Weißes verwandelt hat. Ebenso mit den Eisblumen: dass die grünen Blumen des Sommers sich zu weißen verwandelt haben. Ich verheimlichte dieses Michwundern. Auch die magische Vorstellung, dass die Kühe wüssten, wo ich sei und sogar, was ich dachte, in Verbundensein. Was mein Vater überhaupt nicht verstehen könnte. Als er böse auf mich wurde, dachte ich, dass er sehr dumm war und das nicht verstehen konnte; dass die Kühe mir nie weh täten, aber dass dies heimlich war und ich dies niemandem erzählen würde.«

»Ihr großes Geheimnis: die magische Verbundenheit mit den Lebewesen.«

»Und nicht nur mit den Kühen, auch mit den Katzen und den Tieren im Wald, doch dass ich niemals mit den anderen Menschen in diesen magischen Kreis treten konnte: dass jemand spürte, wer ich war. Auch die Geschwister waren davon ganz ausgeschlossen, dass sie es nicht verstehen konnten. Daher auch die Idee des Forschens in der Natur: dass das mein Reich war, etwas, das ich verstehen konnte, wenn ich nur genug lauschen und beobachten würde … Die Angst war immer, dass man es mir klarmachte, dass es nur Einbildung sei. Das Geheimhalten war ein Schutz, ein Sicherstellen.« …

Ich und Du

»Als ich dreijährig war, musste ich erst den Unterschied lernen zwischen Ich und Du. Das kam mir sehr schwer vor. Es schien mir schwierig, dass die Mutter mich Du nennen konnte, und ich sie auch. Es dauerte, bis ich es endlich verstand … Es war in der Küche, und ich kniete auf der Bank. Ich nannte sie ›Ich‹, denn sie sagte zu sich selber ›ich‹. Ich dachte, das wäre ihr Name. Sie drehte sich um und verstand es zunächst nicht. Dann merkte sie, was das Problem war. Sie zeigte mit dem Finger auf mich und sagte: ›Du‹, dann auf sich selber: ›ich‹; dann nahm sie meine Hand und zeigte damit auf mich und sagte ›ich‹, und dann auf sich, und sagte ›du‹. Dass sie verstand, dass das Konzept von mir aus war, mit meiner Hand, dass ich es umdrehen musste. Ich kann fast für den Moment ihr Gesicht sehen … Es ist auch ein Gefühl, die Frage, wer ich überhaupt bin und wieso ich: dass das Selbst nie verändert wird, dass da immer ein Kern von sich selbst da ist, der nie anders wird, das innerste Selbst … auch das Ewigkeitsgefühl, und die Enttäuschung, dass das nicht wahr ist.«

Die Allmacht des inneren Richters

Ich habe anderswo ausführlich über die von den Novicks so hervorragend herausgearbeitete Fantasie von der Allmacht als Kern des Masochismus gesprochen. Im heutigen Zusammenhang wähle ich nur einen knappen sich darauf beziehenden Ausschnitt aus: In mannigfachen Bezügen sahen wir einen Ursprung ihres mörderisch brutalen Über-Ichs darin, und ich zitiere:

»›Der innere Richter ist wie der Vater, dessen Macht ich mich beugen muß, um seine Liebe zu erlangen, und dies wiederhole ich jetzt innerlich und äußerlich unentwegt.‹ Das ist sicher wahr, aber es ist nicht die ganze Geschichte. Dieser Richter war und ist nötig, als Teil der inneren Konflikte. Er ist wie ein Wächter gegen die inneren Gefahren. Er ist ein Selbstschutz.«

Im weiteren Verlauf drängt sich ihr das Bild des Baumes vor dem Hause ihrer Kindheit auf, an dem der Sturm reißt und an den Blättern zerrt, dann wie sie im elterlichen Schlafzimmer ihr Kinderbettchen gehabt, sich aber nicht an deren Verkehr zu erinnern vermöge, sehr wohl aber, wie sie im Schlafzimmer von Tante und Onkel gelegen habe, als die Mutter im Krankenhaus war, und so den Tod ihrer Mutter erfuhr, als die Tante sie schlafend wähnte und dem Onkel es zuwisperte. Bei beiden Gelegenheiten musste sie ganz still sein, um nicht als Beobachterin bemerkt zu werden. Sie erinnert sich an den Wind und den Baum und die Umstände, und in der Mitte ist gleichsam ein Loch, und dieses Loch wird jetzt vom grausamen Richter ausgefüllt. Sie stelle sich den Vater wie ein grausames, haariges Tier vor, das sie mit Angst erfülle und das Bild der bedrückten Mutter in ihr erwecke. An der Schwangerschaft sei die Mutter schuld gewesen; der Vater habe sie deswegen mit Vorwürfen und Grausamkeit behandelt: »... als die Schwester geboren wurde, ging Vater drei Tage lang weg, statt die Hebamme zu holen; er war so wütend auf die Mutter, als sie nach der Hebamme fragte. Ich erinnere mich, wie die Mutter im Bett war, und ich unheimlich Angst hatte, dass sie das nicht hätte tun dürfen, dass sie gegen den Willen des Vaters das Kind hatte ... dass es sehr schlecht war«, und sie, Agnes, habe diese Verurteilung der Mutter geteilt: »dass er Recht hatte, ihr böse zu sein.« »›Hättest du das nicht getan, wäre er dir nicht böse. Es ist nicht seine Schuld, sondern die deine.‹ Ich wusste, dass sie nicht wirklich die Schuldige war, und doch musste es so sein, da der Vater ihr so böse war.«

»Wiederum die doppelte Wirklichkeit.« Durch die Schuldzuschiebung verwandelte sie die Mutter vom hilflosen Opfer zur Täterin, die in der Fantasie vom Vater zu Recht erstochen wurde: »Hätte sie sich lieb verhalten und nur getan, was er wollte und nicht Kinder gekriegt, wäre sie nur für ihn da gewesen und hätte ihm keinen Grund gegeben, ihr böse zu sein, dann wäre es nicht nötig gewesen für ihn, sie zu töten.«

»Und vielleicht ist das dann die Antwort auf die Frage: ›Warum ist dieser innere Richter immer noch so nötig?‹ ... ›Ich bin nicht hilflos, wenn ich schuldig bin.‹«

»Wenn die Mutter schuldig war, dann hatte sie die Kontrolle über alles. So war es mit Edmund: Ich fühlte mich schuldig und damit nicht ganz hilflos.«

»So ist der innere Richter derart brutal, da Sie dann nicht ohnmächtig sind.«

»Und in meinem Leben ist dies sehr ausgeprägt: nicht ohnmächtig zu sein, alles in meiner Hand zu haben.«

So ist das Leiden, die unablässige Selbstfolterung eine verhüllte Form der Macht, als Schutz gegen verzweifelte Hilflosigkeit.

Die Zentralfantasie von der Verdoppelung des Selbst

Sie spricht über die große Angst vor dem Vater im Kinderbett, seinen schwarzen Schuhen, sieht wieder das Gesicht von der Gestalt, die sie verfolgt. »Im Traum versuchte der Mann mich mit einem Kissen zu ersticken. Ich dachte immer, ich könnte mir das einbilden. Sehr lange versuchte ich, dagegen anzukämpfen. Es ist aber vielleicht gerade umgekehrt, dass sie wirklich waren, aber dass ich das nicht erlauben kann. Es ist immer wieder die Angst vor dem Ersticken. Schon in frühen Träumen von dem auf mich lauernden Buschemann. Das war eben die Gefahr beim Vater: dass ich nicht hätte wach sein sollen ... Als er einen nach dem anderen von uns verprügelte, weinte ich zuerst nicht, und er schlug immer weiter, bis es so weh tat, dass ich trotzdem zu weinen begann. Mein Bruder sagte: Du bist doch dumm; wenn du sogleich weinst, dann schlägt er dich nicht so. Aber ich hatte das Gefühl, dass ich mich ganz daneben stellte, dass ich nicht dabei war.«

»Ein doppeltes Selbst als Schutz«

»Als ich klein war, hatte ich immer wieder diesen Traum: Ich hatte eine kleine Kartoffel in der Hand, mit den Augen; und sie wurde langsam sehr sehr groß, dass man die Augen nicht mehr sehen konnte, ganz einförmig und weiß, so groß, viel größer als ich, sodass ich erstickte. Dasselbe geschah mit dem Luschemann: dass er sehr groß und weiß wurde, einförmig hell, aber sehr sehr groß, zu groß für die Türe, eine unheimliche Gefahr. Das war vor dem Tod der Mutter. Und dann im Traum auf dem Flur war es ein

Mann, der sich umdrehte und mich zu ersticken suchte. Es handelt sich immer wieder um das Ersticken. Manchmal wenn ich an die Analyse denke, ist es auch mit Gefahr verbunden, und ich fürchte mich, weiterzudenken. Vorgestern hatte ich den Eindruck, dass ich mit dem Fuß die Türe aufstoßen würde und ein sehr helles Licht sähe, ganz weiß, aber darin war das dunkle Gesicht, wie das Gesicht auf dem Flur. Es hat mit dem Vater zu tun ... Das Kinderbett war im Schlafzimmer meiner Eltern. Es ist gut möglich, dass ich aufwachte, weinte, die Mutter wollte, und dass dann der Vater wütend wurde, und es ist nicht unwahrscheinlich, dass er ein Kissen nahm und mir den Mund zuhielt, und dass ich dann Angst kriegte, das Gefühl zu ersticken. Ob es hätte sexueller Missbrauch sein können? Das ist sehr unwahrscheinlich. Doch dann: Vielleicht legte er mir die Hand auf den Mund und hielt ihn zu? Auch das ist nicht wahrscheinlich. In all diesen Träumen ist es immer etwas Einförmiges und Weißes und oft weich ...«

»Und man könnte noch hinzufügen, dass es möglicherweise etwas mit dem elterlichen Verkehr zu tun haben könnte.«

»Ich habe sehr stark den Eindruck, dass ich störte ... Dass ich als Baby die Mutter wollte. Dass das dazwischenkam, als er Verkehr haben wollte, aber dass ich es nicht wollte. Dass er auf mich wütend war und mich zur Seite schieben wollte, dass sie für ihn da war, und nicht für mich. In einem Gedicht, *Entzwei*, schrieb ich vor einigen Monaten: ›das Tier nicht stören, welches weinende Kinder fressen mag‹ ... So wollte ich alles kontrollieren, brauchte diesen inneren Wächter, dieses Nichtsagen, Nichthören, Nichtspüren: weil ich Angst hatte. Wenn ich alles unter Kontrolle hätte, würde da nichts geschehen. Wenn ich nicht weinte, dann wäre ich sicher. So darf ich auch meine Sehnsucht nach einer Verbindung nicht zeigen; ich schiebe sie von mir weg, sodass ich nicht ersticke ...«

Erinnerung und Verdrängung

»Wenn ich hier liege und daran [z. B. an die Szene in der Räucherkammer] denke, ist es, als ob es im Moment passiert, und gerade dabei habe ich dann Angst. Ich weiß, dass es nicht im Moment passiert, aber die Gefühle sind so ... Es scheint mir heute, dass die Gefühle zeitlos sind: dass, was sich zu verschiedener Zeit abspielt, sich in einer Sache zusammenzieht, dass sich dasselbe Gefühl immer wieder verstärkte ... auch das Bild vom offenen Fenster, mit der Gardine, die sich so bewegt.«

»Diese ›schönen‹ Bilder gehören zusammen mit dem Gegenbild des Traumes auf dem Flur.«

»Das Bild kommt auch immer wieder zurück … und so ist der andere Traum, wo ich unten im Keller unseres Hauses die Erde aufgrub und den Sarg [der Mutter] herausholte und aufmachte, und wo dieses grässliche Geschöpf sich auf mich setzte. In den letzten paar Wochen verbinde ich diese Figur jetzt mehr mit dem Gesicht, das ich im anderen Traume sah, das des sehr bösen Vaters, sehr bedrohend, dann festgehalten zu werden und zu ersticken.«

»Oder dem Kindheitstraum von der weißen Kartoffel, an der die Augen verschwinden.«

»Das war damals ein sehr mächtiger Traum, der immer wiederkam, und jedes Mal mit solch furchtbarer Angst. Wenn ich ganz aufwachen würde, ging es weg. Die Angst, die ich heute morgen spürte, hatte damit zu tun, dass ich mich nicht erinnern soll, das macht die Bedrohung doppelt so groß. Wenn ich es erkenne, wovor ich wirklich Angst habe, wird die Bedrohung doppelt so groß. Was ich damit verbinde, ist die Wut meines Vaters, wenn ich oder sonst jemand ihm sagt, dass damals unser Leben sehr schlimm war, oder dass er sich der Mutter gegenüber hätte anders benehmen sollen. Das kann er in der Realität nicht ausstehen. Er wird sehr wütend, es ist heute noch: als ob er Schuld hätte, dann wird er unheimlich böse. Die Angst, die ich spüre, mich zu erinnern, wie es war: Das würde seine Wut auslösen. Diese Angst bedeutet, dass man nicht einmal denken darf, wie es war; sogar daran zu denken ist verboten.«

»Weil es eine neue, zusätzliche Gefahr bedeutet.« …

Der Schimmel und die weißen Blumen – die Sexualisierung

»… wovor ich oft Angst habe: nicht nur der Wunsch für Freiheit, sondern: dass ich nach dem Schrecklichen suche … Wie dass etwas mich zum Holocaust hinzieht … gerade in der Depression: wenn ich mich mit den schrecklichen Sachen in der Vergangenheit beschäftige, dass ich gerade dahin wollte, wo es schrecklich war, als ob ich weinen wollte, das Schreckliche spüren wollte. Und gerade darin lag dann auch ein Gefühl der Schuld, dass ich das nicht durfte. Und meine eigene Schuld ist es, dass ich in das Schreckliche verliebt bin.«

»Die Verquickung von Leiden mit Lust«

»Ich denke an Kafkas Novelle, *Die Strafkolonie*, die Maschine, die den Mann tötete, – diese Lust am Quälen, das Beobachten des Schrecklichen, merkte ich. Auch als Kind hatte ich dieses Gefühl der Lust, als ich die Katze quälte oder einer Fliege die Flügel ausriss. In der Depression ist es hingegen mehr Mitleid mit mir selber … Wenn ich an den Holocaust denke, ist es so, dass ich mit den Menschen, die da litten, verbunden wäre, dass ich sie verstehen könnte, und sie mich, dass ich da hingehöre.« …

»Was ich dieses Wochenende wieder spürte, ist eine Rachsucht, die Sie sich kaum vorstellen können – gegen meinen Vater. Es ist auch etwas Sexuelles dabei: Ich wollte gerne, dass er selber vergewaltigt würde, und dass er sich nicht wehren könnte … Ich wollte ihn erstechen mit einem Messer. Ich wollte eigentlich, dass er erst merke, wie weh er den Anderen tat … In der Fantasie lag er auf seinem Bauch und konnte sich nicht wehren … Ich habe immer das Gefühl, dass andere mich festhalten möchten, sagen möchten, was ich zu tun, zu denken habe, wie ich aussehen soll. Ich habe das Bild im Kopf von einem wilden Schimmel, einer Stute, schön und wild, die man festhalten und einpferchen möchte, und die sich dagegen wehrt, aber nicht wegkönnte, bis sie so wütend würde, dass sie stark genug würde, den Stall und alles zu zerbrechen, um wegzurennen, frei zu sein … Jetzt blühen die kleinen weißen Blumen, die man ›bloodroot‹ nennt. Innerlich ist es mir, dass ich den Vater am liebsten in viele kleine Stücke auflöste und dass diese Millionen Stücke vergraben würden und dann zu diesen Blumen würden … Ich kann mich nicht erinnern, dass ich je keine Angst vor dem Vater gehabt hätte. Was ich zerstören will, sind nicht so sehr seine Hände, sein Körper, die Geschlechtsteile, sondern immer der Kopf, das Gesicht, das mir soviel Angst einflößte. In jenem Traum … er war da in der Ecke; dieses Gesicht war fürchterlich … Da war noch mehr dabei: Er kam auf mich zu, mit dem Kissen in der Hand und wollte mich ersticken, und ich wurde sehr weich, nicht stark oder dass ich wegwollte; irgendwie war es angenehm, wenn ich nichts tat gegen ihn, obwohl er mich ersticken wollte, sondern es einfach über mich ergehen ließe. Es war ein sexuelles Gefühl dabei, dass das mich dann befriedigen würde. Es ist gerade das Gegenteil von dem, was ich im Moment spüre: dass ich von mir aus sehr gefährlich wäre, dass er vor mir Angst hätte, dass er mich als schrecklich empfände, dass meine Augen ihn töten könnten – das Gegenteil von dem, was ich zuerst im Traume spürte. Zuerst kam das sexuelle Gefühl, dann merkte ich, dass es zum Tode führte, und dann wachte ich auf, und die Angst war es, die mich zum Aufwachen brachte. Zuerst wollte ich den Vater, ich wollte passiv sein, ich wollte diese Befriedigung. Es war viel zu spät, dass ich merkte, dass es gar nicht gut war und dass er mich töten wollte.«

»So war es erstens die Passivität und die sexuelle Befriedigung, zweitens die Angst und drittens die magische Macht.«

»Und diese kommt erst jetzt, zwei Jahre später, gar nicht dann. Die hatte ich schon vorher erdacht, aber nicht gegen ihn, sondern gegen die Stiefmutter. Es war in der Räucherkammer: Die Idee war, dass ich als ganz dünner Faden durch das Loch im Schornstein entfliehen konnte, obwohl ich körperlich in der Räucherkammer war, dass ich selber gar nicht da war, dass sie mich trotzdem nicht festhalten konnte ... Jedes Mal, wenn ich daran denke, ist es nicht mehr Angst, sondern ein Triumph, dass ich trotz allem nicht dablieb, obwohl sie dachte, sie habe Macht über mich. Aber was wirklich geschah, als ich eingesperrt war: Da war überhaupt keine Sexualisierung dabei. Da war es umgedreht: Empörung und Hass gegen die Stiefmutter zuerst. Ich wurde eingesperrt, da ich mich wehren wollte. Erst nachher kam die unheimliche Angst: Ich dachte, ich wäre tot, dass niemand mehr merken könnte, dass ich überhaupt existierte. Da war nichts Befriedigendes dabei, nur in der Fantasie, dass ich wegkäme ...«

»Die Verdoppelung war sehr wertvoll als Schutz für Sie: die magischen Gedanken, zu sprechen mit den Tieren, daneben zu stehen beim Prügeln.«

»– oder in der Räucherkammer. Als D. (die Stiefschwester) darüber sprach, es sei so dunkel gewesen, ohne Öffnung, dachte ich bei mir: Der Schornstein hatte doch ein Loch, und ich hatte mir vorgestellt, dass mein Geist da entschlüpfen konnte.«

»Der Geist gegenüber dem Körper als Schutzfantasie, die Fantasie der Verdoppelung lässt uns die ganze Vergangenheit besser verstehen.«

»Es wäre mir unmöglich gewesen, überhaupt da herauszukommen, hätte ich das nicht gehabt. Es hatte auch mit der Zukunft zu tun:

Diese magischen Gedanken halfen mir dann, dass es in der Zukunft möglich war, gerade deswegen. Und das geht weiter: Bei mir in der Forschung jetzt sehe ich Möglichkeiten, die andere nicht erkennen, zu sehen, was man sonst nicht in den Sachen sieht, und dann nachzuforschen, ob es so geht ...«

So steht denn am anderen Ende die schöpferische Verdoppelung, die sich der schmerzhaften Wiederholung der traumatischen Erlebnisse in Erinnerung wie Handlung entgegenstellende Bemeisterung durch eine erkennende und umschaffende, verwandelnde Selbstgestalt, – wenn z.B. Nietzsche davon spricht, wie des Asketen Auge (doch auch er selbst als Erkennender!) »den Menschen zu einem Leidenden und zu einem Zuschauenden zerspaltet sieht« (*Morgenröte* 113, S. 95f.), und damit eine der zentralen Einsichten in den psychoanalytischen Prozess, Sterbas »therapeutische Ich-Spaltung« in das erlebende und das beobachtende Ich, vorwegnimmt.

Einige theoretische Bemerkungen: Seelenblindheit, Verdinglichung und Scham

Agnes spricht etwas sehr Wichtiges aus – das Bedürfnis, in ihrer Individualität geachtet, als Selbstzweck anerkannt und als Subjekt gewürdigt zu werden, im tiefsten Sinne gesehen oder erkannt zu werden. Erwartet man dies und erfährt man dessen Gegenteil, empfindet man Scham, und diese ist umso tiefer und umfassender, je schroffer die Individualität missachtet, je rücksichtloser der Andere einen zu seinen Zwecken missbraucht und je mehr man als Objekt, als Gegenstand behandelt wird.

In besonders eindrücklicher Weise hat dies neuerdings Francis J. Broucek dargestellt: »Das Thema, das wie ein roter Faden dieses Buch durchzieht, ist die Beziehung zwischen Scham und mannigfachen Vergegenständlichungen.« Mit »Vergegenständlichung«, »Verdinglichung« oder »Objektivierung« versteht er die Erfahrung, »wenn der eigene Status als Subjekt ignoriert, missachtet, verleugnet oder verneint wird«.

Ich glaube, diese Vergegenständlichung, diese Objektifizierung und Dehumanisierung kann als Ergebnis der Seelenblindheit des anderen angesehen werden. Das Wichtige für uns ist, wie das Erlebnis der Seelenblindheit beim anderen und das der Scham im eigenen Selbst zusammengehören, ein Erlebnispaar bilden.

Diese Seelenblindheit ist eine Sonderform, oder vielleicht eher ein Aspekt dessen, was Shengold als Seelenmord beschreiben hat. Shengold definiert »Seelenmord« als »den absichtlichen Versuch, die besondere Identität eines anderen Menschen auszulöschen oder zu kompromittieren ... das Opfer der Fähigkeit zu berauben, Freude und Liebe als getrennte Person zu empfinden.« Der Begriff bezeichnet »eine bestimmte Kategorie traumatischen Erlebens: von Zeiten wiederholter und chronischer Überstimulierung, die mit solchen emotioneller Versagung abwechseln und absichtlich von einem anderen herbeigeführt wurden.« Diese Überstimulierung führt zu traumatischer Angst und Wut, aber auch zur Grausamkeit, Unmenschlichkeit und doch auch wieder Unverlässlichkeit des Gewissens.

Die Wahrnehmung der Wirklichkeit muss radikal verändert werden:

»Das Nichtwissen wird zustande gebracht durch massive Isolierung, durch vorübergehende Ichspaltungen und chronische autohypnotische Zustände. Oft findet sich eine Kombination dieser Elemente mit teilweiser Einschränkung der intellektuellen Funktionen als Resultat, da diese zum Teil triebbesetzt bleiben.«

»Seelenmord führt zum Zerbrechen der Identität des Opfers in einander widersprechende Fragmente, die unabhängig voneinander, ohne gültige Synthese, funktionieren.« »Mit Hilfe von Isolierung und Autohypnose finden vertikale Spaltungen des Ich statt ... die Persönlichkeit ist durch vertikale Ich-Spaltungen abgeteilt ... ›Hypnoid-Zustände‹, Bewusstseinsstörungen und Autohypnose halten diese ›seelischen Organisationen‹ gesondert, zwischen denen diese Patienten hin- und herwechseln könne«.

Die Schutzfantasie und das Phänomen der Spaltung

Von besonderem Interesse ist in dem Dargestellten eben die Fantasie von der Verdoppelung des Selbst – dass eine Illusion von Beschütztheit darin liegt, eine Transzendenz von Angst und ganz besonders von Scham dadurch erreicht werden könne, wenn »das wahre Selbst« von seinen Masken abgespalten, verborgen, entführt werden könne und in machtvollen Verkleidungen neu auftauchen würde. Dabei kann es zu komplizierten Szenenfolgen in der Fantasie kommen.

Die doppelte Wirklichkeit wie die multiple Persönlichkeit ist gerade bei schwerer Traumatisierung eine wichtige Form der Fantasie: »Ich bin es ja gar nicht, der dieses Entsetzliche, Grauenhafte erlebt. Es ist mein ›Alter Ego‹, mein Körper, meine ›Schale‹. In Wirklichkeit befinde ich mich ganz woanders und bin auch jemand ganz anderer.«

So lässt es sich bei fast allen stark masochistischen Patienten antreffen, dass es zu einer Spaltung des Wirklichkeitserlebens, zu einer Verdoppelung der Realität kommt: zur wahrgenommenen Wirklichkeit, also der vom Ich bestätigten Wahrheit, und entweder zu einer Realität, die das Trauma verleugnet, wie im Falle Agnes' den Tod der Mutter, also eine auf der Verleugnungsfantasie aufgebaute Realität, oder aber zu einer von einem totalitären Über-Ich geforderten Wirklichkeit. Es ist ganz besonders der Konflikt zwischen der Wahrnehmungsrealität und der Über-Ich-Realität, der zur oft dramatischen Spaltung von Selbst und Welt führt, mit all deren Folgen.

Dabei scheint es auch in diesem einen Fall ein weites Spektrum der Arten solch doppelter Wirklichkeit zu geben. Z. B. sagt sie in Bezug auf die Mutterfantasie: »Ich bin ganz sicher, dass ich wusste, dass es Fantasien waren. Es war eine magische Macht, dass ich sie bei mir behielt, aber in einem geistigen Sinn. Und das Gleiche mit der Räucherkammer und dem Geist, der aus dem Schornstein ging ... Es war anders, den Vater als sehr gut zu sehen: Das erkannte ich nicht als Fantasie, das war automatisch. Da war die Wirklichkeit verschoben. Ich dachte an die Szene, wo mein Vater mich verprügelte: Das war nicht etwas, was ich von mir aus bestimmte, auch das war ganz automatisch, mich davon zu trennen. Ich spürte, dass ich verprügelt wurde, doch hatte ich ein Gefühl dabei, dass ich nicht dazugehörte. Aber das war nicht Fantasie. Es war, als ob das Denken ganz aufgehört hätte ... In den Momenten, wo ich mich sehr bedroht fühlte und das Denken einstellte, war das sehr negativ. Das war mehr, als ob ich eine Wand aufstellte, an der die Gefahr nicht vorbeikommen konnte.«

So kann man sagen, es gibt ein ganzes Spektrum von doppelter Wirklichkeit, von Verdoppelung: vom einen Ende, wo sie klar als Fantasie erlebt wird bis zum andern, wo es die Wirklichkeit ersetzt. Im letzteren Fall ist die Verleugnung der drohenden oder schmerzlichen äußeren Wirklichkeit gelungen, aber das ist selbst wieder sehr beängstigend, wenn sie nicht mehr weiß, was die Wirklichkeit ist. Dies geschieht völlig automatisch, eben unbewusst als Abwehr; sie fühlt sich außer Kontrolle und zweifelt an ihrem Verstand, während im ersteren Fall die Schutzfantasie weitgehend bewusst ist, bewusst eingesetzt und als schützend und bergend erlebt.

Immer wieder fühlte ich mich bei ihr an Schillers Gedicht *Kassandra* erinnert: »Wo ich wandre, wo ich walle, stehen mir die Geister da ... Wer erfreute sich des Lebens, der in seine Tiefen blickt! ... Schrecklich ist es, deiner Wahrheit sterbliches Gefäß zu sein.«

»Ohnmacht, Allmacht und wirkliche Macht«

Unterjocht, doch wirklich unterjochend; beherrscht, doch wirklich beherrschend

Die destruktive Seite des Narzissmus als Extrem in Gestalt manifester, brutaler Aggression steht vor uns als unentrinnbare, allgegenwärtige Wirklichkeit: als Raubüberfall auf unsere Nachbarschaftsbank, als Mord in den Straßen und Gassen unserer Großstädte, als Kindesmisshandlung in allen sozialen Schichten, als politische Untat von Terroranschlägen bis hin zum Genozid, dessen Überlebende wir sind und dem wir heute wieder, zwar in neuer Form, doch mit demselben Grauen und derselben Hilflosigkeit beiwohnen, als psychiatrisches Symptom bei mannigfachen psychischen Störungen, als sadistische Perversion und schließlich als religiöse oder politisch-ideologische Intoleranz, bei der das gegen das Selbst gewendete grausame Gewissen zur Geißel verwandelt wird, mit der die anderen gepeinigt werden.

In seinem soeben erschienenen Buch *Preparing for the 21st Century* behauptet Paul Kennedy, die Welt sehe sich vor drei potenziell unkontrollierbare Gefahren gestellt, die ihre Stabilität, ja ihr Überleben überhaupt bedrohen: Bevölkerungsexplosion, Umweltzerstörung und entfesselte technologische Veränderung (ich zitiere aus der Besprechung durch A. Ryan in *The New York Review of Books*, 5/13/93, S. 20). Sicherlich sind dies drei präeminente Gefahren, doch scheint es mir, dass die rabiate, ressentiment- und neidgeladene Aggression, wenn wir nicht selbst zur gewaltsamen Gegenwehr schreiten, eine vierte, ungeheuer brisante Weltgefahr darstellt. Sie auf eine jener drei zurückführen zu wollen, scheint mir reduktionistisch zu sein. Sie einfach als eine Grundmacht des Lebens zu deklarieren, als Aggressions- oder Todestrieb zum »ultimum explicans« zu machen oder auch in ähnlicher Weise den Narzissmus dazu hochzustilisieren, befriedigt zwar unser Bedürfnis nach einfacher Kausalerklärung. Sie widerspricht jedoch der Erfahrung bei den schweren Neurosen.

In milderer Form treffen wir sie aber auch an als Neid, als Anmaßung und als Wortbruch im Dienste der Macht – sei es in der Politik von Staat und Partei (z.B. dargestellt in Ibsens *Die Stützen der Gesellschaft* und *Ein Volksfeind*), sei es in der des Universitätslebens und der Berufsorganisationen. Ja, wie viel wird im Alltagsleben gelogen und betrogen – ist doch die Lüge selbst das Emblem des destruktiven Narzissmus, das schamlose Lügen und Brechen von Verträgen, über das sich schon Hesiod vor 2.700 Jahren bitter beklagte: »… heilige Ehrfurcht und heilige Strafe fliehen die Menschen – προλιπόντ'« (*Werke und Tage*, 198/9). Nur zu oft geschieht es im vollen Bewusstsein, man sei darin gerechtfertigt, das höhere Interesse von Staat oder Betrieb verlange es. Es kommt zur Verantwortlichkeit ohne Macht und zur Macht ohne Verantwortlichkeit.

Es ist mir unmöglich, eine systematische Übersicht über die Erklärungen dieser Phänomene zu geben oder eine neue Erklärung hinzuzufügen. Stattdessen wähle ich einige Zusammenhänge aus, die sich mir bei meiner klinischen Arbeit wiederholt als wertvoll zu deren Verständnis erwiesen haben. Ich lese zwei mir besonders wichtig erscheinende Bedeutungszusammenhänge für die Phänomenologie der Aggression und damit der destruktiven Seite des Narzissmus aus: zum Ersten die Verknüpfung von chronischer Traumatisierung durch »Seelenblindheit«, Scham und Ressentiment, und zweitens die Dialektik von Masochismus und »kontramasochistischer« Abwehr in Form von Machtwahn und sexuell getönter Grausamkeit.

Wichtig erscheint mir dabei, dass es sich bei diesen Phänomenen zumeist um Ergebnisse *komplexer dynamischer und individuell historischer Prozesse*, nicht um Elementarvorgänge des Psychischen, also z.B. nicht um direkte, unreduzierbare Triebprozesse handelt. Kurzum: Aggression als Konfliktlösung, als Kompromissbildung, nicht als primäre Triebbefriedigung, Aggression als abgeleitet, durch komplexe Verschlingung von Traumatisierung, inneren Konflikt und Abwehrvorgänge bedingt. Ich werde im Folgenden von der doppelten Identifizierung und doppelten Wirklichkeit sprechen und besonderes Gewicht auf die Sexualisierung legen.

Der Stinker

Ich habe mehrfach Patienten in Analyse gehabt, die in der Kindheit routinemäßig als »Stinker« benannt, verlacht, verhöhnt, in ihrer Individualität missachtet und verworfen wurden. Bei ihnen spielte die Aggression gewöhnlich eine Rolle im Sinne der unbarmherzigen Wut und Verachtung gegenüber sich selbst: Ihr Gewissen fungierte als rücksichtsloser Richter und Henker, der nichts Gutes stehen ließ, keine Lust auf die Dauer erlaubte, jeden Selbstwert zertrümmerte und jeder Selbstachtung mit Spott und Hohn entgegentrat, das Selbst eben zu stinkendem Unrat erniedrigte. Scham und Ekel über sich selbst und über die Welt überhaupt waren vorherrschende Affekte, oft vermischt mit plötzlichen Wutausbrüchen, denen ihr eigenes Leben und das der anderen zum Opfer fallen konnte.

Diese Gedankengänge wurden besonders angeregt durch mein gegenwärtiges Durcharbeiten von Dostojevskis *Die Brüder Karamasov*. Eine der Hauptfiguren ist der uneheliche Sohn und Mörder von Fjodor Pavlovitsch Karamasov, bekannt nur unter dem Namen Smerdjákov, der Stinker. Er hatte den Namen von seiner Mutter, der sprachlosen Idiotin Lisa, genannt Smerdjaschtschina, »die Stinkende«, war aber selbst peinlich reinlich und zwanghaft skrupulös. Er wuchs auf ohne Mutter, vom Diener Grigory und dessen Frau sowie seinem vermutlichen Vater, dem Schwängerer der Idiotin, erzogen, aber zugleich mit Misshandlung und Verachtung all seiner Rechte auf sein eigenes Denken, auf Fragen und auf Gefühle beraubt. Er wurde nicht als Mensch gesehen. Sein Herr und Vater nennt ihn immer wieder »Bileams Eselin« (Valaamova oslítza), untermenschlich und in seiner Männlichkeit entwürdigt. Als Kind quälte er Katzen zu Tode und gab ihnen dann ein religiöses Beerdigungszeremoniell, eine Art Henkersmesse. Durch Verleugnung des ihm aufgezwungenen, falschen Selbst begegnet er seinen Quälern mit pedantischem Räsonieren und der Allmachtsfantasie: Der wirklich Gläubige, bei dem ideales Selbst und wirkliches Selbst zusammengehören, eins geworden sind, habe die wirkliche Macht, Berge zu versetzen und seine Schinder und Quäler zu zerquetschen. Da diese magische Macht aber nur von einem oder zwei Wüstenheiligen besessen werde, brauche er sich nicht dafür zu schämen, wenn er zu den Ungläubigen gehöre und jeder Loyalitätspflicht unter Drohung entsage. Für den Entwürdigten gelten die sozialen und kulturellen Gesetze nicht mehr. Die Ungerechtigkeit ruft das heftig lodernde Ressentiment hervor, und dieses erlaubt dann alle Schandtaten, um die Waage von Recht und Unrecht, von Würde und Entwürdigung wieder zu einem Ausgleich zu bringen. Smerdjakov darf sich die Mordtat erlauben, die sich die anderen Söhne nur in der Fantasie oder symbolisch zugestehen. Im Gegensatz zur Faszination mit dem Leiden, der Sexualisierung von Qual und Erniedrigung durch Dimitri Karamasov und der ebenso zwanghaften endlosen Provokation von Selbsterniedrigung des Vaters, der durch seine Clownereien immer wieder Demütigung und Hohn auf sich lenkt, geht Smerdjakov den Weg zur Außerkraftsetzung der Wirklichkeit und zum Mord.

Beschämung – das Nicht-Erkennen der Individualität, das Nicht-Sehen des Wertes, des Selbstzwecks des Einzelnen, die Verdinglichung, die Vergegenständlichung und Objektmachung des Anderen, das Nicht-Achten mehr als das Nicht-Lieben – ist ein äußerst bedeutsames Trauma. Diese als chronische Pein erfahrene Scham hat mannigfache Folgen: verzehrender Neid, nagende Eifersucht und v.a. das aus Neid, Eifersucht und Ohnmacht resultierende tiefe Gefühl des Ressentiments, des erlittenen Unrechts sind besonders wichtige Folgen davon.

Nicht gehört noch gesehen zu werden

Vor einiger Zeit hatte ich einen jungen Mann mit schweren Essstörungen, Suizidalität und Kleptomanie in Analyse. Eine seiner Fantasien war es, an der Haustür zu Hause zu klingeln und im Moment, da seine Mutter öffnet, sich in den Kopf zu schießen. Von beiden Eltern sah er sich in seiner Individualität und seinen persönlichen Bedürfnissen nicht anerkannt, nicht gesehen, nicht gehört. Wenn er als Kind widersprach, wurde ihm Seife in den Mund gestopft, oder er wurde zu Boden geworfen und getreten. Wenn er mit seinem Vater, einem Arzt, über seine Probleme sprechen wollte, hörte dieser nur mit halbem Ohr zu, blätterte in seinen Zeitschriften oder brach in Predigten und Vorträge aus:

> »Er schrie mich an, als ich ihn daran erinnerte, dass er dem Spital bei der Entlassung versprochen hatte, die Familientherapie weiterzuführen: ›Du bist der mit dem Problem! Es ist ebenso schwer für uns, dich daheim zu haben, wie für dich, hier zu sein!‹ Sie haben mich zu viel verwundet. Ich will nichts mehr mit ihnen zu tun haben, ihnen nicht mehr die Gelegenheit geben, mir weh zu tun. Sie waren und sind völlig unfähig, meine Bedürfnisse zu verstehen. Überall, wo ich mich hinwende, fühle ich mich verraten«. »Ich bin voll von Ressentiment. Sie beraubten mich meiner Kindheit. Ich konnte ihnen nie meine Gefühle mitteilen. Meine Mutter quälte mich dafür, dass ich ich selbst war«. »Verzweifelt will ich, dass sie mich lieben, und es schmerzt zu sehr, dass sie mich nicht lieben können. Sie sind unmenschlich und unfähig zu geben«. »Sie wollen nicht meine Ge-

> fühle annehmen (validate my emotions): ›Was du fühlst, ist nicht wirklich. So ist es nicht. Du musst sein, wie wir es wollen.‹ Wenn ich unglücklich bin, heißt es: ›Das ist nicht wahr. Sei ein Mann!‹ Ich gehöre nicht mehr zu ihnen, ich will nicht mehr mit ihnen sprechen. Ich schere mich nicht mehr um sie. Sie hielten Schuld wie eine Guillotine über meinem Kopf.«

Trotz ist seine letzte Abwehr gegen Scham und Verzweiflung – er ist Ausdruck eines nagenden, an ihm fressenden Ressentiments, eines Gefühls der Ungerechtigkeit und der Entehrung. Nicht anerkannt, nicht gehört, nicht in seiner Individualität gesehen, erkannt, geachtet zu werden, so seiner Identität beraubt zu werden – das *Trauma der Seelenblindheit* –, das schafft Scham und Entehrung, es bewirkt ein nagendes Gefühl der Entrechtung und damit des Ressentiments.

Dieses Gefühl des Ressentiments, des erlittenen Unrechts und Grolls: »Ich bin betrogen worden«, zusammen mit dem Wunsch: »Durch List und Gewalt kann ich das Gleichgewicht des Rechtes wiederherstellen; ich nehme mir schließlich nur, was mir ohnehin von Rechts wegen zugehört«, ist eine der ganz zentralen, weitgehend unbewussten Fantasien. Diese Fantasien aber bilden die Brücke zwischen dem manifesten neurotischen Leiden und den verborgenen, pathogenen, unbewussten Konflikten, die die eigentliche, der Psychoanalyse zugängliche Form der Kausalerforschung darstellen.

Beschreibung und Analyse des Ressentiments

Das Ressentiment ist nicht einfach ein Synonym für Enttäuschung oder Zurücksetzung, für Scham oder Neid, für brennende Eifersucht und Rachgier – obwohl alle diese hineinspielen und ihm wohl auch als breite Basis zugrunde liegen –, sondern es ist das Ungerechtigkeitsgefühl, »the sense of unfairness«, was mir dabei als ganz wichtig vorkommt. Je stärker der Gerechtigkeitsanspruch, desto höher die Ansprüche, wenigstens ursprünglich, auch sich selbst gegenüber, damit aber auch das Rechtsverlangen gegenüber dem Andern. Damit ist auch das Tadeln, das »blaming«, ein integraler Teil des Ressentiments. Die Schuldzuschreibung, das Vorwerfen ist ganz wesentlich im Ressentiment verwurzelt. Dieses führt zur Verkennung der psychischen Kausalität. Es schmiedet äußeren und inneren Konflikt zur

Anklage des Zukurzgekommenseins und der Zufügung von Schmerz und Schmach um.

Das Ressentiment wird von Scheier (1955 [1915]) als eine »seelische Selbstvergiftung« beschrieben, »die durch die systematisch geübte Zurückdrängung von Entladungen gewisser Gemütsbewegungen und Affekte entsteht«. Ihm liegen »*Rache*gefühl, *Neid*, Scheelsucht, Hämischkeit, Schadenfreude und Bosheit« zugrunde, doch führen diese nur dann zur Ressentimentbildung, wenn »ein noch ausgeprägteres Bewußtsein der *Ohnmacht* ein solches Handeln oder einen solchen Ausdruck hemmt« (S. 38–41).

Was dabei aber sowohl von Nietzsche wie von Scheier entscheidend ausgelassen wird, ist der Bezug zum Gerechtigkeitsgefühl. Das Ressentiment besteht recht eigentlich in der Überzeugung, dass einem *Unrecht* geschehen sei. Dieses verletzte Rechtsgefühl kann aber doch nur dann auftreten, wenn der Wert der Gerechtigkeit, in welcher Form auch immer, angenommen worden ist. Gerechtigkeits- und Ungerechtigkeitsgefühl beziehen sich immer auf einen Vergleich, und Vergleich bedeutet psychodynamisch einen Wettstreit, eine Rivalität. Dieses Zusammenwirken verschiedener Motivkräfte bedingt ein weiteres wesentliches Element – das der *Maske*, die Verstellung, die Lüge, die Täuschung. Dies gilt besonders auch für seine verinnerlichte Form, wenn es infolge seiner verhassten Bedeutung ganz vor der Selbstbeobachtung verhüllt wird.

Eine weitere Eigenschaft scheint allgemein zum Ressentiment zu gehören; gerade wegen des verletzten Rechtsgefühls geschieht es, dass die dabei verspürte Bitterkeit und Rachsucht verallgemeinert und vom ursprünglichen Gegenstand auf Ersatzobjekte *verschoben* wird. Tatsächlich ereignet sich dies so weitgehend, dass man ebenso wohl über die *Stimmung* (mood) und *Haltung* (attitude) des Ressentiments sprechen kann wie über den Affekt.

Es sind also fünf Gruppen von Qualifizierungen, die diesen zusammengesetzten Affekt des Ressentiments ausmachen: 1) aggressive Wünsche und Gefühle, v. a. Neid, Eifersucht und Rachsucht; 2) diese wurden durch eine wahrgenommene Verletzung der Gerechtigkeit geweckt und setzen die Überzeugung von der Wichtigkeit des Wertes der Fairness voraus; 3) das Gefühl der Machtlosigkeit, der Hilflosigkeit, die in diesen aggressiven Impulsen enthaltenen Ziele, nämlich das Gleichgewicht der Gerechtigkeit wiederherzustellen; 4) das Bedürfnis, den Neid und die Rachgier hinter einer Maske der Unschuld zu verstecken, damit die Notwendigkeit der

Täuschung und der Lüge, nicht nur anderen, sondern auch ganz besonders sich selbst gegenüber; und 5) die Bereitschaft, den Sinn des erlittenen Unrechts zu verallgemeinern und den Rachewunsch auf andere Gegenstände zu verschieben, wobei beide sich zu einer ganz allgemeinen Stimmung und Haltung ausweiten.

Dabei scheint mir das Entscheidende *das im Überich investierte Ressentiment* zu sein, eine mächtige Figur der Abwehr, die als solche die gesamte Familie, nicht nur das Individuum heimsucht. *Das Ressentiment ist wie ein Gespenst, das die Generationen in Scham und Hass aneinanderbindet.* Es ist der *Geist des rächenden inneren Richters, der das Absolute verlangt.*

So gewinnt man bei manchen Patienten den Eindruck, als ob ihr Gewissen zu einem bösen Zwerg geworden wäre, der wie die mythische Figur des Zwergen in Per Lagerkvists Novelle *Dvärgen* unablässig nach Strafe und Rache schreit, eine Gewissensfigur, die alles, was mit Liebe und Sexualität zu tun hat, zerstören muss und von den analen Zielen wie Macht, Besitz und Rache besessen ist; eine kleinliche, rachsüchtige, innere Gestalt, das präödipale, besonders anale, in absoluten Gegensätzen denkende Über-Ich.

Es ist das Böse, das sich in den Mantel des guten Gewissens kleidet und gewöhnlich fest davon überzeugt ist, dass es stets das Gute will und schafft und das absolute Recht auf seiner Seite hat. In seinem Ursprung ist denn das Böse auch das: die Macht des anal-sadistischen Gewissens, die sich der Aggression wie der Macht- und Selbstsucht – in verhüllter Form – im Dienste gegen das eigene Ich bedient. Die Einsicht in die tiefe Doppelheit unseres Lebens wird außer Kraft gesetzt. Nun gibt es nur noch diese *absoluten Dilemmata des Entweder-oder*, diese Postulate unbezweifelten Rechtes gegenüber radikalem Unrecht, die *mythische Spaltung* der Welt in absolut Gut und absolut Böse. Diese Absolutheit und Unversöhnlichkeit, diese Einseitigkeit verbündet sich mit der aus der Scham stammenden Rachsucht und dem Hass und wird dadurch zum Dämon der Vernichtung.

Der Scham des Verraten-worden-seins und der Entehrung versucht man dadurch zu begegnen, d. h. das Ressentiment soll dadurch beseitigt werden, dass man sich der Macht bemächtigt und die Rache auszuüben unternimmt, um die gestörte Gerechtigkeitsbalance wiederherzustellen. *Das Ressentiment führt daher zu einer Rache, die sich in den Mantel der Gerechtigkeit hüllt.* Das Gefühl der Ungerechtigkeit schafft in immer weiteren Kreisen stets neues Unrecht.

Das Böse wird erkennbar als *die entfesselte Macht des Gewissens* – die *Nach-außen-Wendung der Macht-, Selbst- und Rachsucht,* welche *zur Bildung des archaischen Über-Ich*, des aus der archaischen Scham herauswachsenden Über-Ich, zu Beginn so mächtig beigetragen hat.

Die »kontramasochistische« Einstellung

Doch bleibt es oft nicht bei dieser Sequenz von Scham, Neid und Ressentiment. Etwas ganz Entscheidendes gesellt sich hinzu: die Sexualisierung, der eigentliche Masochismus. Ich möchte hier zunächst kurz dessen Formen anführen: 1) den *»äußerlichen Masochismus«*: die wichtigsten mitmenschlichen Beziehungen zeigen eine stark masochistische Färbung; sie sind ein Suchen nach quälenden Partnern; 2) den *»innerlichen oder moralischen Masochismus«*: die Quälerei ist v. a. gegen das Selbst gerichtet, und zwar wird sie ausgeübt durch das Gewissen; 3) den *»sexuellen Masochismus, die masochistische Perversion«*: die sexuelle Befriedigung ist an symbolische oder wirkliche Qual und Erniedrigung gebunden; 4) *»den durch eine sadistisch-narzisstische Fassade verdeckten Masochismus«*: was als gegen außen gerichtete Grausamkeit und Selbstsucht erscheint, verbirgt das Ausagieren einer masochistischen Kernfantasie.

Dabei finden wir die folgende dynamische Schichtung: Der Kern wird eindeutig nicht etwa von der Perversion, also der dritten Form, gebildet, die ja ursprünglich dem ganzen Problemkreis den Namen verliehen hat. Vielmehr erscheint die Perversion als eine grandiose Abwehrstruktur gegen die Über-Ich-Problematik, ganz ähnlich wie es Symptomkreise von Drogensucht und multipler Persönlichkeit sind. I. a. W. dient die Verknüpfung von sexueller Befriedigung, v. a. mit Erniedrigung und gewöhnlich im Spiel inszenierter Quälerei, dem Schutz gegen die Schwere und Komplexität des moralischen Masochismus, insbesondere als Folge von Konflikten innerhalb des Über-Ich: als Scham-Schuld-Dilemmata und als Loyalitätskonflikte. Dasselbe gilt für den äußeren Masochismus: Die Suche nach quälenden Partnern ist ein Ergebnis der Wiederveräußerlichung eines inneren Konfliktes, und zwar eben ganz vordringlich eines quälenden Über-Ich-Drucks.

Die vierte Form, der Kontramasochismus, die narzisstisch arrogante Haltung, und oft die Brutalität, die rücksichtslos grausame Durchsetzung der eigenen Ansprüche, dient in verhohlener, oft erst nach langer analytischer Arbeit zu Tage tretender Weise der Verhüllung einer masochistisch-perversen Kernfantasie und damit indirekt wiederum des moralischen Masochismus.

Die Rolle des Allmachtswahns im Masochismus

> »A défaut d'un amour pur et sacré, qui remplit la vie, cette soif du pouvoir peut devenir une belle chose ...« (»Fehlt es an einer reinen und heiligen, das Leben erfüllenden Liebe, kann diese Machtgier eine schöne Sache werden ...« (Balzac, *Père Goriot*, S. 236).

In der dynamischen *Erklärung* wird seit Langem besonderes Gewicht auf den der masochistischen Pathologie innewohnenden *Narzissmus* gelegt, insbesondere in den Arbeiten des Ehepaars Novick. Schon 1947 bemerkt Berliner Folgendes zum überaus wichtigen Thema des »Allmachtswahnes« – wie er später von den Novicks genannt wurde – als einem Teil der masochistischen Dynamik:

> »Die folgenden beiden Kräfte und ihr ambivalentes Zusammenspiel sind für die große Hartnäckigkeit des masochistischen Charakters verantwortlich: das Bedürfnis für die Liebe von einem versagenden Objekt und der Trieb, das Objekt zu bestrafen. Der geliebte Partner oder sein Stellvertreter, der bestraft werden soll, muß provoziert und in den Fehler versetzt werden, während gleichzeitig die Illusion, von ihm geliebt zu werden, aufrechterhalten werden muß. Es ist dieses *magische, jede Realitätsprüfung verunmöglichende Denken*, das die Krankheit so unzugänglich macht.«

In mehreren Vorträgen habe ich die Bedeutsamkeit der Fantasie von der magisch-allmächtigen Verwandlung der Wirklichkeit durch die Reinszenierung von Leiden, Hilflosigkeit und Passivität beim schwer Traumatisierten betont, nämlich in Gestalt der masochistischen Kernfantasie. In meiner im Jahrbuch erschienenen Arbeit über die Analyse einer masochistisch-fetischistischen Perversion sprach ich vom »Traum des Alchemisten« – von der beim Masochismus zentralen Bedeutung der magischen Transformierung von Angst und Schmerz in Lust, von Scham in Triumph, von Einsamkeit und Kälte in Liebe und Verbundenheit – und wie das alles in Wirklichkeit umsonst, vergebens ist.

Im Hinblick auf die Frage der Allmacht als Schutz in der Fantasie gegen die verheerende Hilflosigkeit aufgrund von »Seelenblindheit« und »Seelenmord« finden wir im Artikel des Ehepaars Novick von 1991 Folgendes.

> »Bei der masochistischen Phantasie handelt es sich um mehr als um Allmacht, aber der Allmachtswahn ist ein notwendiger Teil davon. Die klassische Ansicht ist die, daß das Versagen der Allmacht das Kind dazu zwingt, sich der Wirklichkeit zuzuwenden. Unserer Ansicht nach ist es hingegen das *Versagen der Wirklichkeit, das das Kind dazu zwingt, sich Allmachtslösungen zuzuwenden.*«

In diesem Zusammenhang möchte ich meine besondere Aufmerksamkeit der *narzisstischen* Kernfantasie widmen: »Wenn die Grenzen verwischt, die Unterschiede aufgehoben, die Schranken übertreten werden, kann ich Erlösung und Befreiung erlangen.« Die ganze narzisstische Fantasiewelt der Überwertung, der Grenzüberschreitung, der Größenansprüche und Idealisierung ist v. a. ein Versuch, ein überwältigend strenges Über-Ich zu überwinden, gerade auch der Hilflosigkeit vor dem inneren und äußeren Richter in magischer Weise Herr zu werden.

Teil dieser wichtigen Allmachtsfantasie ist die der Rettungsmission: Um nicht mehr hilflos zu sein, zieht man es vor, sich selbst die Schuld an der Schreckenssituation zuzuschreiben und die Aufgabe in der Identität eines Erlösers zu suchen.

Dabei fällt mir besonders stark auf, wie es die verinnerlichten, elterlichen Erwartungen sind, die Träger dieser Größenfantasien sind, Träger gerade auch des *Neides der Eltern*, wobei es sich sowohl um den Neid der Eltern auf das Kind wie um den Gebrauch des Kindes zum Zweck der neidvollen Ansprüche der Eltern gegenüber der Außenwelt, besonders der weiteren Familie handeln kann. Dies ist ein unlösbarer Widerspruch für das Kind. Um dem ersten Teil zu genügen, sollte es auf allen Erfolg verzichten: »... das erfolgreiche Kind sieht sich oft vor der drohenden Gefahr, den unbewußt gewünschten, von Neid getriebenen Kindsmord in einer oder anderer Form zu erleben«; es handle sich um »den wirklichen Neid auf das Kind, die der eine oder der andere Elternteil empfindet« (Schafer, 1988). Um dem zweiten Anspruch Folge zu leisten, ist kein Erfolg groß genug. Dann ist es weniger die eigene Grandiosität als die übersteigerte Forderung, die man zu erfüllen hat.

Mit dem Familienmythos der zu hohen Erwartungen, der versuchten

Verwirklichung einer neidgetragenen Familienfantasie, geht natürlich die Entwürdigung des realen Selbst einher, und damit die ganze vertraute Welt der Schamfantasien, wie auch die Gefühle, alle schauen auf einen, durchschauen einen, sehen einen mit Hohn und Spott und Verachtung an – bis zu Beziehungsideen: »Alle tuscheln über mich und wissen von meiner Schande. Ich bin nicht wie andere Leute, sondern dumm.« Ein Patient sprach, in einer masochistischen Version, von seinem Ikaros-Traum: zu fliegen, den Neid der Götter zu versuchen und dann abzustürzen.

Als Gegenfantasien *narzisstischer* Macht, eben als Anti-Scham-Strategie in der Fantasie, finden sich Schutz- und Allmachtsfantasien wie die, Roboter, Strahlen, mächtige Tiere oder Gottheiten, heute namentlich auch Fremde aus anderen Welten, von fernen Sternen als Verbündete und Helfer zu haben.

Die meisten dieser Zusammenhänge verdichten sich im folgenden Fall, der v. a. auch die Dynamik der vierten Form des Masochismus, der »kontramasochistische Haltung«, illustriert.

Die Geschichte eines Mörders

Bei mir war vor recht langer Zeit ein etwa 30 Jahre alter Patient, Andreas, etwa vier Jahre lang in zunächst sporadischer, später in intensiverer und regelmäßiger Psychotherapie. Er war ein stämmiger, großer, aber etwas vornübergeneigter Mann, mit Schnurrbart und flackernden Augen. Er meldete sich in unserem Methadonprogramm, als seinem Arzt, der ihm seit Jahren freizügig Dosen von Narkotika verschrieben hatte, von den Behörden das Handwerk gelegt worden war. Er wollte mich aber speziell sehen, da er unter schweren Angstanfällen und Schlaflosigkeit litt.

In Bezug auf seine unmittelbare Vorgeschichte äußerte er: »Ich habe niemals gestohlen. Entweder erhielt ich meine Drogen von einem Arzt, oder ich arbeitete auf dem Bau oder in der Werft. Zuvor war ich im College, aber ich brach das Studium ab und arbeitete eine Weile als Computer-Programmierer.« Dann fügte er fast beiläufig hinzu: »Ich muss Ihnen noch etwas sagen – etwas, das mich verfolgt, und mein Leben ist seither nie mehr richtig geworden – noch war es das zuvor: Als ich 19 Jahre alt war, tötete ich jemanden.«

Dann teilte er mir, allmählich und stückweise, teilweise schriftlich, seine Lebensgeschichte mit:

»Ich bin der Jüngere von zwei: Meine Schwester ist zehn Jahre älter als ich. Ich zweifle, ob mein Vater je anders als ein mürrischer, ungehaltener und chronisch kranker, ja verkrüppelter Mann gewesen ist. Doch eine nörglerische Frau und ein völlig verhasster Beruf hielten ihn davon ab, sich ausschließlich mit seinem anderen Unglück zu befassen. Obgleich meine Eltern einander physisch nie schlugen, stritten sie doch heftig oder grollten sich in Schweigen. Als ich vier oder fünf Jahre alt war, wurde der Nachbar im nächsten Haus, ein Spielfreund von mir, vor meinen Augen getötet: Als wir miteinander vor unserem Haus spielten, überfuhr ihn ein Lastwagen. Ich hatte noch keinen richtigen Begriff vom Tod; aufgeregt rannte ich die Straße hinunter, begeistert, dass etwas Wichtiges und Aufregendes geschehen war. Später habe ich mich vielleicht darüber unglücklich gefühlt, aber nicht zu dem Zeitpunkt, soweit ich mich entsinne.

Als ich sechs Jahre alt war, stahl ich eine Flasche von einem Coca-Cola-Wagen, wurde erwischt und zweifellos bestraft. Ich kann mich noch gut an die Angst und die Scham bei dieser Szene erinnern.

Von sehr frühem Alter an, vielleicht drei, habe ich die Erinnerung an ein Geschehnis, das in mir Faszination und Erregung auslöste. Ich erinnere mich an das erste Mal, als ich das im elterlichen Schlafzimmer befindliche Radio bemerkte. Es war natürlich schon immer dort gewesen, und ich bin sicher, dass ich es schon früher hatte spielen hören, aber zuvor hatte ich nie die Verbindung gemacht zwischen dem Radio und etwas Belebtem. Ich war davon überzeugt, dass eine kleine Person darin war, und ich erinnere mich an die Aufregung, die ich darüber spürte. Dieses Gefühl der Erregung, so wie ich mich entsinne, war sehr mit dem verwandt, was ich jetzt als *sexuelle Erregung* bezeichnen würde. Ich bin überzeugt, hätte ich den kleinen Kerl im Radio packen können, hätte ich ihm *Schmerz zugefügt*. Das Bild einer Katze, die mit einer Maus spielt, kommt mir in den Sinn.

Doch dabei ist es seltsam, dass die Idee des Quälens eines Tieres, auch einer Maus, mir widerwärtig und aufwühlend ist, während der Gedanke menschlichen Schmerzes eine emotionelle Reaktion hervorruft, die sich irgendwo zwischen Indifferenz und *perverser Neugierde* befindet. Natürlich beziehe ich mich auf eine abstrakte Situation. Wäre die leidende Person ein Freund oder ein Verwandter, wäre meine Reaktion bestimmt typisch.

Natürlich gelang es mir nicht, den kleinen Mann im Radio zu fangen; doch manche Jahre hatte ich die Fantasie, kleine Menschen gefangen zu nehmen und sie in Vogelkäfigen einzusperren.

Ein frühes Erlebnis beim Spielen ragt in meiner Erinnerung als etwas

Seltsames, wenn nicht Bizarres heraus. Während ich mit Spielzeugsoldaten spielte, fantasierte ich jeweils, dass ich *von den Feinden gefangen genommen worden sei und gefoltert* würde, bis ich die Geheimnisse verriete. Die *Fantasielust* stammte dabei aus zwei Quellen: aus dem körperlichen *Schmerz* und von der Idee der Tapferkeit, dass ich dem Schmerz mannhaft die Stirn bot. Ich malte mir auch aus, dass die Frau, die gegenüber wohnte, wirklich meine Mutter wäre. Ich stellte sie mir als eine *grausame, sadistische Frau vor, die Prügel verabreichte.*«

Im Alter von acht Jahren wurde Andreas von einem jüngeren Mann zur Fellatio gezwungen – ein traumatisches Erlebnis, das er erst viel später in der Therapie erwähnte.

»In der ersten und zweiten Klasse wurde ich des Wortes ›Klaustrophobie‹ gewahr, oder eher, wenn auch nicht des Wortes, so doch des Begriffes. Ich geriet in Panik, wenn ich mich in einem kleinen Raum eingeschlossen fand und nicht herauskommen konnte, oder wenn ich beim Ringen niedergehalten wurde und den Griff nicht sprengen konnte.« Deshalb »überfuhr« er andere sehr gern beim Fußballspiel, geriet aber in derart große Angst und Wut, wenn er selbst »überfahren« wurde, dass er schließlich alle Arten von Sport aufgab – da er befürchtete, er könnte den blindrasend angreifen, der ihn gegen den Boden presste. Dennoch habe er zwischen acht und 15 eine gute Lebensperiode gehabt, findet er.

Doch geschah es zur selben Zeit, dass die Sonn- und oft auch die Werktage mit einer Stimmung der Sinnlosigkeit, der Trauer und des Verlorenseins erfüllt waren. Viel später beschreibt er es so: »Ich erlebe das Leben nur in *tragischen Situationen* – als ob ich eine Novelle erschüfe. Ich weiß nicht, wie viele Kinder sich so fühlen. Doch schon mit acht oder zehn Jahren, wenn ich ganz für mich am Samstag- oder Sonntagmorgen herumwanderte, hatte ich diese einsame, unheimliche Stimmung. Und dass ich diese gern hatte, das war entscheidend, sonst hätte ich sie vermieden. Es gibt diese perverse Faszination: durch das Ghetto zu wandern, Betrunkene zu sehen, Whiskey-Flaschen in den Seitengassen, den Blues zu hören. Es klingt sentimental, aber ich spürte ein inneres Weh, etwas Merkwürdiges, Unheimliches, einen Schmerz und eine Trauer, die die Luft erfüllten. Ich war von Sinnen, doch mit 15 begann ich in meiner Freizeit, im Ghetto Rechnungen für einen Juwelier einzutreiben, mit Provisionen von 40 Prozent, denn das Geld war ohnehin schon als verfallene Schuld abgeschrieben worden. Trieb ich mich so herum, gab ich jener Traurigkeit nach. Sie zog mich an – sie zog mich zum Alkohol und zu den Drogen. Sie war ganz bestimmt einer der Gründe dafür, warum ich schließlich zum Süchtigen wurde. Wenn Ihnen jemand vormacht, es gebe *einen* Grund, warum jemand Drogen nehme, ist er ein Narr. Wir haben vielleicht acht oder mehr Gründe gefunden, und jeder war ein Teilfaktor und wahr.«

Mit etwa 15 Jahren geriet er an eine herumschweifende Bande recht wilder »Freunde«. Als sie einmal mit Schneebällen angegriffen wurden, stürmte einer von ihnen, das »Wölflein«, hervor und erstach zwei der »Angreifer«. Zu der Zeit war Andreas nicht mit dabei, sondern gelangte kurz danach auf den Schauplatz der Untat. Das »Wölflein« kam für vier Jahre ins Gefängnis.

Mit 16 bzw. 17 Jahren hatte er sich etwas Geld dadurch verdient, dass er sich als *homosexueller »Straßenwanderer«* anbot und von Männern in achtbarer Stellung »abgesogen« wurde, von Polizisten und Ärzten. Plötzlich verließ er die Schule, verwickelte sich in mehrere homosexuelle Verhältnisse und schloss sich wieder der alten Gruppe von Freunden an, zu denen bald auch wieder das »Wölflein« gehörte. Zu der Zeit war Andreas nun 19 Jahre alt geworden. Eines Abends hatten sie zu dritt Gruppensex mit einem Mädchen in einem Clubroom. Sie spottete, dass einer der drei kein »guter Liebhaber« gewesen sei. Das »Wölflein« fühlte sich ausgelacht, gab sich bedroht und gedemütigt, versuchte, einen Streit mit Andreas anzufangen und spuckte ihm schließlich ins Gesicht, da Andreas sich weigerte, ihn nach Hause zu fahren. »Er wollte sehen, dass ich mich vor ihm fürchtete, dass er den Respekt bekommen sollte, den er, wie er glaubte, vollauf verdiente, nachdem er schon zwei Menschen getötet hatte. Dass ich nicht auf der Stelle zurückschlug, als er mich anspuckte, war dem Umstand zuzuschreiben, dass ich mich *von Scham völlig betäubt* fühlte, wirklich wie gelähmt; dies war das einzige Motiv für das, was folgte.« Ungefähr eine Woche später stießen die beiden aufeinander und das »Wölflein« sagte Andreas: »Du bist okay, es tut mir leid; ich meinte nicht, was ich sagte.« Merkwürdigerweise war diese halbe Entschuldigung der Wendepunkt für Andreas; nun war er überzeugt: »Jetzt hat er sich mir gegenüber schwach gezeigt – jetzt kannst du dich an ihm rächen! Das kurze Zeichen seiner Schwäche war so widerlich.« Dieser Ekel und die Verachtung traten in ihm zur lang aufgestauten Scham und Wut hinzu. Eine Woche später forderte ihn sein Gegner zum Kampf heraus und verspottete ihn als Feigling. Andreas weigerte sich, begab sich aber dann nach Hause, nahm einen Revolver mit acht Kugeln, fuhr ziellos durch die nächtliche Stadt, voll Angst, er könnte seinen Feind finden und in Furcht vor seiner eigenen Wut; absichtlich vermied er Stellen, wo er auf das »Wölflein« stoßen konnte.

Endlich, beim Morgengrauen, traf er fast zufällig – wenigstens ist das so, wie er es selbst später sehen wollte – auf seinen Gegenspieler, als dieser nach einem anderen Barkrach aus einem Lokal heraustaumelte. Ich zitiere im Folgenden Andreas so, wie er mir das Ereignis erst nach vier Jahren von Psychotherapie erzählte:

»Das Wölflein und sein Gegner kamen eben heraus und waren bereit, miteinander zu kämpfen. Ich war nicht aufgeregt; ich zitterte nicht einmal. Ich hatte mich davon überzeugt, dass ich mir gestattete, so verrückt zu sein, wie ich konnte. Ich schoss ihm zweimal durch die Brust. Es überraschte mich selber. Es war unglaublich. In jeder derartigen Emotionslage verändert sich die Zeit, sie scheint in einem anderen Tempo zu verlaufen. Es war wie ein langsam ablaufender Film, Bild für Bild, aber zehn Sekunden erschienen wie die Zeit eines Lebens. Mein erstes Gefühl war Humor, Überraschung; es klingt schrecklich. Ich dachte, er spiele bloß. Er begann zu schwanken, schien es schlimmer erscheinen zu lassen, als es wirklich war, übermäßig dramatisch. Und jeder Moment war wie ein Strobe-Licht. Ich sehe noch immer jede Szene gesondert. Zuerst war es lustig. Dann stürzte er gegen mich, und ich fürchtete, er könnte auf mich fallen, und ich wollte ihn abwehren und versuchte, wieder zu schießen, aber ich hatte keine Kugeln mehr. Ich war verdutzt: Ich hatte ja acht Kugeln bei mir gehabt, und ich hatte nur zwei verschossen. So ging ich zurück zum Auto, um nach den anderen Kugeln zu sehen, aber konnte sie nicht finden. Dann ging ich geradewegs heim, um mir mehr Kugeln zu holen. Ich nahm überhaupt nicht an, dass er schon tot sein könnte. Es war ein Gefühl der Unwirklichkeit, wie ich nach Hause fuhr – kein Bedauern, keine Emotion, nichts. Das Einzige, was ich im Sinn hatte, war, mehr Kugeln zu holen. Ich rannte in die Küche, nahm ein großes Metzgermesser und steckte es mir in den Gürtel. Jetzt ging ich wirklich auf totalen Krieg aus – dass ›es‹ jetzt geschehen werde, nicht dass ›es‹ schon geschehen war. Was alles vollständig änderte und mich plötzlich innehalten ließ, war dies: Meine Mutter hatte mir Essen bereitgestellt, mit einer Notiz. Das machte mich krank! Ich kam plötzlich zur Besinnung, es brachte alles in seine Proportionen zurück: ›Jemand liebt dich, jemand zeigt dir menschliche Freundlichkeit! Zum Teufel, was habe ich getan!?‹ Das war Realität für mich: dass das Essen für mich bereitgehalten wurde, und ich wurde mir bewusst, was ich begangen hatte. Ich ging mit dem Auto zurück und schaute mir an, was geschehen war. Der Ort war umringt von Polizei. Ich fuhr einfach vorbei. Niemand bemerkte mich. Ich wusste nicht, wohin ich gehen sollte. Ich hatte keinen Wunsch, davonzurennen. Dann sagte ich mir: ›Du hast nicht falsch gehandelt, sondern warst im Recht.‹ Ich überzeugte mich mehr und mehr davon. Dann dachte ich daran, mir einen guten Rechtsanwalt zu beschaffen, und dass ich acht oder neun Jahre ins Gefängnis gehen müsse und dort viel lesen könne. Doch dann setzte diese Furcht ein, dass ich eingesperrt sein werde, die alte Klaustrophobie. Daher rannte ich weiter. Doch dann sagte ich mir: ›Zum Teufel, damit kann ich wohl fertigwerden. Oder es steht mir immer frei, mich umzubringen, wenn es zu schlimm wird. Das ist kein Problem.‹ Ich war nun völlig furchtlos und unbesorgt. Zu sterben hatte absolut keine Bedeutung. Nach mehreren Stunden des Herumfahrens ging ich auf die Polizeistation und sagte ihnen, dass ich den Kerl erschossen hatte. Zunächst wollten sie mir gar nicht glauben. Sie hatten bereits jemanden für das Verbrechen verhaftet! Es war der Geselle, mit dem das Wölflein sich gezankt hatte und der, nachdem ich das Wölflein erschossen hatte, auf und davon gerannt war. Hätte ich mich nicht selber gestellt, wären er und die Polizei in Schwierigkeiten gewesen. Als ich in das Zimmer trat, wo der Kerl saß – ich habe zeitlebens niemals jemanden so erleichtert gesehen –, schrie er: ›Das ist er, das ist er!‹ Es war wie ein Film. Er hätte sehr wohl für die Tötung verurteilt werden können.«

Vor Gericht wurde er ein Jahr später wegen »zeitweiligen Wahnsinns« freigesprochen und in eine Institution für Kriminell-Wahnsinnige verbracht. Doch dort wurde er als nicht geistesgestört beurteilt, paradoxerweise daher nach einem Jahr aus dem Gefängnis entlassen, und er kehrte zu seinen Collegestudien zurück. Bald überwältigten ihn jedoch von neuem seine Verstimmungen in Form von Leere, Langeweile, Stumpfheit, Einsamkeit und Trauer. Auch empfand er sich sehr als Außenseiter, nicht am rechten Ort, bei den »normalen« Studenten unbehaglich. Während dieser dunklen Zeit verheiratete er sich.

Damals gab es zwei Arten von Abenteuern, die das Leben wieder interessant und wertvoll machten: eine homosexuelle Liaison und das Einnehmen von Narkotika. Diese beiden durchbrachen gerade wegen ihrer »Falschheit« die leere, traurige Stimmung. Er verließ das College; die bewussten Gründe dafür waren nicht so sehr die Gefühle wegen des Verbrechens, sondern dass er tief mit einer homosexuellen Beziehung und anderen »Reizen« (excitements) beschäftigt war. Teilweise empfand er starke Scham deswegen. Ein ähnlich konflikthaftes Problem war für ihn, dass er zum Drogenabhängigen geworden war: Zuerst bedeutete es für ihn einen Triumph. Die Gesetze der Gesellschaft zu brechen wurde als siegreiche Tat erlebt: »Heroin war der Zement, der eine geheime Gruppe von Leuten zusammenband, wie eine Verschwörung. Es gab meinem Leben die Würze. Nun war ich nicht mehr allein, kein Außenseiter mehr, sondern konnte freundlich und freundschaftlich sein. Plötzlich fühlte ich mich sehr speziell und hatte die Kontrolle.« Aber dieser Triumph verwandelte sich nur zu bald in eine erniedrigende Abhängigkeit. Die Rauschgifte hatten mancherlei Funktionen, neben dem Überschreiten der Gesetze der Gesellschaft in trotziger Herausforderung. Sie vermochten auch die Scham über seine homosexuellen Neigungen, über seine soziale Niederlage, sein passiv-abhängiges Dahintreiben zum Verstummen bringen. Sie linderten seine Verzweiflung und seine Einsamkeit in der Schuld. Doch am allermeisten beruhigten sie die Anfälle von Panik und Grauen, von Verlockung und Verführung, und wirkten vorbeugend gegen das Aufwallen von mörderischer Wut und schuldbedingter Selbstzerstörung – alles Dinge, die ihm merkwürdig und sonst unkontrollierbar erschienen. *Jedes Mal, wenn er sich von den Narkotika zu lösen versuchte, wurden Angst und gewalttätige Wut unerträglich und gerieten außer Kontrolle.*

Die folgenden acht Jahre nahm er nun ständig, natürlich illegal, Heroin und Dilaudid, später Methadon; währenddessen arbeitete er unregelmäßig als Stundenarbeiter.

Nachdem er in das Programm eingetreten und auf eine stabile Methadondosis eingestellt worden war, ließen die anfänglichen Angstanfälle rasch nach; er hörte nach ungefähr sieben Wochen auf, mich zu sehen, vermutlich v.a. aus Verlegenheit darüber, dass er arbeitslos war und vom Einkommen seiner Frau und von etwas Arbeitslosenunterstützung lebte. Ungefähr ein halbes Jahr später und ohne mich zu konsultieren, setzte er selbst das Methadon ab, ging in eine Drogenheilanstalt und Forschungsstätte, hielt dort aber die Reglementierung und strenge Struktur nicht lange aus, eilte wieder zurück und verlangte, mich zu sehen, um wieder ins Programm aufgenommen zu werden. Zufällig war ich gerade in dem Moment nicht abkömmlich, und man bat ihn, am nächsten Tag zurückzukehren. Er aber fühlte, er könne nicht warten, beschaffte sich auf der Straße Drogen, brach dann in eine Apotheke ein, und zwar in so ungeschickter und dilettantischer Weise, dass er sogleich verhaftet wurde. Die nächsten 15 Monate lebte er unter der Bedrohung des anhängigen Prozesses, arbeitete ein wenig, doch zumeist hockte er einfach lässig herum, kam regelmäßig zu mir in die Stunden, ohne jedoch viel aktive psychotherapeutische Arbeit zu leisten. Alles war Furcht, Hoffnungslosigkeit, Verzweiflung, Passivität, Verstimmung darüber, dass er nicht arbeitete, da er unfähig war, etwas anzufangen, solange er auf den Prozess wartete. Er trank übermäßig, grübelte über seine Selbstzerstörung, seine Ängste vor dem Eingeschlossensein nach und äußerte die Überzeugung: »Jedes Mal, wenn ich die Kontrolle übernehme, bestrafe ich mich fast absichtlich. Dieser *selbstzerstörerische Teil* ist etwas sehr Beschämendes für mich. Ich verstehe ihn nicht, doch war es ebenso beschämend für mich, gut in der Schule zu sein.« *Dem Erfolg musste immer die Notwendigkeit des Versagens folgen*, eine Einstellung von Ekel und Depression. Aber es war auch beschämend für ihn, über diese Probleme mit mir zu sprechen.

Dann, etwa vier Monate nach Wiederaufnahme der Therapie und einer kurzen Arbeitsperiode in den Trockendocks, wiederholte sich beinahe sein mörderisches und tragisches Schicksal: Während einer Zeit der erneuten Arbeitslosigkeit fuhr er spät in der Nacht einige Freunde und einen vormaligen Mitarbeiter, Sleazy, von der Taverne nach Hause. Der letztere beschimpfte den früheren homosexuellen Freund von Andreas. Dieser brach endlich in wütende Worte aus, worauf ihn Sleazy ohrfeigte. Wiederum kam es plötzlich zum *Sprung von der Demütigung zur blinden Wut*. Er sprang aus dem Auto und schlug seinen Gegner mit solcher Wucht ins Genick, dass er seine eigene Hand brach.

Einige Tage danach wurde er zur Arbeit zurückgeholt; man gratulierte ihm für sein mannhaftes Einschreiten gegen einen allgemein verhassten, provozierenden »Bastard«. Zugleich fand er bei seiner Rückkehr heraus, dass mittlerweile einer seiner nächsten Freunde an einer Überdosis gestorben war. Sein früherer Mitarbeiter und jetziger Feind, Sleazy, zeigte sich nicht mehr am Arbeitsplatz, was Andreas so deutete: »Er hatte Angst vor mir. Dies bedeutete: Ich habe die dünne Linie von Respekt zur Furcht überschritten. Ich will nicht, dass er mich fürchtet, sondern nur, dass er mich achtet.«

Er zog sich zurück, aß sein Mittagsmahl allein, brütete über den Tod in großer *Trauer, Einsamkeit und Angst*, den Tod seiner Freunde, seinen eigenen Tod, seinen früheren Totschlag. Angst und das Gefühl, er verliere seinen Verstand, seine Kontrolle, er könnte sich umbringen, bemächtigten sich seiner, und als er jemanden einen Apfel mit einem Messer schälen sah, erschien ihm dies »so symbolisch für Tod und Gewalttätigkeit«, dass er wegrannte. Er hatte ein Taschenmesser, ging zum Wasser, um es hineinzuwerfen, aber schreckte davor zurück, da er sich selbst hineinstürzen wollte. Und doch war er bei alledem weder wütend noch zornig noch sonst wie »aggressiv« – sondern hatte nur schreckliche Angst vor einer unbekannten Kraft in seinem Inneren. Er landete zum Schluss im Hause eines Freundes und nahm eine Valiumpille. Seine *katastrophale Aggression wurde von ihm als eine von außen her kommende Macht erlebt, die durch Demütigung und Einsamkeit mobilisiert, dann abgespalten wurde, unerkennbar in ihrem emotionellen Inhalt war, also verleugnet und verdrängt wurde, und die dann doch mit unkontrollierbarer, sinnloser Wucht und Gewalt durchbrach.* Selbstmord und Mord waren für ihn blutige Wirklichkeiten.

Grübeleien, Tatenlosigkeit, Spielen und Wetten und die Beschäftigung mit mathematischen und Schachproblemen in seinem Kopf füllten das folgende Jahr bis zum Prozess wegen des Einbruchs. Er erkannte die beherrschende Rolle der *Scham* in seinem Leben, namentlich in Bezug auf seine *homosexuellen Impulse.* »Ich habe dieses Bild von mir als männlich, und doch habe ich gleichzeitig all diese homosexuellen Wünsche. Vor dem Totschlag hatte ich eine Episode von Homosexualität; ehe ich begann, Drogen zu gebrauchen, hatte ich eine homosexuelle Episode. Und mit Sleazy ging es wieder um die Homosexualität. Er rührte an meine empfindlichste Stelle. In all diesen Situationen wird meine Wut unbeherrschbar. Ich schäme mich über diese noch immer vorhandenen Wünsche und Handlungen (jetzt in Form von Fellatio mit jungen Männern im Alter von ungefähr 18 Jahren); ich vermag sie nicht mit meinem Bild von mir als Mann vereinbaren. Der Junge gleicht mir, als ich in dem Alter war; *es ist wie eine Spaltung in mir – ein großer Bruder und ein anderes Kind, das sich in Schwierigkeiten befindet.*«

Die homosexuellen Eskapaden waren aufregend, verboten, sehr schambeladen und führten zu schweren Angstanfällen und Schuldgefühlen; und nicht anders ging es ihm mit seiner kindlichen Abhängigkeit und Passivität seiner Frau gegenüber, seinem Wunsch, als etwas Besonderes behandelt zu werden, wie es ihm in seiner Kindheit vonseiten seiner Mutter her geschehen sei, soweit er sich erinnere: nämlich *das Zentrum des Universums* zu sein. Und wieder und wieder: »Da ist ein wildes Tier in mir eingeschlossen. Und wenn ich selbst eingeschlossen werde, dann entsteht in mir die Panik, dass es aus mir ausbrechen würde und ich mich nirgendwohin wenden könnte.«

Dann kam der Prozess. Ich wurde vorgeladen und empfahl dem Richter die Fortsetzung der Psychotherapie und Methadon-Behandlung, es bedeute die einzige Hoffnung für Andreas; eine lange Gefängnisstrafe würde nicht helfen und wohl die Chancen für Rehabilitierung zunichte machen. Der Richter stimmte dem zu.

Erst an diesem Punkt, etwas mehr als zwei Jahre nach Beginn der Behandlung, fing die Psychotherapie wirklich an. Ich stellte ihm ein Fast-Ultimatum: Ich sei mit ihm nur unter einer Bedingung weiterzuarbeiten bereit – dass er seine Studien, in welcher Form auch immer, wieder aufnehme, um seine sehr hohe Intelligenz besser zu nutzen und seine Fähigkeiten mit Geschick in einem Bereich zu nutzen, wo er wirkliche innere Befriedigung fände. Mit einem Staatsstipendium nahm er denn auch seine Studien in Mathematik und Ingenieurswissenschaft wieder auf, wurde innerhalb weniger Monate ein hervorragender Student und war begeistert über sein neues Leben, »glücklicher als je zuvor«, aber auch ängstlich, »was so gut ist, kann nicht währen, etwas könnte passieren – ein Unglück, eine Katastrophe«.

Allmählich öffneten sich die tieferen Bedeutungsschichten und fingen an, die rätselhafte Geschichte zu erleuchten. Das Rätsel bestand darin, wie ein äußerst gescheiter, anziehender, ehrlicher, suchender Mann mit einer sehr netten Frau und zwei Kindern eine Geschichte mit Albtraum auf Albtraum durchlebte: einen Mord, einen nahezu vollzogenen anderen Totschlag, zehn Jahre Narkotika-Sucht, Episoden homosexueller Eskapaden, denen Scham, Depression, Wut folgten, ein Leben voll von düsterer Vorahnung und vernichtendem Schicksal, von Verzweiflung und Grandiosität, von langen Zeiten »fauler« Passivität, abgelöst von Krisen zerstörerischer Raserei.

Wie in einer Detektivgeschichte fügten sich die Stücke des Rätsels zu einer Lösung zusammen – langsam, doch in einer gemeinsamen Arbeit an der Aufhellung.

»Wenn ich über mich nachdenke, über mein Leben, scheint mir alles sinnlos. ... *Es ist, als ob ein Teil von mir gegen mich arbeiten würde*, mich in meinem Denken stoppte. Wieder und wieder habe ich gegen mich selbst gearbeitet. Es ist so, als ob ein Teil von mir es so will, dass ich in allem falsch handle, ein miserabler Versager bin, sogar im Sprechen ... *Dies selbstdestruktive Etwas hat sexuelle Obertöne.* Es ist schwer zu erklären. Jetzt ist es weitgehend durch das Methadon unterdrückt. *Ich spüre es nur, dass diese zwei Dinge irgendwie zusammengehören: selbstzerstörerisch zu sein und dieses sexuelle Gefühl.* Obwohl ich jetzt wie ein Gefangener im Entziehungsprogramm bin, fürchte ich diese Macht der Zerstörung nicht so stark; sie ist durch die Droge kontrolliert.«

Klarer kann man die sexuelle Natur des moralischen Masochismus kaum beschreiben.

Wir näherten uns dem unbekannten *»inneren Dämon«, der alles zerstört.* »Ich erinnere mich an meinen frühesten Traum, einen mit großer Angst; ich war vielleicht fünf. Ein Ungeheuer schaute durchs Fenster im zweiten Stock herein, wo ich schlief. Ich sah aber seine ganz langen Beine vom Boden heraufreichen. Dann blickte ich von einer Brücke herunter und sah ein sehr großes, teddybärähnliches Tier dahinrennen, oder es war ein Lamm; es war ungeheuerlich. Ich erinnere mich nur an das Grauen und das Todesgefühl.«

Ich mache ihn an diesem Punkt auf das überfahrene und zerquetschte Nachbarskind aufmerksam. Er antwortet unverzüglich: »Aber mit dem war nichts Emotionelles. Ich war zu jung, das zu verstehen. Ich regte mich gar nicht auf, ich war nur erregt. Ich konnte nicht warten darauf, es meinen Freunden zu erzählen, als sie aus der Schule kamen, welch spannendes Ding ich erlebt hatte. Ich sehe noch immer das Bild vor mir: Er war schwarz und blau, das Rad war auf ihm. Es war ein Coca-Cola-Wagen an einer Baustelle.« Dies stand nun im Gegensatz zum ersten Bericht, wo der Unfall vor seinem Haus geschehen war. Ich fragte ihn geradeheraus, ob er nicht einen anderen Teil verdrängt haben könnte, die intensive Angst und darauffolgende Wut, die später in der von ihm so sehr betonten Klaustrophobie auftauchten, vor allem wenn man ihn auf den Boden drückte …

»Und es fiel mir überdies ein, dass ich die Cocaflasche von der gleichen Art Lastwagen stahl, an derselben Stelle, und auf eine solche Weise, dass ich sofort erwischt würde. Ich erwartete, bestraft zu werden, aber die Reaktion war gar nicht so streng, wie ich es erwartet hatte. All dies muss im Zusammenhang stehen. Ich denke an den Jungen, der starb, als an einen sehr guten Jungen. Wir spielten sehr viel miteinander. Er teilte seine Spielzeuge mit mir, aber ich wollte nicht die meinen mit ihm teilen. Ich habe daran nie zuvor gedacht, aber er war *mein bester Freund und mein bester Feind*; ich stand so stark in Konkurrenz mit ihm und war so *eifersüchtig* auf ihn. Ich frage mich, ob ich mich nicht *verantwortlich für seinen Tod fühlte*? Es war uns untersagt, auf die Straße zu gehen, aber ich ging trotzdem mit ihm dorthin. Ich wandte mich um und sah den Lastwagen hinter mir. Hätte ich ihm ein Warnzeichen geben können? Ich frage mich, was wirklich geschehen ist.«

Ich ergänze, ich nehme an, das Hauptgewicht liege ganz besonders auf den *Schuldgefühlen*: in der Feststellung, dass seine mörderischen Wünsche sich tatsächlich bewahrheiten können, jenem Jungen und vielleicht auch seinen Eltern gegenüber, und dass wir nun auch die Angst in jenem frühen Traum verstehen können. Das hereinstarrende Ungeheuer sei sein böses Gewissen für seinen Todeswunsch gewesen. Ich verknüpfe es mit seinem lebenslänglichen Bedürfnis, sowohl Aggression wie Selbstbestrafung zu wiederholen, wie er *nie die vom Ungeheuer erwartete Bestrafung erhalte*, nicht für den Tod des Jungen, nicht für das Stehlen der Flasche, nicht für seine Ausbrüche bei seinen Eltern noch für den Mord, und dass er sich noch immer von der Furcht verfolgt fühle, das Monstrum werde ihn einholen. Er ist beinahe betäubt durch die Zusammenhänge, dann fügt er hinzu: »Nach dem Totschlag wollte ich ins Gefängnis gehen und erwartete eine Strafe von sieben bis zehn Jahren, und ich erhielt sie nicht. Stattdessen waren die folgenden zehn Jahre so, als ob ich sie im Gefängnis verbracht hätte: vertan, mit Drogen ... *Ich frage mich, ob ich den Jungen gestoßen habe oder mich mit ihm stritt.* Vielleicht ist es nicht wirklich, aber ich spüre die Schuld.«

»Unterjocht, doch wirklich unterjochend; beherrscht, doch wirklich beherrschend«

Andreas wird sich im Verlauf der Therapie seiner extremen Ambivalenz gegenüber beiden Elternteilen bewusst. Wohl als Ausdruck seiner idealisierenden, beinahe symbiotischen, aber auch tief ambivalenten Übertragung auf mich reagierte er auf eine Reihe persönlicher Krisen meinerseits mit dem erneuten Auftauchen der »Unheimlichkeitsstimmung«, der Fremdheit, des Nichtpassens, des Versagens, der Selbstzerstörung. Ein Traum von einem verwunschenen Haus, ein Junge, der in der Toilette Stuhlgang hat, Andreas schreit vor Schreck. Er kann mir etwas, worüber er sich am meisten schämt, nicht sagen, doch weiß er selbst nicht, was er vor mir verschweigt. Am wahrscheinlichsten bezieht es sich auf die analmasochistischen, homosexuellen Impulse, die er nun von neuem auszuleben beginnt. Wiederum wird etwas außen, in Form von Externalisierung, aus unbekannten inneren Gründen ausgelebt – die *homosexuelle Befriedigung*, der sogleich extreme Verdüsterung und Schuld folgen, »die freudige Spannung zuerst, da ich etwas Verbotenes tue, ohne dass ich ertappt werde, aber dann, dass ich mich darüber so schuldig fühle und so schäme, dass ich es Ihnen zwei Wochen lang nicht sagen konnte. Und ich fühlte mich so miserabel, dachte, ich würde erwischt, das Schicksal würde mich vernichten, und ich würde in der Schule durchfallen.« Ein Blitzlichtbild: »Übelkeit angesichts meines Vaters – dass ich nie wie er werden möchte, sondern wie diese jungen Männer, die ich nachts auflese und an denen ich Fellatio ausübe.« Er bezweifelt seine geistige Gesundheit und Selbstkontrolle und spürt eine tiefe Verbindung zwischen homosexuellen und mörderischen Impulsen, doch versteht er ihren Zusammenhang noch nicht.

Die Verknüpfung besteht im *»Masochismus«*: Er wird sexuell erregt, als er davon hört, dass eine Frau *Kinder mit Gürteln schlägt*, was nun zu einer Mikroanalyse eines wichtigen Teils des Ausagierens führt: »Es ist das gleiche sexuelle Gefühl bei den homosexuellen Wünschen – ... *Ich spiele es ja nur, als ob ich kontrolliert und ausgenützt würde*, und ich veranlasse den Partner, dass er meinen Kopf zu seinem Penis niederzwingt. Würde ich die Kontrolle wirklich einbüßen, würde das Ganze sich sofort in etwas höchst Unangenehmes verkehren. *Ich will masochistisch sein, aber ich will die Situation beherrschen.* Wenn ich die Kontrolle verliere, wenn ein Mädchen oder ein Mann wirklich die Peitsche hervorzieht, werde ich rasend. Es ist paradox: *Ich genieße einen homosexuellen Akt, solange ich vortäuschen kann, dass die Person mich unter ihrer Kontrolle hat und mich zur Fellatio zwingt, dass ich von jemandem unterjocht werde, der stärker ist als ich – aber sobald der andere dies wirklich glaubt, bricht meine Stimmung abrupt zusammen.*«

Er erinnert sich an die fürchterlichen Zwistigkeiten zwischen seinen Eltern. Seine Mutter nahm Sexualität auch als Martyrium hin, genau wie er es selbst mit der ersten Fellatio-Szene im Alter von acht getan hat: *»Er bezwang mich mit so übermächtiger Gewalt; es war damals, dass Masochismus und Homosexualität verschmolzen.«*

Ein Traum: »Dass meine Frau mit jemand anderem Beziehungen hat; es war bittersüße Agonie, ein masochistisches Gefühl, *die Lust im Schmerz, in der Agonie, in der Qual.* Ich beobachtete sie so, wie ich meinen *Vater auf meiner Mutter liegen* sah. Es war schmerzvoll und doch auch merkwürdig lustvoll, ähnlich einem Geschwür im Munde, das man immer wieder berühren muss. Mein Vater war sehr groß, 240 Pfund, wie ein Walfisch, und in den Träumen erfahre ich wieder jene Faszination. Eine andere Fantasie in der Kindheit: *gefesselt zu werden, sodass ich mich nicht rühren konnte, und mit einer Peitsche geschlagen zu werden, aber nur gerade so viel Schmerz zu empfinden, dass es noch lustvoll war*, unter die komplette Beherrschung durch die Macht eines Anderen zu geraten, oder vielleicht eher so, dass ich den Anderen dazu benutze, dass ich die Macht besitze, ihn als Mittelglied zu benutzen, damit ich vollständige Herrschaft über mich selbst besäße. *Gleichzeitig bin ich sowohl vollständig hilflos als auch total Meister über mich selbst.* Und was so selbstzerstörerisch ist: Ich gestatte dieser bittersüßen Lust, mein Leben zu bestimmen.« Die gegenwärtigen *homosexuellen Akte* erscheinen ihm wie Versuche, *das Trauma der erzwungenen Fellatio zu bewältigen.* Mein Eindruck ist, dass sie als Abwehrvorgänge sowohl *Wendung vom Passiven ins Aktive* wie auch *archaische Verdrängung/Verleugnung mit resultierender Spaltung (oder Verdoppelung)* umfassen. Die sowohl mit Angst als auch mit lustvoller Erregung erlebten Szenen des Geschlechtsverkehrs der Eltern, des getöteten Jungen und der erzwungenen Fellatio verwandeln sich von Situationen extremer Passivität, Hilflosigkeit und Ohnmacht in solche, bei denen die Selbstunterjochung bloß gespielt wird, die ihm aber die wirkliche und vollständige Kontrolle und Macht verleihen. Alle diese Erlebnisse kombinieren in sich sexuelle Erwartungsfreude und Faszination mit Akten brutaler Gewalt und Grausamkeit, die masochistisch immer wieder ausgespielt und neuinszeniert, doch gleichzeitig von ihm insgeheim kontrolliert und beherrscht werden; diesen folgen dann zwar Schuld-, Reue- und Schamgefühle, doch zugleich damit eine Entspanntheit und Befreiung von seinem lärmenden Zorn und seiner Streitsucht. Erst dadurch wird er wieder arbeitsfähig! Der Schamteil in diesem Ablauf ist vermutlich der Reaktion auf das Neuabspielen der frühen Szene in ihrer masochistischen Version, der Identifizierung mit der versklavten und kastrierten Mutter zuzuschreiben; während Schuld, Entspannung und Freiheit von Wut seine Antwort auf das Macht- und Kraftgefühl sind, die Identifizierung mit der kontrollierend-kastrierenden, sadistischen Seite des Vaters. So widerspiegelt *die Spaltung im Sinne der Verdoppelung des Selbst die verdrängte doppelte Identifizierung mit dem sadistischen Vater und der masochistischen Mutter in der Urszene und ihren, von ihm stark sexualisiert erlebten Streitszenen.* Sein lebenslanges, überaus zerstörerisches *Strafbedürfnis* in den mannigfachen Formen von *Demütigung und Selbstmörderischkeit* wiederholt diese *drei Grundtraumata in gespaltener, doppelter Form.* Es gibt ihm ein *Gefühl der Macht und des Besonderesseins*, seiner *Sonderberechtigung* und *Anmaßung* (»entitlement«), das von *Schuld* begleitet wird: eine *sadistisch-narzisstische Fassade.* Versteckt dahinter lauern die alles durchdringenden Gefühle von *Abhängigkeit, Schwäche, Versklavung*, die ihn mit verhohlener *Scham* erfüllen. So gleicht sein Leben einer andauernden gefährlichen Fahrt zwischen der *Scylla von beschämender Niederlage und Demütigung*, die zu blinder *Wut und zum Mord* führen, und der *Charybdis von schuldhaftem Erfolg, Triumph* und damit dem *Zwang zur Selbstsabotage*.

Nach der Unterbrechung wegen meiner Sommerferien kehrte Andreas aber nicht mehr zur Therapie zurück. Als ich ihm zufällig begegnete, sprach er mich in großer Wut daraufhin an, dass ich ihn für meine eigene Eitelkeit zur Entziehung »gezwungen« habe.

Der wirkliche Grund stellte sich aber erst allmählich heraus. Als ich diesen Bericht zur Publikation aufschrieb, fragte ich ihn um seine Erlaubnis; er gab sie mir gerne und schriftlich. Doch als ein Auszug davon, natürlich in verhüllter Form, in einer Fachzeitschrift erschien, machte ihn einer der Kollegen im Programm darauf aufmerksam. Der Patient war empört darüber, vor allem über die Enthüllung der Homosexualität darin. Er warnte eine Reihe von Therapeuten im Programm, dass er nun auch mich zu töten gedenke, und es war eigentlich nur dank des Eingreifens mehrerer verantwortungsbewusster Berater möglich, dass diese Gefahr abgewendet werden konnte. Später gelang es ihm, obwohl noch immer auf niedrigen Methadondosen, doch ohne Elavil und in fortgesetzter Psychotherapie bei einer Kollegin, seine Studien abzuschließen und sich in einer hochverantwortlichen Stelle in der Stadtverwaltung zu bewähren.

Es war erst später, dank der Arbeiten von Paul Gray, dass ich weit mehr auch auf die *Übertragung der Abwehr* und ganz besonders auch auf die *Über-Ich-Übertragung* achtete. Ich halte es heute für wahrscheinlich, dass ein Motiv für den Therapieabbruch und für die Morddrohung dabei ein Ausdruck der Über-Ich-Übertragung war: das höhnische und quälende, ja ihn zum Tode verurteilende Über-Ich, sein z. T. *unbewusstes analsadistisches Gewissen* wurde bei mir wiedererlebt und gefürchtet, eine es entkräftende Gegenfigur wurde bei mir gesucht. Meine Unterstützung und Billigung, ja die Inspiration durch mich, war ein wichtiger Teil der Besserung und der Fortschritte. Doch wie er einen Beweis für seine schlimmsten Befürchtungen zu finden wähnte, schlug alles um, und die sein Leben bestimmende *Wendung vom Passiven zum Aktiven*, hier in Form der *mörderischen Rache für jede vermutete Kränkung und Beschämung*, kam auch jetzt zum Zug: Die rabiate Grausamkeit, die das Gewissen gegen ihn richtete, musste sich nun auf die Verkörperung dieses Gewissens in der Außenwelt stürzen und diese zerfleischen. Noch manche Jahre später bekannte er seiner Therapeutin, wie sehr er mich umzubringen trachte.

Die genetische Schichtung

Im Sinne einer Zusammenfassung vermögen wir bei den Patienten mit schwerer masochistischer Charakterpathologie die folgende Schichtung der »Triebschicksale« der Aggression zu unterscheiden:

Die tiefste Schicht, gleichsam das Fundament, ist die fortwährende, lebenslange *Verdinglichung des eigenen Selbst* und damit eine Art *alldurchdringender Scham* – ein Unwertgefühl als Antwort darauf, dass jeder Versuch, das eigene Selbst, die eigenen Gefühle und Wünsche, den eigenen Willen anzumelden, als unpassend, unannehmbar und verächtlich behandelt worden ist. Andere Ausdrücke für dasselbe sind Dehumanisierung oder Entfremdung, Depersonalisierung. Sie alle fallen ja auch unter das überdehnte Schlagwort des Narzissmus. Zugleich werden alle mitmenschlichen Beziehungen als solche der Ausbeutung und Ausnutzung, eben als solche mit »Objekten«, gestaltet. Es ist die Schicht der *chronischen Traumatisierung* von der Art, die wir als *»Seelenblindheit« und »Seelenmord«* beschreiben können.

Die nächste Schicht ist die der *Wut und Empörung*, es ist ein ohnmächtiger Versuch, *aus dem passiven Erlebnis ein aktives Tun* zu gestalten – in Trotz und Rache zurückzuschlagen. Eine besondere Rolle spielen dabei die Affekte von Neid, Eifersucht und Ressentiment.

Die dritte Schicht ist die der *Verinnerlichung*, und zwar im Sinne der *Introjektion*: Einerseits ist es die stete Selbsterniedrigung, die nun völlig verinnerlichte Beschämung – die Verhöhnung des eigenen Selbst durch den inneren Richter. Anderseits ist die Ausnutzung aller anderen eine Quelle tiefer Schuld. Die *Grausamkeit der Misshandlung ist nun zu einem Teil des Über-Ichs geworden* – parallel zur Wendung des eigenen Zornes und der Verachtung gegen das Selbst – der *moralische Masochismus*.

Die vierte Schicht ist die *Nachaußenwendung der ganzen Grausamkeit des Über-Ich*: Andere werden ebenso verhöhnend und bestrafend behandelt, wie es das eigene Gewissen dem Selbst antut. Damit wird man zum grausamen Richter der anderen – der *Sadismus verhüllt als Moralität*. Zugleich mit dieser Wendung der Über-Ich-Aggression nach außen findet sich die *Allmachtsfantasie*, das grandiose Ich-Ideal als Gegenstück zum grausamen Gewissen-Richter-Über-Ich, die wir bei allen sadomasochistischen Patienten als so überaus wichtiges Reparativum antreffen, eine Fantasie, die, in den Worten der Novicks, wie ein Faden alle Entwicklungspunkte miteinander verknüpft.

Die Erkenntnis der durchgehenden Abwehr des Masochismus durch Narzissmus und Sadismus, also durch arrogante Machtausübung und Grausamkeit gerade auch in der Übertragung und spezifisch in Bezug auf Über-Ich-Aspekte, ist für mich eines der wichtigsten technischen Hilfsmittel in der Behandlung der schweren Neurosen geworden, und sie stellt darüber hinaus auch eine der wertvollsten Einsichten in die Genese von Aggression überhaupt dar. Der Masochismus seinerseits wäre dann auch bei diesem Fall in der bei den Patienten mit typischer masochistischer Pathologie als so wertvoll erkannten Prämisse von Macht durch Leiden begründet. Die narzisstischen Fantasien dienen dem Schutz gegen die Hilflosigkeit in traumatischen Situationen in erster, dem Schutz gegen den Ansturm der Über-Ich-Verurteilungen in zweiter Linie.

Doch endet man, fünftens, immer wieder in der *Position des Opfers*. Das ist eben der äußere und der sexuelle Masochismus, der mehr oder weniger im Vordergrund steht und die Symptomatik prägt.

Ich vermute, dass die *Sexualisierung und die Dehumanisierung des eigenen Selbst wie des Anderen* zur ursprünglichen Reaktion auf das Trauma gehören, eine Alternativform der Affekt- und Triebumkehrung statt der Aktivwendung darstellen und dann die nachfolgenden Schritte begleiten.

Das Schöpferische als Gegenmacht

Ich erzähle zunächst eine alte jüdische Legende von Moses: »Ein arabischer König hatte von Moses' Wundertaten gehört und wollte mehr über eine Persönlichkeit wissen, die solcher Macht fähig gewesen sei. Er beauftragte einen Maler, ihm das Bild dieses göttlichen Menschenführers zu bringen. Dies geschah denn auch, und der König zeigte das Porträt den Weisen und Deutern seines Hofes, damit sie es ihm auslegten. Das übereinstimmende Urteil lautete dahin, der Abgebildete sei rachsüchtig, gierig, sinnlich und hochmütig. Der König empörte sich über diese Deutung eines so heiligen, gottergebenen Mannes, und die Deuter schoben die Schuld auf den Maler, er habe ihnen ein falsches Bild gegeben. Der aber verteidigte sich, es sei völlig naturgerecht.

Der König vermochte keine Klarheit zu erlangen und entschloss sich selber dazu, Moses zu besuchen. Er fand einen Mann vor, dem das Porträt in wunderbarer Weise gerecht geworden war. Es konnte kein Zweifel daran bestehen, dass die Regeln der physiognomischen Deutungskunst leer und sinnlos sein mussten. Er erzählte Moses, was geschehen war. Doch Moses antwortete ihm: ›Dein Künstler und deine Gelehrten sind Meister, jeder auf seine Weise. Wären meine guten Eigenschaften naturgegeben, wäre ich nicht besser als ein Stück Holz, das immer so bleibt, wie es von der Natur hervorgebracht wurde. Ich schäme mich nicht darüber zu bekennen, dass ich von Natur aus alle die tadelnswerten Züge besitze, die deine Weisen in meinem Bild erkannten, und wohl noch mehr, als sie selber dachten. Doch bezwang ich meine bösen Wünsche mit meinem starken Willen, und der Charakter, zu dem ich durch harte Disziplin wurde, ist das Gegenteil der Anlage geworden, mit der ich geboren wurde. Durch diese Wandlung, die ich durch meine Anstrengung bewirkte, habe ich mir Ehre und Ansehen auf Erden und im Himmel erworben«[1].

Was in der Legende der Willenskraft zugeschrieben wird, würden wir heute entweder unbewussten Abwehrbemühungen oder der bewussten Durcharbeitung der jenen Aggressionen zugrundeliegenden Konflikte zumessen, eben dank der harten therapeutischen Arbeit.

Was nun diese Arbeit betrifft, wissen wir, dass diese schwer traumatisierten Patienten, die Symptome des Sadomasochismus und Narzissmus zeigen, einer viel freieren, oft recht aktiven, immer sehr flexiblen Technik bedürfen – ohne dass dabei gewisse grundlegende Grenzen des Respekts für Autonomie und Wahrhaftigkeit überschritten und v. a. die Zentralität der Konfliktbearbeitung, gerade auch in der Übertragung, aus dem Auge verloren werden dürfen. Hier füge ich aber noch etwas anderes an: die literarische Erweiterung des Deutungsbereiches. Ich glaube, dass diese Arbeit im *»schöpferischen Raum«* eine Spezialform der *Übertragungssublimierung* darstellt, die es dem Patienten u. a. erlaubt, den unerbittlichen Zwang zum Leiden durch Einsicht und Erkenntnis zu überwinden – der Ersetzung des masochistischen Triumphs durch weniger zwanghafte und realitätsgerechtere Formen von Macht und Befriedigung. Das Schöpferische ist v. a. eine Umgestaltung der Fantasiewelt – eine neue Formung von Konfliktlösungen in der Auseinandersetzung mit Traumatisierung und überwältigendem Affekt. Es bedeutet, das endlose Ausagieren des *selbstquälerischen Circulus vitiosus* zu *unterbrechen, »aus*

1 Diese Legende wird oft zitiert. Ich entnahm sie dem Buch von Joel Covitz, *Visions of the Night. A Study of Jewish Dream Interpretation*, der sie seinerseits aus Louis Ginzberg, *The Legends of the Jews*, I, S. 275f., zitierte.

dem sadomasochistischen Karussell auszusteigen«, »innere Distanz zu gewinnen«. Es ist eine Art *schöpferisch-therapeutischer Ich-Spaltung*. In anderen Worten: Es handelt sich um den Versuch, die Autonomie durch eine spezielle Form der Einsicht zu stärken. Alles, was der Durcharbeitung der Konflikte durch Affekt und Einsicht dient, ist von Wert. Ich bin davon überzeugt, dass die individuell und vorsichtig gehandhabte Erweiterung der Technik durch dieses Mittel gerade in der Psychoanalyse der unter schweren neurotischen Störungen Leidenden von unschätzbarem Wert sein kann.

Vielleicht ist dies die eine wirksame Gegenmacht gegen die erlittene Dehumanisierung: das Wiedererleben des Schöpferischen, und zwar nicht in der Einsamkeit, sondern im seltsamen Dialog der Psychoanalyse. Diese Idee der erweiterten Deutungs- und Einsichtskraft liegt im Wort des Torquato Tasso beschlossen – von der naturgegebenen Gewalt des Ausdrucks: »Sie ließ im Schmerz mir Melodie und Rede, / Die tiefste Fülle meiner Not zu klagen: / Und wenn der Mensch in seiner Qual verstummt, / Gab mir ein Gott zu sagen, was ich leide.«

Die Lösung der Rätsel von Aggression und Masochismus liegt also einerseits im Verständnis für die Gesamtkonstellation der Gründe, dem um die Muster der inneren unbewussten Konflikte und Traumata herum gewachsenen Gewebe. Andererseits ist die Lösung des Rätsels ohne die Zuwendung zum Schöpferischen nicht denkbar – liege dieses nun im Schlichten, Alltäglichen, dem Nachvollzug der schöpferischen Leistungen anderer, liege es nun in der eigenen, schaffenden Verwandlung des Leidens und des Grames in etwas, das mitteilbar und damit auch teilbar wird, mitgetragen werden kann: »... Die größte Bedrohung für das Almachtsystem liegt im Erlebnis von Kompetenz und Lust ... Ein Hauptwiderstand gegen Änderung und Beendigung der Behandlung ist das Bedürfnis, sich bis ganz zum Schluß an den Allmachtswahn zu klammern. Die Arbeit an den Determinanten des Masochismus und deren Durcharbeitung auf jeder Ebene sind ungenügend, wenn der Faden der Allmachtsphantasie nicht auch zurück bis auf ihre Wurzeln verfolgt wird und der Patient nicht anfangen kann, ein Alternativsystem der Befriedigung durch kompetente Interaktion herzustellen« (Novick & Novick, 1991, S. 321f.).

Ich schließe mit zwei Worten Nietzsches, der ein Meister aller vier Formen des Sadomasochismus und damit auch ein unter den Extremen des Narzissmus Leidender war und der diese sowohl ins Schöpferisch-Gewaltige wie ins Apokalyptisch-Katastrophale zu wandeln vermochte:

> »Geist *ist* das Leben, das selber ins Leben schneidet: an der eignen Qual mehrt es sich das eigne Wissen, – wußtet ihr das schon? Und des Geistes Glück ist dies: gesalbt zu sein und durch Tränen geweiht zum Opfertier, – wußtet ihr das schon? Ihr kennt nur des Geistes Funken: aber ihr seht den Amboß nicht, der er ist, und nicht die Grausamkeit seines Hammers!« (*Also sprach Zarathustra*, II 33.).

»Dicht neben den ganz nächtigen Menschen befindet sich fast regelmäßig, wie an sie angebunden, eine Lichtseele. Sie ist gleichsam der negative Schatten, den jene werfen« (»Der Wanderer und sein Schatten«, 258; in *Menschliches, Allzumenschliches*).

Literatur

Berliner, B. (1947). On some psychodynamics of masochism. *Psychoanal. Quart., 16*, 459–471.

Covitz, J. (1990). *Visions of the night. A study of Jewish dream interpretation*. Shambhala.

Novick, K. K. & Novick, J. (1987). The essence of masochism. *Psychoanal. Study Child., 42*, 353–384.

Novick, J. & Novick, K. K. (1988). Some comments on masochism and the delusion of omnipotence from a developmental perspective. Presentation, Wintermeeting of the American Psychoanalytic Association, New York. Publ. 1991, *Journ. Amer. Psychoanal. Assn, 39*, 307–331.

Schafer, R. (1988). Those wrecked by success. In R. A. Glick & D. L. Meyers (Hrsg.), *Masochism. Current Psychoanalytic Perspectives* (S. 81–92). Analytic Press.

Scheier, M. (1955 [1915]). Vom Umsturz der Werte. *Ges. Werke, 3*. Francke.

Wurmser, L. (1987). *Flucht vor dem Gewissen. Analyse von Über-Ich und Abwehr bei schweren Neurosen*. Springer.

Wurmser, L. (1988). *Die zerbrochene Wirklichkeit. Psychoanalyse als das Studium von Konflikt und Komplementarität*. Springer.

Wurmser, L. (1990a). *Die Maske der Scham. Die Psychoanalyse von Schamaffekten und Schamkonflikten*. Springer.

Wurmser, L. (1990b). Über-Ich- und Abwehranalyse einer masochistischen Perversion. *Jahrbuch der Psychoanalyse, 26*, 135–214.

Wurmser, L. (1993). *Das Rätsel des Masochismus*. Springer.

»Die Schändung ist das Gleichnis für mein ganzes Leben«

Zur Psychoanalyse im Spiegel eines Falles

Prognosen sind immer von Zweifeln und Gegenwartsängsten umwittert, von der eigenen unmittelbaren Erfahrung, ja vom eigenen Versagen und Gelingen geprägt, die dann in eine erwünschte oder gefürchtete Zukunft projiziert werden. Damit möchte ich denn auch beginnen.

Wenn ich daran denke, womit ich mich in meinen Gedanken an Überpersonelles gegenwärtig am meisten beschäftige, sind es zwei Gruppen von überwältigenden Fragen: Die eine betrifft die Stellung der Psychoanalyse, die andere ist kultureller und weltpolitischer Art.

Die erste Sorge rührt von der Gefahr her, die der Psychoanalyse im heutigen Gesundheitswesen in den USA droht – oder weiter gefasst: von der Bedrohung, die eine immer mehr auf das Geschäftliche, Finanzielle, auf Kosteneffizienz (cost-benefit ratio) ausgerichtete Gesellschaft für unsere Arbeit bedeutet, für eine Arbeit, die sich ganz auf das Individuelle ausrichtet und ungeheure Zeit in Anspruch nimmt, ja, in Anspruch nehmen muss. Immer mehr wird das Qualitative ganz durch das Quantitative verdrängt (vgl. Wurmser, 1989). Alles, was nicht statistisch beweisbar ist, sieht sich seiner Daseinsberechtigung beraubt. Ich erlebe dies in meiner täglichen Auseinandersetzung mit dem System von »managed care«, das der intensiven Psychotherapie und natürlich ganz besonders der Psychoanalyse immer größere Schwierigkeiten in den Weg legt, uns jeden Tag neue Knebel zwischen die Beine wirft und die Geheimhaltepflicht des in der Therapie Besprochenen gewaltsam durchlöchert. Es kommt hier immer mehr dazu, dass entweder nur noch vermögende Patienten sich intensiver Behandlung unterziehen können, oder dass wir Analytiker weitgehend unbezahlte Analysen durchführen müssen, wenn wir noch den Kem unserer Arbeit weiterführen wollen. Das Dilemma wird, wenn wir überhaupt noch Analytiker bleiben, d. h. analytisch arbeiten wollen, dies: Entweder behandeln wir nur die Reichen oder wir verarmen selbst. Die meisten haben sich dafür entschieden, die analytische Arbeit selbst in ein kleines Ecklein ihrer Arbeit zu verbannen (z. B. nur noch ein oder zwei Fälle in intensiver Behandlung zu sehen) und ihren Erwerb auf andere Arten psychiatrischer Tätigkeit (auf administrativ-politische Arbeit oder auf Pharmakopsychiatrie) zu verlegen.

Die »managed care companies« fordern bei dem Vorlegen der »treatment plans« genaue Quantifizierungen für die Symptome, für die Zeichen der beobachteten und erwarteten Veränderungen, für die Zielsetzungen und entsprechenden Terminstellungen, die sowohl dem Wesen des neurotischen Prozesses wie dem der psychoanalytischen Methode zutiefst widersprechen, die letztere recht eigentlich ungültig machen.

In dem Sinne sehe ich die nahe Zukunft der Psychoanalyse hier in den Vereinigten Staaten als sehr düster an. Ihr wird auch nicht dadurch geholfen, dass die gesamte Ausbildung der Kandidaten und das politisierte Institutssystem die Psychoanalyse jahrzehntelang in einen Methodenrigorismus eingespannt hat, der weite klinische Gebiete von der eigentlichen Psychoanalyse ausschließt.

Dazu kommt, dass manche politischen Bewegungen, die das Opfertum betonen und verschiedenen Formen des Ressentiments (»uns ist Unrecht geschehen!«) das Wort reden, Einzelaspekte aus der Psychoanalyse herausgreifen, den Rest zum Feind deklarieren und damit zu radikalen Gegenbewegungen führen. Was ich konkret damit meine, ist das Folgende:

Gegenwärtig tobt ein Kampf zwischen den Vertretern eines nahezu uneingeschränkten Glaubens an das fast ubiquitäre Vorkommen schwerster sexueller Traumatisierung, die, obzwar verdrängt, eine unheimliche Macht auszuüben vermöge, und auf der anderen Seite den Kritikern, die dem Begriff der Verdrängung überhaupt auf den Leib rücken und mit ihm der Psychoanalyse im Ganzen und in all ihren Derivativformen das Lebensrecht absprechen. Im ersten Lager stehen die Reformer, die nicht nur glühend davon überzeugt sind, von Oberflächensymptomen und Einzelträumen die erlittene sexuelle Verführung ihrer Patientinnen und die ihnen zugefügte Gewalt direkt ablesen zu können, sondern diese Deutungen dann mit Suggestivkraft ihren Patientinnen auferlegen und dazu auffordern, ihre Väter und Mütter unter Anklage zu stellen. »Amerikanische Väter vergewaltigen regelmäßig ihre Töchter, um sie zu lehren, was es heißt, minderwertig zu sein«, zitiert z. B. Frederick Crews Andrea Dworkin und Susan Brownmiller in einem eloquent verfassten Artikel »The Revenge of the Repressed« in der führenden intellektuellen Zeitschrift *The New York Review of Books* (1. Dezember 1994, S. 49). Familien werden zerrissen, Ehen zerstört,

Männer und gelegentlich auch Frauen ohne weitere Evidenz für Jahrzehnte ins Zuchthaus geschickt. Lawrence Wright (1994) schreibt daher: »Welchen Wert auch immer Verdrängung als wissenschaftlicher Begriff oder als Behandlungsinstrument haben mag, der fraglose Glaube daran ist so gefährlich geworden wie der Glaube an Hexen«. Im zweiten Lager stehen daher Nichtkliniker wie Crews und Grünbaum als radikale Kritiker, die behaupten, der Begriff der Verdrängung sei ohne empirische Evidenz, die Wucht der Suggestion sei so, dass alle Ansprüche der Psychoanalyse auf wissenschaftliche Wahrheitsfindung grund- und bodenlos und ihre Therapie nichts anderes als Dämonologie sei (vgl. Crews, 1994, S. 56).

Offenbar und leider ist die Kritik an den Praktiken des ersten Lagers nur allzu berechtigt, und die Ausführungen der zweiten Gruppe zwingen uns immer wieder von neuem, uns auf die Grundlagen unseres eigenen Tuns und Verstehens zu besinnen.

Was allen diesen bisher dargestellten Bedrohungen der Psychoanalyse gemein ist, ist der Faktor der *Entpersönlichung, der Dehumanisierung, der Verdinglichung*. Eine Kategorie wird dem Einzelnen übergestülpt, die ihn in seinem Individuellen vergewaltigt.

Ich werde auf die Auseinandersetzung zurückkommen, indem ich meine eigene Erfahrung zu Hilfe rufe.

Die zweite Gruppe von Fragen und Sorgen ist kulturell und weltpolitisch: Sie werden ausgelöst durch Bosniens Katastrophe, die von Gräueltaten großen Umfangs begleitete Auslöschung einer anderen »fremdartigen« Kultur in der Mitte Europas, diesmal der Muslims, im Namen alten Unrechts und eines aufgepeitschten religiös-nationalistischen Fanatismus und im Dienste der Machtgier skrupelloser Führer. Es zwingt, uns mit dem Problem des Ressentiments im Fanatismus zu beschäftigen (vgl. Wurmser, 1989; Haynal u. a., 1980). Es handelt sich um einen fanatischen Fundamentalismus, der sich zurzeit mehr oder weniger mächtig in allen Religionen als mörderische Macht kundtut und zumeist mit einem mythischen Nationalismus verschmolzen ist. Noch vor wenigen Jahren war es die Ideologie, die mit derselben Dynamik dem Ressentiment die Rationalisierung abzugeben hatte; heute ist es die religiös-nationalistische Mythologie.

Bei uns hier ist es der vom christlichen Fundamentalismus getragene Kampf gegen die Abtreibung, der nicht davor zurückscheut, Ärzte, die in Frauenkliniken arbeiten, niederzuschießen und Lug und Trug im Dienste des Konservativismus zu rechtfertigen. Parallel dazu beobachten wir, auf dem Boden der Demütigung, den virulenten Antisemitismus der Black

Muslims (und ähnlichen Hass gegen Asiaten). Der islamische Fundamentalismus von Iran, Hisbollah und Hamas ist eine wohl größere Gefahr für den gemäßigten Islam als für seine westlichen Gegner, stellt aber vielleicht im Moment, neben dem serbisch- und russisch-orthodoxen national-mythischen Fundamentalismus, die größte Bedrohung für den Weltfrieden dar. Beide sind genährt von einem vehementen Gefühl erlittener Ungerechtigkeit und Erniedrigung. Obgleich Ausdruck einer kleinen Minderheit, zeigte sich der Terror eines jüdischen National-Fundamentalismus bei Meir Kahane und Baruch Goldstein. Der Hindu Fundamentalismus richtet sich, wiederum im Namen in grauer Vergangenheit erlittenen Unrechts, gegen alte islamische Kult- und Kulturstätten (z. B. in Ayodhya), und wendet sich, genau wie die anderen Fundamentalismen, rücksichtslos und todbringend gegen das Leben und die Rechte anderer. Hinter all diesen mörderischen Formen des Ressentiments stehen alte Geschehnisse von wirklichem Unrecht und von zugefügter Demütigung. Unter dem Deckmantel der Moralität und der religiösen und ideologischen Selbstgerechtigkeit wird nun oft unangemessene Rache für die erduldete Scham geübt. Auch hier ist es wiederum das Problem der Dehumanisierung, das sowohl in der Verursachung des Grolles wie bei der Racheübung einen bedeutsamen Faktor darstellt.

Trauma und Verdrängung

Wie steht es, in Bezug auf die zuerst skizzierte Auseinandersetzung, mit meiner eigenen Erfahrung bei der Therapie der schweren Neurosen, mit einem analytischen Vorgehen, bei dem ich, in bewusstem Gegensatz zu den angeklagten Verfahren, äußerst sparsam mit Deutungen umgehe und besonders vorsichtig zu sein versuche, den Faktor der Suggestion gerade in Hinsicht darauf, was unbewusst sei, so gering wie möglich zu halten?

Bei den schweren Neurosen denke ich v. a. an Probleme der Sucht, bei denen wilde Impulsabfolgen in seltsamen circuli vitiosi immer wieder zu lebensgefährlichen Rückfällen führen, an schwere depressiv-masochistische Charakterhaltungen, die das ganze Leben zu einer endlosen Folge von Versagen, Verzweiflung und Quälerei machen oder aber den Menschen in immer neuen unglücklichen Bindungen landen lassen, an phobisch-zwangsneurotische Grundhaltungen, die das Leben immer mehr auf kleinste Bereiche einschränken, oder narzisstisch-paranoide Strukturen, bei denen groteske Missverständnisse über kurz oder lang jede Beziehung ad absurdum bringen, und wo die Welt in hitzige Freundschaften und Feindschaften auseinanderklafft.

Es ist nicht meine Erfahrung, dass bei diesen Patienten (wie übrigens auch bei den weniger schweren Neurosen) die wesentlichen Traumata verdrängt wurden, noch dass die wesentliche Arbeit in der Behebung von Amnesien bestände. Es sind vielmehr die hauptsächlichen, durch Traumen verursachten Affekte und Wünsche und die damit entstehenden inneren Konflikte, die nur ganz allmählich in Worten ausgedrückt werden können und zuvor weitgehend unbewusst geblieben sind. Dabei sind es innere Abläufe, Sequenzen, Verbindungen, Gleichsetzungen, die das innere Geschehen in oft große Zusammenhänge einordnen und ihm dadurch Sinn zu geben vermögen. Bei diesen Konstruktionen der inneren Wirklichkeit sind in meiner Erfahrung »Teufelskreise«, circuli vitiosi, und das Erleben der inneren Doppelheit, der gegensätzlichen Identität, von hervorragender Bedeutung.

Zum Ersten: Immer wieder ist es mir bei meiner analytischen Arbeit aufgefallen, wie sich gewisse Szenarien komplexer Natur in ziemlich typischer Weise bei verschiedenen Krankheitsbildern wiederholen. Diese Szenarien stellen sich als richtige »Teufelskreise«, »Hexenkessel«, circuli vitiosi dar. Dabei handelt es sich um eine Art zirkulärer Sequenz, die sowohl typisch ist für die Gegenwart wie für die Genese. In anderen Worten können wir sie als eine Abfolge von Ichzuständen ansehen, die sich im Hier und Jetzt der Übertragung und der gegenwärtigen zwischenmenschlichen Interaktionen ablesen lassen. Sie können aber auch als Entwicklungsablauf verstanden werden.

Zum Zweiten: Bei sehr vielen Patienten mit schweren Neurosen treffen wir so etwas wie eine zersprungene Identität, ein *gespaltenes Selbst* und ein zerrissenes Erleben der Welt an. In manchen kommt es zur eigentlichen Dissoziation und damit zur Phänomenologie der *multiplen Persönlichkeit*. Bei manchen kommen Episoden vor, wo sie sich auf die eine oder andere Weise gegen Teile der inneren Autorität aufbäumen, sie zu stürzen versuchen oder vor ihr fliehen, *der Abwehr gegen das Über-Ich*. Bei der Vertiefung stellt es sich heraus, dass Gewissen, Ideale und Werte selbst im Widerstreit stehen, dass *das Über-Ich selbst gespalten ist*. Der Konflikt zwischen gegensätzlichen Über-Ich-Anteilen ist bei den zwangsweise sich abspielenden Wiederholungen und den beobachtbaren Identitätsspaltungen von besonderer Bedeutsamkeit und praktischer Wichtigkeit. Die Patienten fühlen sich, ohne sich dessen klar bewusst zu sein, gezwungen, ein Doppelleben zu führen und damit eine *Doppelidentität* anzunehmen. Der Doppelidentität liegt eine Art doppeltes Gewissen zugrunde, dem radikale Wertkonflikte und Gegensätze in der Idealbildung entsprechen. Die zeitweilige Verwirklichung der einen Identität erfordert die Verleugnung ihres Gegenspielers.

Ein Hinweis auf die Zukunft

Aufgrund des eben Ausgeführten und über die gesellschaftliche Bedrohung der Psychoanalyse hinaus, denke ich (und es ist sehr von meiner persönlichen Warte aus gesehen), dass die Zukunft der Psychoanalyse in folgende Richtung weisen könnte:

1. die genaue und intensive, auf innere, vorwiegend un- und vorbewusste traumatogene Affekte und Konflikte konzentrierte Arbeit bei schweren Neurosen, die bis jetzt von den meisten Kollegen gemieden wurden (insbesondere auch Suchtkranke); das heißt, eine viel explizitere Beachtung schwerer Traumatisierung in der Genese der Neurosen, als es lange der Fall war, aber in einer durchaus kritischen Verstehensweise;
2. die detaillierte phänomenologische Studie der Szenarien in den Stunden, die ihrerseits Rückschlüsse auf die Genese erlauben;
3. die Phänomenologie des gespaltenen Selbst und der gespaltenen Wirklichkeit, ohne Regress auf voreilige Erklärungen mit angeblichen Elementarfaktoren wie Spaltung, Todestrieb, Narzissmus;
4. die Rolle von Über-Ich-Konflikten und -Spaltungen;
5. die Rolle des Ressentiments im Gewissen, Sadismus verkleidet als Moralität und Ideologie;
6. eine besondere Sorgfalt in der Vermeidung der Suggestion während der analytischen Arbeit;
7. die Rolle der Entmenschlichung oder Verdinglichung sowohl als Trauma wie als Abwehrmechanismus.

Im folgenden Exzerpt konvergieren alle diese Elemente in instruktiver Weise. Gerade weil es sich dabei auch um einen sozialpsychologisch relevanten Fall handelt, könnte dieser Auszug aus der Behandlungsgeschichte in den gegebenen Rahmen passen.

Aus der Analyse einer Patientin mit Heroin- und Kokainsucht, HIV-Infektion und masochistischer Persönlichkeit

Ich habe gegenwärtig, seit Ende Februar 1994, eine noch sehr mädchenhaft wirkende 38-jährige Frau, Sonja, in Analyse, die seit 20 Jahren schwer heroin- und kokainsüchtig war, lange Zeit ihre Sucht durch Prostitution in Gang hielt, vor etwa zweieinhalb Jahren mit AIDS (HIV) infiziert wurde, und kurz vor Therapiebeginn die elterliche Gewalt über ihr jetzt dreijähriges Kind verlor; dieses wird jetzt von Adoptiveltern erzogen.

Seit früher Kindheit litt sie bis heute unter episodischer chronischer Depression und Angst, oft mit Suizidimpulsen, doch häufiger mit extrem riskantem Verhalten, oft am Rande der Lebensgefährlichkeit, während Monaten obdachlos, von Männern vergewaltigt und verwundet, gebunden und über Stunden sodomisiert. Längere Zeit lebte sie mit einem anderen Drogensüchtigen, an den sie masochistisch gebunden war und der sie schwer misshandelte: »Er wollte, dass ich meinen Körper verkaufte und das Geld für die Drogen brächte, aber dann explodierte er vor Eifersucht und klagte mich an, ich genieße die Prostitution. Er hasste mich, da ich das Geld kontrollierte.« Er war der Vater des Mädchens. Nachdem sie sich von ihm getrennt hatte und von ihrer Schwester mit dem Tode bedroht worden war, lebte sie eine Weile mit einem Zuhälter, mit dem sie Drogen und Nadeln teilte. Bei ihm holte sie sich wahrscheinlich die HIV-Infektion.

Sie war von Zeit zu Zeit in verschiedenen Behandlungsprogrammen, längere Zeit erfolgreich in einer therapeutischen Gemeinschaft, die sie indes als sehr erniedrigend erlebte. Nach einem neuerlichen Rückfall verlor sie ihr damals zweijähriges Kind: »Ich bin nicht einmal gut genug, mein eigenes Baby zu behalten; jeder andere ist dazu imstande … Ich habe alle meine Würde verloren« (19).

Auch körperlich zerfiel sie zusehends, wog nur noch 90 Pfund, bei 5'6", wurde von der Polizei immer wieder verhaftet oder gesucht, befand sich in der Tat sogar in der Gefahr, wegen Mordversuches angeklagt zu werden, da Prostitution als HIV-Trägerin in Kalifornien rechtlich so eingestuft wird. In allem hatte sie Schiffbruch erlitten. »Ich war zu krank und schwach, Männer zu finden (hustle), und hatte Angst vor der Mordanklage. Ich rief meine Eltern an: ›Ich sterbe. Kann ich heimkommen?‹« Der Kontakt zwischen ihr und den Eltern war seit Jahren abgebrochen gewesen.

So floh sie kurz vor Weihnachten 1993 in Todesangst und Verzweiflung nach Hause und trat zunächst in ein Methadonprogramm ein. Als ihre Eltern sie allein daheimließen, um in Florida Ferien zu machen, hatte sie einen erneuten lebensbedrohlichen Rückfall mit Kokain. Dies bewegte sie schließlich zur Einsicht, dass alle Methoden der Symptombeseitigung allein ungenügend waren und sie einer radikaleren Therapie bedürfe, die ihr erlauben würde, auf die Ursprünge ihrer Probleme zu stoßen. Auf Anraten eines anderen Patienten von mir, bei dem und dessen Frau sie Hilfe gefunden hatte, ersuchte sie mich gegen Ende Februar darum, sie in Analyse zu nehmen. Seither hat sie sehr gut, mit intensiver emotioneller Beteiligung und tiefen Einsichten, mitgearbeitet.

In den neun Monaten seit Beginn hatte sie einen ernsthaften Rückfall mit Kokain von etwa 48-stündiger Dauer. Sie ist noch immer im Methadonprogramm, arbeitet seit Kurzem als Freiwillige in einem Projekt für AIDS-Kranke und nimmt, neben der Analyse fünf Stunden in der Woche, an Narcotics Anonymous Meetings und Gruppentherapie teil. Seit Beginn der lokalen Behandlung bekommt sie auch Antidepressiva: zuerst Prozac (Fluoxetin), dann, wegen eines Ausschlages, Zoloft (Sertralin).

Hintergrund

Sie ist das jüngste von vier Kindern einer sehr problembeladenen Familie, die indes nach außen stets eine anständige Fassade aufrechterhielt:

Sonjas Vater wird als explosiv und egozentrisch geschildert, der ständig seine Frau heruntermachte und sie anschrie. Nach außen war er jedoch ein sehr erfolgreicher Fabrikbesitzer, der sein Unternehmen aus bescheidenen Anfängen durch eigene Kraft aufgebaut hatte.

Die Mutter ist Hausfrau, sozial sehr schüchtern; sie sei eine Märtyrerin, ein »geprügelter Hund«; sie wehre sich nie, sondern verberge alles hinter einer stoisch-frommen Maske. Die ganze Familie, die (auf der Ebene der Großeltern) eingewandert waren, richtete sich völlig darauf, sozial angenommen zu werden, »es zu schaffen« (making it), und zwar v. a. im Golf- und Country Club Set. Das richtige Äußere zählte allein. Daheim war Sonjas Identität die einer Versagerin, »the loser«.

Der älteste Bruder Sonjas, Karl, etwa 15 Jahre älter als Sonja, war als Kind sehr ungezügelt und explosiv, litt unter Diabetes und war das eigentliche Sorgenkind. Einmal stieß er die Mutter die Treppe hinunter. Später sei er ebenfalls drogensüchtig geworden, unstet, selbstdestruktiv, und gleichzeitig ein Perfektionist. Schließlich wurde er von einem anderen, von ihm in seinem Hause beherbergten Vaganten ermordet.

Der nächste Bruder, Jay, etwa acht Jahre älter als Sonja und jetzt ein erfolgreicher Lehrer, veranlasste das etwa sieben- oder achtjährige Mädchen zur Fellatio an ihm, und zwar vor seinen Freunden, nachdem er häufig schon Geschlechtsverkehr mit der nächstjüngeren Schwester gehabt hatte. »Er wusste, ich würde alles für ihn tun, um von ihm angenommen zu werden. Er wusste, er könne mich zur Fellatio überreden und machte mich zum Gespött seiner Kumpanen«. Heute ist er angesehen, glücklich verheiratet und hat ein Kind.

Die Schwester Maggie, fünf Jahre älter als Sonja, war zuerst in der Kindheit ihre Beschützerin, tief geliebt und bewundert von der Jüngsten. Später jedoch wurde sie zu einer Alkoholikerin und zeigte oft starke Eifersucht auf die Schwester, da diese viel hübscher war und von den Männern umworben wurde, während Maggie als gewöhnlich beschrieben wurde, auch an einem ernsthaften Hüftgelenkleiden erkrankt war und gewöhnlich von Männern gemieden wurde. Sonja beschreibt einen besonders beängstigenden Zwischenfall: Als sie selbst schwanger und obdachlos bei Maggie Hilfe und Unterkunft suchte, fuhr diese, mit Sonja im Vordersitz, in betrunkener Wut durch die Straßen, schrie dabei, sie werde Sonja töten, stieß mit etwa 15 parkierten Autos zusammen und schmetterte das Auto schließlich an einen Baum. Sonja floh, und es war damals, dass sie bei jenem Zuhälter Obdach fand.

Sonja schildert, wie sie als Kind immer sehr schüchtern und verängstigt gewesen sei, ständig versucht habe, gut und freundlich zu sein. Sie wollte die Zwistigkeiten in der Familie schlichten und alle glücklich machen, versuchte den Zorn des Vaters zu beschwichtigen und das Unglück der Mutter zu heilen, ihren Brüdern zu Gefallen zu leben und die Schwester zu bestaunen. Doch erinnert sie sich auch von Anbeginn der Therapie an, wie sehr sie sich in früher Kindheit gefürchtet habe, ihre Mutter würde sie tatsächlich in der Nacht töten, und zwar mit Hilfe von Soldaten, die im Garten auf sie lauerten, oder aber mit dem elektrischen Autofenster.

In der Adoleszenz brach eine andere Seite von ihr durch, eine innere Teilpersönlichkeit, welche die Schranken ihres übermäßig strikten Gewissens sprengen, ihrer Gefügsamkeit absagen und der Verzweiflung, Einsamkeit und Wertlosigkeit entrinnen wollte.

Seither *oszilliert sie zwischen diesen zwei Identitäten*, fast bis zum Grad einer multiplen Persönlichkeit: der eines scheuen, gewissenhaften, ängstlichen, ehrlichen Mädchens, das alles daran setzt und alles zu opfern bereit ist, um Annahme und Liebe zu erringen, ängstlich vor allen sozialen Kontakten, die hofft, die Retterin ihrer Familie zu sein – und der einer aufsässig rebellischen, wütend selbstsüchtigen, sich selbst durchsetzenden Kämpferin, die sich um nichts mehr schert als darum, alle Schranken zu zerbrechen und die Freiheit des Rausches zu erringen. Durch freche Revolte gegen Konvention und die Grenzen von Gesellschaft und Natur betäubt sie ihr *chronisches Angst-, Schuld- und Schamgefühl.* Sie fordert in gewagtester Weise Tod und Demütigung heraus, tollt mit den wilden Gesellen herum, ohne sich um die Folgen zu kümmern. Ganz besonders musste jeder Erfolg wieder und wieder zerstört werden: Mehrere Monate lang ging es ihr äußerst gut, und dann plötzlich, zur Überraschung von jedermann und von ihr selbst, verfiel sie in eine Episode (binge), gewöhnlich mit Kokain, durch »tricks« mit Männern finanziert, die innerhalb weniger Tage in einem katastrophalen Zustand endete: körperlich ruiniert, ohne Auto, ohne Geld, früher auch mit Halluzinationen: Sie sei eine Hexe mit dämonischen Augen, oder sie sah starrende Augen und hörte Stimmen. In ihrer Suche nach Tragödie und Gefahr liegt eine stark *sexuell-masochistische* Komponente. Alle ihre heterosexuellen Beziehungen hatte sie mit brutalen Männern, die sie misshandelten und ausbeuteten. Oft riskierte sie ihr Leben.

Der Vater

Er erschien ihr gespalten: Er nahm das Kind in sein Bett, spielte mit ihm in verführerischer Intimität, doch behandelte er Sonja andere Male mit eisiger Verachtung wegen ihrer Schüchternheit. »Ich hätte alles meinem Vater zu Gefallen getan«, berichtet sie. »Er war für mich Gott, und ich war sein kleines Mädchen. Doch dann war er wieder sehr grausam. Ich hatte ihn auf einem Piedestal, und ich fühlte, ich war nicht gut genug, er konnte mich nicht achten. Er war sehr kritisch. Er konnte wie Tag und Nacht sein. Ich war von Männern angezogen, die mich missbrauchten. Ich tat alles, damit sie mich liebten. Ich verkaufte meinen Körper für sie«. »Die Familie saß am Tisch. Es war Stille. Plötzlich wandte sich mein Vater an mich: ›Warum hast du nie etwas zu sagen?‹ Er stellte mein Unbehagen bloß. Es war, als ob ich ein großes Schild trüge: ›Etwas ist mit mir nicht in Ordnung, und ich schäme mich.‹ Es war solch eine Erleichterung, Drogen zu nehmen, um mich davon zu befreien«.

»Ich erinnere mich lebhaft, wie ich dachte: ›Ich will die beste Tochter sein.‹ Mein Vater war sehr laut, zornig und gemein gegen meine Mutter. All das Brüllen regte mich auf. Ich dachte, er würde sie verlassen. Er fluchte auf sie, dass sie frigide sei und ihm nicht gebe, was er brauche«.

So bestand sehr viel gegenseitige Liebe und Zärtlichkeit zwischen Vater und Tochter; diese aber standen in Konflikt mit der tiefen Angst und der Wut. »Er ist wie *zwei verschiedene Menschen* ... Ich war ein Kind, das Liebe im Herzen hatte und verwundet wurde, und keiner sah es, besonders nicht mein Vater. *Ich wollte, er würde mich lieben.* Als Teenager spürte ich solche Wut. Er presste mich mit der Kehle gegen die Wand und schrie: ›Du verdammte Hure!‹ ... Doch *in mir war ich gequält von meiner inneren Stimme.* Die Ironie war: Ich wollte so sehr geliebt werden, Freunde haben, doch alles, was ich bekam, war Zurückweisung (rejection). *Niemand sah mich, niemand konnte sehen, wer ich war. Niemand kümmerte sich darum, ob es mich schmerzte. Niemand konnte es spüren, wie verwundet ich war.* Sie konnten keinen Fehler machen, und ich konnte nichts richtig machen«.

So bestand ein radikaler Konflikt in ihr zwischen den *beiden Bildern des Vaters*: kalt, rasend, grausam – liebevoll, warm, jener Vater, zu dem sie jeden Morgen ins Bett sprang, auf dessen Schoß sie saß und mit dem sie badete. *Sein Bild ist doppelt, ist gespalten, und so ist ihr Selbstbild.*

Liebe, Schmerz und Hass – dies ist der Konflikt, der sich stets wiederholt: draußen, drinnen, und in ihren Träumen. »Ich bin ein kleiner Fisch in einer Familie von Haien, und wenn sie hungrig und zornig sind auf mich, bedroht von etwas in mir, dann stürzen sie sich auf mich«.

Das Familienleben war wie gespalten: die Fassade bürgerlicher Respektabilität und frommer Sittsamkeit im trauten Heim, die Betonung der Opferbereitschaft und Selbstlosigkeit einerseits, mörderische Wut und Verachtung, Terror und Grauen andererseits. Und diese doppelte Botschaft hat sich bis heute nicht verändert; dasselbe wiederholt sich nun mit den Enkelkindern (sowohl der ermordete Karl wie Jay hatten je ein Mädchen).

Die Mutter

»Sie war sehr kalt und kann sich nicht ausdrücken. Mein Vater beklagte sich, sie sei auch sexuell kalt. Sie ist anorektisch, isst kaum oder aus dem

Abfall und kauft sich keine Kleider. Sie nimmt für sich alte Kleider, die sie für ein Spital gesammelt hat, und stiehlt Fleisch und Lippenstift im Geschäft. Sie ist sehr hager und ekelt sich vor dicken Leuten. Sexualität ist etwas Schmutziges für sie«. Als die Mutter Sonja in deren Kindheit bei der Masturbation ertappte, behandelte sie es als etwas Entsetzliches, wusch sie mit Seife und Wasser aus und sagte ihr, es sei etwas sehr Schmutziges: »Tu das ja nie mehr! Du bekommst eine Infektion. Niemals tu so etwas wieder!«. »Aber ich fuhr fort damit, und tat es oft.« Als die Mutter Sonja bei ihrem ersten Küssen mit einem Jungen erblickte, schalt sie sie aus und sagte, es habe sie (die Mutter) krank gemacht vor Ekel, das sei zum Erbrechen.

»Da gibt es immer diese Mischbotschaften von ihr. Sie sagt, alles sei in Ordnung, aber man spürt, es ist gar nicht so. Ich sage ihr: ›Du sagst das eine, aber ich spüre etwas anderes.‹ Sie fühlt sich wohl mit ihrem falschen Lächeln und heuchelt das vor, was erwartet wird. Ich aber ziehe den Vorhang weg. Mir liegt an der Ehrlichkeit: dass man sage, was man meint. Doch alles war so doppelt zuhause«. »Sie ist voll von Scham. Je länger, umso mehr spüre ich, wie unbehaglich meine Mutter ist. Ich möchte ihr helfen, es in Ordnung bringen, sie heilen. Ich hasse es, sie leiden zu sehen, noch heute, wie damals, wenn der Vater sie anschreit. Ich hörte es die Nächte hindurch. Sie stritten sich oft über die anderen Kinder. Ich dachte: *›Wenn ich älter bin, werde ich ein vollkommen gutes Kind sein und niemals Probleme verursachen, und sie werden so stolz sein auf mich!* Das war so, wenn ich sie zanken hörte ... Ich möchte ihr helfen, aber sie lässt es nie zu. Sie ist solch eine opfersüchtige Märtyrerin ... Und ich nehme es übel, dass sie ihre eigene Menschlichkeit nicht zugestehen kann. *Ich bin der Sündenbock, ›ihre Tochter, die Drogensüchtige‹ und sie ist die Heilige.* Sie muss die Retterin sein. Ihr Selbstbild hängt davon ab«.

So gab es daheim immer sehr viel Urteilssucht: bei der Mutter mit ihrem Märtyrertum und ihrer Religiosität, beim Vater mit seiner Herabsetzung und dem Hohn. Diese Atmosphäre der Verurteilung versetzte Sonja in einen chronischen Schuldzustand, doch eine Schuld basiert auf allmächtiger Verantwortlichkeit: »Als ich fünfjährig war, träumte ich, ich sei ein Engel, in einer geistigen Welt, helfe meiner Mutter und sei die perfekte Tochter; ich bringe Frieden in dies Haus voll von Unruhe und Aufregung. *Es war eine schwere Verantwortung für ein kleines Kind.*«

Das Dreieck

»Als ich klein war, schenkte mir mein Vater sehr viel Aufmerksamkeit. Er bedeutete mein Alles. Er ist eine Persönlichkeit mit sehr viel Ausdruck; er umarmte mich. Ich saß jeweils im Bett in seinem Schoß; wir kuschelten miteinander. Ich erinnere mich, dass ich damals einen sich wiederholenden Traum hatte: dass *meine Mutter mich zu töten versuchte*. Es war so seltsam. Wir hatten einen großen Garten vor dem Fenster. Dort standen kleine Männer, eine Armee, die nach mir jagen würden, und sie waren von der Mutter ausgeschickt worden. Sie würden hereinkommen, und sie befahl ihnen, mich umzubringen. Und die Angst mit dem elektrischen Fenster in unserem Cadillac: Ich zog ängstlich meinen Arm zurück, da ich fürchtete, sie würde ihn abschneiden ... Wenn ich auf uns drei schaue: Meine Mutter war dort drüben, sehr asexuell; mein Vater war hier, warm und liebevoll, und ich war sehr zärtlich. Er liebte es, mich zu herzen. Es war eine Zeit, da der Vater mir alles bedeutete, und es steckte etwas Böses in der Mutter.«

Ich fasse zusammen: »Sie wollten sie verwunden und aus dem Weg haben, aber diese Wünsche waren sehr beängstigend. Sie wollten den Vater für sich selbst haben, und zur selben Zeit wollten Sie Ihre Mutter lieben. Sie hatten Angst, sie würde sich nun gegen Sie wenden, und dachten: ›Ich bin eine schlechte Person, da ich diese Wut und Eifersucht gegen sie hege.‹«

»Ich erkannte, dass meine Mutter ihm nichts recht machen konnte, so *wollte ich die richtige Frau sein für ihn, nicht wie sie*. Ich würde den vom Vater gesetzten Standard erreichen. *Ich würde sie ersetzen;* das wäre großartig. *Ich wäre dann wirklich die Frau!* Bis heute ertappe ich mich beim Versuch, ihn zu beeindrucken. Ich verwand das nie. Er war meine erste große Liebe. Es ist so bizarr.«

»Und deshalb befürchteten Sie ihre Rache – in der Angst, sie würde Sie töten.«

»Ich träumte, *sie sei eine Hexe, mit dämonischen Augen*, die *mich zu ergreifen* (get me) *suchte*, dass sie gegen außen hin gut war, aber etwas Böses im Innern versteckte.«

»Es war vielleicht mehr, was Sie ihr antun wollten, als was sie Ihnen zufügen wollte«.

In all ihren Träumen ist sie »selbstdestruktiv«, wird sie bestraft – für diese Wünsche: den Vater für sich selbst zu haben und die Mutter wegzuschaffen.

»Eine dunkle Wolke hängt über dem Haus«. »Ich habe alle diese Verantwortung.« Dies mag ein wichtiger Grund sein, warum Sonja ihr Leben zerstören und sich bestrafen musste, namentlich jeden Schritt zur Unabhängigkeit und jede Leistung. Jedes Stück Glück muss sie sich mit viel Qual erkaufen: »Wie kann ich glücklich sein, wenn sie so unglücklich sind?!«.

Dies muss einen dunklen Schatten auch über die Therapie werfen, in Form der negativen therapeutischen Reaktion; jeder therapeutische Versuch in der Vergangenheit scheiterte nach anfänglichem Erfolg: Es ist nicht die Furcht vor dem Versagen, sondern das Verbot gegen den Erfolg.

So bestanden (und bestehen auch heute noch) zuhause äußerste Einsamkeit und Angst, und doch zugleich auch Überstimulierung und verführerische Intimität. Die Kinder suchten nach Hilfe und Nähe beieinander, letztlich in Form von Inzest. Doch das Gegenteil zeigte sich wie eine vielleicht noch hässlichere Fratze später, nämlich als mörderische Eifersucht.

Die Schwester: Eifersucht, Neid und Ressentiment

Von Zeit zu Zeit leuchtet dieses Thema auf, verschwindet dann rasch wieder und bleibt eher hintergründig: ihre *starke Eifersucht auf ihre Schwester*, und noch stärker, ihre Eifersucht ihrer Nichte gegenüber, der jetzt spätadoleszenten Tochter ihres ermordeten Bruders: Sie tue einfach alles richtig, besonders in den Augen von Sonjas Eltern. Sie sei in jeder Weise gerade so, wie Sonja sein wollte und nie sein konnte.

Ein *mächtiger Strom von Eifersucht, Neid und Ressentiment* fließt in beiden Richtungen zwischen Sonja und ihrer Schwester, der in oft gewalttätigen Auseinandersetzungen hervorbrach. »Sie schlug mich ins Gesicht, dass ich die Frechheit hatte, ein Kind zu haben. Sie wollte mich zur Abtreibung zwingen und versuchte mich im Auto zu töten ... Sie war in einem Blackout von Wodka und Pillen. Ich war krank und wollte ins Spital gehen, aber sie weigerte sich, mich aus dem Auto zu lassen, schloss alle Türen ab, stieß in all diese Autos und raste ohne Schutzscheibe weiter. Es war eine Todesfahrt. Endlich schlugen wir auf, und das Auto kippte um. Ich rannte in den strömenden Regen hinaus. Ich dachte, ich würde sie nie mehr lebendig sehen. Sie versuchte, sich selbst zu töten und mich mitzunehmen. Ich war der Gegenstand ihres Hasses. Es war damals, als ich barfuß flüchtete, dass mich der alte schwarze Junkie aufnahm. Ich brauchte seine Nadeln; er hatte AIDS; er hatte mich angelogen. Nicht nur meine Schwester, sondern alles ließ mich wünschen, ich würde sterben. Ich hieß das Virus willkommen. Ich muss *es gewollt haben, mich zu töten*, und jetzt muss ich mit all dem Schaden leben, den ich verursacht habe. Ich agierte all dies aus, um jedermann zu zeigen, wie sehr sie mir weh taten. Wenn meine Schwester trank, war sie giftig: In ihrem Gesicht stak so viel Hass«.

»*Ich bin auf jeden eifersüchtig.* Es fällt mir schwer, es zuzulassen, dass meine Eltern andere beachten. Ich bin so bedürftig. *Ich sehe eine direkte Beziehung zwischen dem Eifersuchtsgefühl und dem Drogenrausch.* Wann immer diese Gefühle sich melden, lasse ich die Wut an mir selbst aus.«

»Es scheint wie ein unsichtbarer Knotenpunkt, in dem alle Fäden zusammenlaufen: die *Angst vor der mörderischen Eifersucht.*«

Herbeigeführte Beschämung

»Ich höre diese Stimme in mir, die voll Hohn ist und mich herabsetzt«. »Es gibt einen Schandfleck im Kem meines Wesens, und ich weiß nicht, was er ist, und er reicht sehr weit zurück«. »Ich will Sonja auslöschen und verschwinden lassen«. »Als ich ein Teenager war, starrte ich stundenlang in den Spiegel und stellte mir vor, was andere über mich dächten: dass ich hässlich sei und dumm. Als ich ein Kind war, nahm ich eine Schere und schnitt mir alle meine Haare ab, um ein Junge zu sein ... *Ich wollte nicht ich selbst sein ...* Es war schmerzhaft, einfach ich zu sein, ich war so selbstunsicher, so gehemmt, so verlegen. Auch in meinen Beziehungen zu Männern wurde ich immer wieder gedemütigt.«

»Ihr ganzer Lebenslauf bestand aus herbeigeführter Demütigung.«

»Die *Drogen waren ein Wunder, diese zu heilen.* Mit ihnen konnte ich mich ungehemmt erleben. Es war, als ob ich aus dem Gefängnis spazierte.«

Sie spricht über ihren ersten Freund: Er war charmant und grausam, verlogen und verräterisch, aber sie klammerte sich fünf Jahre lang an ihn; sie vergleicht ihn mit dem Vater. Die Essenz: Wenn ein derartig kalter, harter Mann sie endlich annähme, wäre es Beweis, dass sie in Ordnung sei. »Deshalb ist es so schwierig, ihn gehen zu lassen. Meine Erlösung hing davon ab. Trotz aller Erniedrigung konnte ich nicht ablassen von ihm«. Sie erhofft *eine magische Verwandlung*: »Er muss den Teil in mir heilen, der unter so viel Scham leidet. Nähme er mich an, wäre die Scham wie weggeblasen ... Doch diese bleibt, und ich bin näher der Flamme der Zerstörung.« So ging die Anziehung immer von solchen Männern aus, die über alle Scham erhaben schienen, also eine Art *Anti-Scham-Helden* darstellten.

Ich frage sie: »Am Rande des Todes zu leben, ihn immer wieder zu riskieren, – sagt es nicht gerade das Gegenteil: dass Sie sehr große Angst hatten vor dem Sterben und sich selbst beweisen wollten, Sie müssen sich nun nicht mehr davor fürchten, da Sie immer wieder imstande seien, die Gefahr zu besiegen?«

»Eine wirkliche Phobie?«

»Die von einer *Kontraphobie* scheinbar bewältigt wird: ›Jetzt muss ich mich nicht mehr fürchten.‹« …

Doppeltes Selbst und innere Spaltung

Sie empfindet, wie schon kurz erwähnt, eine *innere Doppelheit*, zwei Identitäten, zwei Persönlichkeiten: die eine gewissenhaft, zuverlässig und ehrlich; die andere ist fähig und bereit dazu, jeden zu manipulieren, sieht sich als einzigartig und speziell, spielt an der Grenze von Leben und Tod, und sucht in solcher Tollkühnheit »Erregung und Lustbarkeit (excitement and fun)«.

»Die gute Seite von mir ist das kleine Kind, das im Bett davon träumt, wie es jeden froh machen kann, sehr *liebevoll*, geduldig, ganz hingabebereit und in Erwartung von Gegenliebe. Sogar jetzt möchte ich, dass sie [die Eltern] auf mich stolz wären. Dann gibt es die andere Seite: so viel Freiheit, eine solche Entfesselung von Energie: ›Zum Teufel mit der Welt; ich tue, was ich will‹, das Leben am Rande. Das gibt mir das Gefühl der Macht: dass nichts etwas ausmacht, dass ich größer bin als das Leben. Und diese Seite ist so wichtig für mich, eine Quelle der Stärke.«

»… Eine Weise, wie wir auf die beiden Seiten sehen können, ist die: vollständige Unterwerfung unter den inneren Richter, und die andere Seite ebenso vollständiger Aufstand gegen den inneren Richter.«

Sexualisierung als Abwehr gegen Scham

Eine kritisch wichtige zusätzliche Dimension öffnet sich, wenn sie gesteht: »Ich versuchte mit der Demütigung auf eine sexuelle Weise fertigzuwerden, mit all der Angst und Frustration. Ich wollte sie auf sexuelle Weise beseitigen, mich so erleichtern und befreien. *Der Gedanke an Erniedrigung stimulierte mich zum Orgasmus*, z. B. wenn ich den Freund mit einer anderen zusammen sehe oder wenn ich mich einfach gedemütigt fühle. Dies war das Zentralthema in meiner Sexualität ... Die Scham über meine Masturbation: Sex würde sie beseitigen. Erniedrigung ist so sehr Teil meines innersten Selbst; ich versteckte sie vor jedermann.«

Es gestaltete ihre ganze sexuelle Orientierung: Alle Männer, mit denen sie sich einließ, entwickelten Demütigung zu einer Kunst. Und ebenso war ihre ursprüngliche Beziehung zum Vater: sowohl tief beschämend wie auch intensiv erotisiert.

Das Drama von Sünde und Erlösung

Wir sprechen über ihren letzten Rückfall, etwa einen Monat vor der Stunde: »Etwas schnappt in mir. Ich werde ganz verzweifelt darüber, was ich falsch gemacht, dass ich verrückt werde und alle Kontrolle verliere: Ich habe das Auto verloren, mein Kind, das Programm, jeder ist mir böse, ich habe die anderen enttäuscht, das Gefühl des Misserfolgs, des Kaputtmachens. Das erlebe ich so oft auch wieder in meinen Träumen jetzt ... Sobald ich das Türchen einem bisschen Erniedrigung öffne, stürzt die ganze Masse herein. Zudem übernimmt mich die Wut. Es wird zu einem Weg, sie ganz auszulassen, die Wut darüber, wie ich meinen ganzen Stolz wieder und wieder in der therapeutischen Gemeinschaft unterdrücken, alle die Beleidigungen schlucken musste. *Die Beschämung lässt die Wut fortbestehen.* Ich vermochte es nicht zu sagen, dass ich zornig wurde, ich konnte es nicht zeigen. Ich blieb still, ich verhielt es, und dann beim Rückfall ließ ich die ganze Wut heraus.«

»*Die Schamwut*, der Zorn über die Erniedrigung ... So ist die Antwort, oder eher der nächste Schritt auf eine Antwort hin: dass Ihr ganzes Leben von Scham erfüllt war, und viel davon war nicht bewusst. Und wir haben den Anfang einer Antwort darauf, woher die Scham kommt: wie der Vater Sie jeweils herabsetzte, wie seltsam Ihre Mutter sich verhielt und wie ängstlich, wie furchtsam sie war; die sexuellen Gefühle und Spannung zwischen Ihrem Vater und Ihnen, und was sich Jay mit Maggie und Ihnen erlaubte.«

»Und was später die anderen Männer mir antaten. Aber dann stellt sich die Frage: *Warum würde jemand, der schon so überschwemmt ist mit Scham, sie wieder und wieder neu aufsuchen?* Es ist fast so, als ob sie bis zu meinem Kern ginge. Es muss tief in mir den Glauben geben, dass ich wirklich ganz schändlich bin, dass ich etwas habe, wofür ich mich schämen muss, und dann arrangiere ich es entsprechend ... Ich versuche, etwas zu lösen.« ...

»Wie im Rückfall: Es ist, als ob Sie zu zeigen versuchten, wie schlecht es Ihnen gehe, das ganze Ausmaß davon, und bestraft zu werden, um *Verzeihung und Sühne* dafür zu erreichen.«

Es ist wie ein Drama von Sünde und Erlösung.

Die Sucht als Flucht vor dem Gewissen

»Ich werde hineingezogen: dass die Zeit stille stehen könne, dass ich einige Tage lang mich berauschen könne und dabei unverzüglich in eine andere Realität eintrete, wo es keine Verantwortlichkeit gäbe, wo ich anonym und frei wäre, ein Entrinnen von der Verantwortung, wo ich nur die Lust der Droge hätte. *Ich werde diese andere Person, hart und kalt*, meine *Identität* als Drogensüchtige. Jahrelang genoss ich es, eine *Verworfene* zu sein, Teil der Gegenkultur. Es verlieh mir Macht: dass ich etwas damit ausdrücke, indem ich mir schade, dass ich mich von etwas in mir befreie. Aber es tötete mich, dieser aktive Ausdruck davon. Vielleicht war es so, dass ich *Wut und Verletzung gegen mich selbst wandte*. Es war sehr mächtig.«

Sie beschreibt mit diesen Worten klar die gleichzeitige Bedeutung der Drogeneinnahme: *als Revolution gegen ihr Schuldgefühl (»Verantwortung«) und als Bestrafung für diesen Aufstand*. Genau dasselbe kann – und parallel zu dieser Abwehr gegen das Schuldgefühl, wie wir es schon eingehend angetroffen haben – über ihr Schamgefühl gesagt werden.

»*Mein innerer Richter ist mein Vater in seiner schlimmsten Form.* Ich kann mich damit foltern. Das springt ein, wenn er mich ignoriert, wenn ich mich von ihm und anderen verstoßen fühle; dann übernimmt dieser innere Richter die Herrschaft.«

»Und bezieht sich nicht der Rückfall, die Versuchung, Drogen zu nehmen, auf dies Gefühl?«

»Genau. Wenn ich das spüre, wird der Wunsch, mich zu berauschen, unkontrollierbar. Ich will, was ich will, und zum Teufel mit allem andern.«

»Und damit *stürzen Sie den inneren Richter.*«

»Dies ist es, worum es geht! Und dann bin ich am schärfsten gegen meine Mutter. Ich will ihr das Gesicht einschlagen; es ist Gewalt darin. Ist das nicht wie Mord? Für mich ist es mörderisch, diese Energie: Sie ist da, um zu morden! … Ich bin wohl noch strenger gegen mich, als mein Vater es ist, und er ist schon streng«.

Sie sieht *in beiden Eltern dieselbe Strenge und Unerbittlichkeit des Ge-*

wissens; der Vater stehe auch im Krieg mit sich selbst. Daher machen sie die Kinder für alles verantwortlich: »*Da war immer diese Botschaft der Schuld. Alle Sünde kam von uns*. Sie waren vollkommene Kinder ihren Eltern gegenüber gewesen ... Und *man war verantwortlich für ihr Glück*, dafür, dass sie nie froh waren, – das *war alles meine Schuld*. Wäre ich ein gutes Mädchen, wären sie glücklich, und wenn ich schlecht war, tötete ich sie.«

»Was Ihnen eine *unerträgliche Gewissenslast auflud*.«

Die überwältigende Flut

Doch weshalb diese Intensität der Scham? Ein tieferer Grund dafür zeigt sich im Folgenden: »In den Träumen fühle ich mich *überwältigt von den Emotionen*. Sie sind wie *Wellen, eine bemächtigende Dunkelheit*. Diese Gefühle überwältigen mich und machen mich verschieden von den anderen. *Ich verliere den Boden unter den Füßen, weggerissen von meinen Gefühlen, meinen Ängsten*. – Ich sehe, wie alle anderen über mein Leben Herr sind, und ich bin es nicht; ich schäme mich, da ich nicht unter Kontrolle bin.«

»Und das *Nehmen von Drogen war ein Versuch, diese übermächtigen Gefühle zu kontrollieren*, und was wir hier versuchen, ist etwas Ähnliches: dadurch Kontrolle zu bekommen, dass Sie sie in Worte fassen, auch wenn dies viel langsamer geht als mit Drogen.« ...

»Mein Leben lang *haben die Gefühle mich geführt (run), statt dass ich mein Leben geführt habe*. Weshalb sind sie so überwältigend für mich und nicht für andere?«.

Das ist die überragende Frage. Theoretisch ist natürlich die Antwort diese: Je früher und je schwerer entweder die Traumatisierung oder die äußeren und inneren Konflikte, desto überwältigender und dauerhafter die Affekte. Sicher ist diese Affektregression eine wichtige Quelle für ein chronisches Gefühl der Scham.

Ein Element im vergangenen wie sogar gegenwärtigen Familienleben Sonjas war die allgemeine, enorme Angst im Haus, in der ganzen Familie: Es war *ein Haus der Angst*. »Es ist eine *Krankheit, die durch die Familie sickert: diese Angst davor, man könnte nicht alles ganz richtig tun. Solch ein Druck, annehmbar* zu sein«.

Wie wir gesehen haben, steht hinter dieser ständigen Überforderung der im Ideal steckende Narzissmus, der Anspruch, selbst vollkommen sein zu müssen: »Ich bin wie mein Vater: auf der einen Seite voll von Scham, auf der andern mit diesem Riesenselbst (big ego): nicht nur annehmbar, sondern die Beste zu sein ... Diese Selbstbezogenheit ruiniert mein Leben: meine Wut, wenn ich nicht bekomme, was ich will, und nicht genau das leiste, so wie ich es möchte. *Wenn ich es nicht alles haben kann, wenn ich nicht diese perfekte Person sein kann, dann möchte ich gar nicht leben.* Ich habe, wie mein Vater, keine Geduld und keine Toleranz«.

Dieses Ideal suchte sie im anderen, im Mann, da sie es nicht allein und in sich zu finden vermag: »Dies ist ein sehr großer Konflikt: unabhängig sein zu wollen, doch so bedürftig zu sein ... Ich war süchtig in der Beziehung wie mit den Drogen: *um das Loch in mir zu stopfen.* Ich schäme mich über diese Bedürftigkeit. Wenn ich spüre, wie *abhängig ich bin von meiner Mutter und wie sehr ich sie brauche, werde ich wirklich wütend.*« Daher der ihr zumeist rätselhafte Zorn und Groll auf die Mutter, oder doch wenigstens ein Grund dafür (neben der masochistischen Haltung der Mutter und den Doppelbotschaften). »*Wenn ich allein bin, fühle ich mich leer.* Dies ist eine meiner größten Ängste: allein zu sein. Als ich in SF war, nahm ich so *viele Drogen, um diese grauenhafte Angst vor dem Alleinsein zu füllen.* Ich wollte mich töten, da ich überwältigt war von der Einsamkeit. Das ist wirklich der Konflikt: *Ich kann mir diese Angst nicht gestatten, ich schäme mich dafür.* Als ich mein Kind in die Arme nahm, spürte ich, dass ich zu sehr wie es war, gleich bedürftig. Vielleicht habe ich es [die Mutterschaft] darum sabotiert. In meinen Träumen werde ich von einem *Ozean der Dunkelheit, von diesen Riesenwellen heimgesucht* (haunted) ... Dies ist der Konflikt: *Ich brauche Sicherheit, und doch will ich eine unabhängige Erwachsene sein. Ich will genährt (nurtured) werden, aber ich schäme mich über die Sonja, die noch immer ein kleines Kind ist*«.

Es waren immer Männer, die »*totale Macht und Kontrolle*« zeigten, zu denen sie sich hingezogen fühlt, die also *ihr eigenes Ideal der narzisstischen Bewältigung der Scham* verkörperten. Sobald aber diese Liebhaber Sonjas tiefe Selbstunsicherheit und Abhängigkeit bemerkten, mussten sie sie natürlich mit Verachtung verwerfen: Ihre auf totale Macht gegründete Philosophie erlaubte doch nichts anderes. »Und das sandte einen Pfeil genau an die schmerzhafteste Stelle!«, fügt sie hinzu. »Sie wollten Frauen mit Macht.« Und damit war die Ursprungsscham nur nochmals bestätigt und vertieft: »Ich war der wertloseste Dreck, niedriger als niedrig, erbärmlich ... Der Schmerz war zu stark; meine Seele wäre untergegangen, hätte ich nicht die Drogen gehabt. Welch ein Fluch: immer von denen angezogen zu sein, die mir zeigen würden, wie erbärmlich ich bin!«. Zumeist habe sie sich für diese innere Schandhaftigkeit bestraft: »*Die Schändung war das Gleichnis für mein ganzes Leben*. Alles ging nur darum, mich zu erniedrigen und zu bestrafen, da ich erbärmlich war. *Ich suchte so viel Bestrafung wie ich konnte.*«

Der wichtige nächste Schritt ist der, dem wir schon früher begegnet sind, der *Resomatisierung und Sexualisierung*: »Die *Frustration wird gleichsam zur sexuellen Energie*. Ich will aus meiner Haut kriechen, wenn ich voll Wut bin und es nicht sagen kann. *Diese Aggression wurde etwas Körperliches für mich*. Ich pflegte *zu masturbieren, um mich von der Frustration zu befreien*. Ich kann es gar nicht in Worte fassen. Auch, wenn ich mich hasste, wenn ich eifersüchtig oder gereizt war, wollte ich mich dieser [sexuellen] Energie entledigen. Es ist alles in mir aufgestaut.«

»Es wurde in etwas Körperliches übersetzt.«

»Ich schämte mich sehr zu masturbieren. Ich fand mich seltsam, dieses körperliche Ding in mir.«

»Es erleichterte die unerträgliche Spannung.«

»Genau.«

»Eine Rastlosigkeit und Frenetik.«

»Für mich war es Gereiztheit; sie kommt aus meiner Haut. *Ich werde platzen …*«

»Und am Ende ist es, als ob Sie zwei Sonjas wären.«

Der circulus vitiosus beim Rückfall in der Sucht

Eine entscheidende, praktisch ungeheuer wichtige Frage ist: Was führt zum momentanen Zusammenbruch der scheinbar angepassten Identität, einer Identität, die offenbar stark ein *falsches Selbst* verkörpert, und damit zum Rückfall? Was sind die dabei sich abspielenden, mehr oder weniger vorbewussten Konfliktabfolgen, Affekte und Abwehrvorgänge? Was ist die dahinter befindliche Charakterstruktur, die zugrundeliegenden unbewussten Konflikte?

Wir sahen, dass es gewöhnlich ein unerträglicher Gewissensdruck in Form entweder von überwältigenden Schuldgefühlen oder von solchen der Scham ist, verbunden mit einer tiefen Enttäuschung vom anderen oder von sich selbst, die zunächst zu rasender Wut und dann zu einer kühnen Außerkraftsetzung von Realitäts- und Gewissensforderungen, zum kurzdauernden Lustzustand mithilfe der Droge und zum neuen Absturz führt. Es ist sehr schwer, diesen Teufelskreis zu unterbrechen, wenn er einmal in Gang gekommen ist. Ihn aber in Gedanken, ehe seine wilde Gewalt losgebrochen ist, durchzuarbeiten, ist ein wesentlicher Teil unserer täglichen Arbeit.

Hier möchte ich mich auf die »Impulsabfolge« konzentrieren, die sich als Auslösung der Sucht abspielte, zu Beginn wie bei jeweiligen Rückfällen, ja, sogar während der Stunden, nämlich in Form einer ich-psychologischen Rekonstruktion:

Die narzisstische Krise als Ausdruck der Traumatisierung

Es handelt sich um eine hohe, entweder gerechtfertigte oder aber weit übersteigerte Erwartung, namentlich im Sinne ihrer eigenen *Großartigkeit*, ihrer »perfection«, ihrer Fähigkeit, das Familienunglück zu heilen, die Gegner zu versöhnen. Die Wirklichkeit kann dieser *grandiosen* Erwartung nie nahekommen. So stürzt dann die Selbstachtung abrupt ab. Diese Phase des Prozesses können wir die *narzisstische Krise* nennen.

Diese narzisstische Krise widerspiegelt die ursprüngliche, oft lebenslange Traumatisierung, die bei ihr in den schweren Konflikten daheim zwischen vorgetäuschter Rechtschaffenheit und Frömmigkeit und der wirklichen Atmosphäre von Wut, Hass, Überforderung und Beschämung besteht: »das Haus der Angst«: »Der Hauptgrund, warum ich wieder beginne, Kokain zu spritzen, ist, dass ich nicht ehrlich genug darüber gewesen bin, wie schlecht ich mich über die Wende, die mein Leben genommen hat, fühle. Das Ausmaß der Scham ist unglaublich. Ich verberge mich davor die ganze Zeit. Ich bin ein wanderndes Unheil, voll von Schuld und Vorwurf. Fange ich dann mit der Droge an, rege ich mich so darüber auf, dass ich wegrenne, um nicht zu sehen, was geschehen ist: ›Jetzt ist alles vorbei. Ich habe alles verwirkt. Ich will mich töten. Ich will niemandem mehr ins Gesicht schauen, aus überwältigender Scham. Ich bin so wütend auf mich selbst, so voll Beschämung über mein Leben und so voller Angst, dass ich nie zu etwas fähig sein könnte. Ich kann es mir nicht vorstellen, je auf mich stolz zu sein, und jedermann denkt dasselbe von mir. Oder je erfolgreich. So bestrafe ich mich dafür. Ich hatte hohe Erwartungen an mich: dass jeder auf mich stolz wäre. Aber ich war von Anfang an verflucht. Es war immer diese Angst ... Die Drogen erlaubten mir zu rennen und zu rennen. Ich kann nicht anhalten. Ich bin so zornig auf mich selbst.«

Natürlich gibt es vielerlei Formen der Traumatisierung, miteingeschlossen schwerer körperlicher Schmerz und Behinderung; doch ist in unserem

Zusammenhang von besonderer Bedeutsamkeit, was wir als »Seelenblindheit« und als »Seelenmord« bezeichnen können.

Die erste bezieht sich auf die Vereitelung eines menschlichen Grundbedürfnisses, nämlich, dass man in seiner Individualität geachtet, als Selbstzweck anerkannt und als Subjekt gewürdigt werde, dass man im tiefsten Sinne gesehen oder erkannt werde. Erwartet man dies und erfährt man dessen Gegenteil, empfindet man Scham, und diese ist umso tiefer und umfassender, je schroffer die Individualität missachtet, je rücksichtloser der andere einen zu seinen Zwecken missbraucht und je mehr man als Objekt, als Gegenstand behandelt wird. Mit »Vergegenständlichung«, »Verdinglichung« oder »Objektivierung« versteht Francis J. Broucek (1982) die Erfahrung, »wenn der eigene Status als Subjekt ignoriert, missachtet, verleugnet oder verneint wird«. Das Wichtige für uns ist, wie das *Erlebnis der Seelenblindheit beim anderen* und das *der Scham im eigenen Selbst* zusammengehören, ein *Erlebnispaar* bilden.

Diese Seelenblindheit ist ein Aspekt dessen, was Shengold (1995) als Seelenmord beschrieben hat. Shengold definiert »Seelenmord« als »den absichtlichen Versuch, die besondere Identität eines anderen Menschen auszulöschen oder zu kompromittieren ... das Opfer der Fähigkeit zu berauben, Freude und Liebe als getrennte Person zu empfinden«. Der Begriff bezeichnet »eine bestimmte Kategorie traumatischen Erlebens: von Zeiten wiederholter und chronischer Überstimulierung, die mit solchen emotioneller Versagung abwechseln und absichtlich von einem anderen herbeigeführt wurden«. Diese Überstimulierung führt zu traumatischer Angst und Wut, aber auch zu Grausamkeit, Unmenschlichkeit und doch auch wieder Unverlässlichkeit des Gewissens. Seelenblindheit ist ein Zuwenig, Seelenmord ein Zuviel. Dennoch können sie nicht scharf voneinander geschieden werden und gehören auch klinisch zusammen.

Bei allen zwischenmenschlichen Beziehungen tritt wieder und wieder die Furcht auf, dass sich die ursprüngliche Objektifizierung, Dehumanisierung und damit die alldurchdringende Scham wiederholt, dass wiederum Nähe nur Ausbeutung und Auslöschung der Individualität bedeuten.

Affektregression und Gebundenheit an den Schmerz

»Es ist wie ein Ozean von Enttäuschung und Schmerz. Und wenn ich dessen bewusst werde, zerfalle ich (disintegrate).«

Der nächste Schritt besteht darin, dass die Gefühle als überwältigend, global, archaisch, körperlich empfunden und nicht in Worten fassbar werden: ein unbeherrschbarer Einbruch von Wut und Scham und Verzweiflung. Dies ist der Vorgang der *Affektregression*, d.h. eine Generalisierung und Totalisierung archaischer, z.T. präverbaler Affekte. Es handelt sich damit um einen Zusammenbruch *der Affektabwehr*. Die gewöhnliche Kombination vielfältiger Abwehren, der Dämme also, die solche Affektfluten zurückhalten, erweist sich als mangelhaft. Bei der Affektregression scheint der Affekt selbst zu verschwinden; es bleibt bloß eine vage, doch unerträgliche Spannung, vielleicht eine Sehnsucht zurück, eine hektische Suche nach lustvoller Erregung und Erleichterung, eine Stimmung von zielloser, doch unerträglicher Rastlosigkeit, ein Begehren, das dem »craving« nach Drogenentzug sehr ähnlich ist. Krystal (1974, 1975) spricht von der Trias von Dedifferenzierung, Deverbalisierung und Resomatisierung.

Zugleich verallgemeinert sich das Gefühl, z.B. zu einer Grundbefindlichkeit und wildem Schmerz: Der Gram um das Verlorene steht für das Verlorene; er selbst darf nicht verloren werden. Es handelt sich um die Bindung an den schmerzlichen Affekt (vgl. Valenstein, 1973).

Sexualisierung

Doch finden wir bei der Affektregression bei genauerer Untersuchung typischerweise den Vorgang der Sexualisierung, wie sie sich in der folgenden archaischen Gleichstellung widerspiegelt: *Sexualität, sexuelle Erregung = Gewalt, Grausamkeit, Explodieren (bursting) – schmerzhafte Spannung – überwältigende, unerträgliche Gefühle – Überstimulierung.* Dieser Zustand und Erlebniskreis überwältigender *Überstimulierung* wird als verzehrend und verschlingend erlebt: »Die Frustration, die Wut, die Ungeduld wurden etwas Körperliches in mir, eine Art sexueller Energie. Ich möchte aus meiner Haut fahren. Ich pflegte zu masturbieren, um die Frustration loszuwerden. Auch wenn ich mich hasste, wenn ich eifersüchtig war, verwandelte es sich in etwas Körperliches, Sexuelles. Und ich schämte mich sehr über meine Masturbation.«

Es ist eine unerträgliche, körperlich erlebte Spannung, Unruhe und Rastlosigkeit: »Es war, als ob ich platzen müsste. Ich versuchte mich zu kontrollieren und konnte niemanden wissen lassen, was ich spürte. Ich kann es nicht in Worte fassen.«

Umkehrung, Allmachtsfantasie und doppeltes Selbst

Die vierte Station ist einerseits *die Wendung vom Passiven ins Aktive*, das »Umdrehen des Spießes«, oder, von der Ichseite her betrachtet: die *Identifizierung mit dem Angreifer* oder mit dem Trauma. Dies mag in Form von gegen die Außenwelt gerichteter *Wut und Empörung* geschehen; es ist ein ohnmächtiger Versuch, *aus dem leidenden Erlebnis ein Tun oder doch ein Provozieren* zu gestalten, in Trotz und Rache zurückzuschlagen, oder es mag sich um intensiven Neid und Eifersucht handeln. Es mag Verachtung sein, oder es mag sich um Affekt, Haltung und Fantasie des Ressentiments handeln, das Gefühl der Ungerechtigkeit, des unrechtmäßig zuerteilten Defizits: »Ich bin immer wieder betrogen worden. Unrecht ist mir zugefügt worden. Ich brauche mehr als andere, um diese Ungerechtigkeit wieder auszugleichen. Revanche ist Wiedergutmachung für die erlittene Einbuße an Liebe und Respekt, ist Reparatur des Mangels und Defektes, ist Hilfe gegen Scham und Wut, Eifersucht und Neid.«

Eine Sonderrolle spielt dabei die *Fantasie der Allmacht* als Schutz gegen das Grauen der Hilflosigkeit. Teil dieser allmächtigen Wandlung vom Passiven ins Aktive ist die Haltung der *aktiven Dehumanisierung der anderen*: dass man die anderen in derselben Weise als Werkzeuge und Teilobjekte behandelt, wie man sich bislang objektifiziert, manipuliert, entpersönlicht empfunden hat. Perversion im Allgemeinen ist ja *dehumanisierte Sexualität oder sexualisierte Dehumanisierung*.

Sonja spricht von einer rastlosen Suche nach Macht, – die der ursprünglichen Hilflosigkeit, Ohnmacht und der Scham über die Schwäche entgegenwirken soll: »Als Prostituierte fühle ich für einen Moment die Macht; durch Manipulation so viel Geld wie möglich zu bekommen, und so wenig wie möglich als Gegenleistung zu tun, das ist Macht.« Andererseits ist es ganz entscheidend, dass es dabei zu einer *Verdoppelung des Selbst* kommt. Sonja bekennt: »Entweder liege ich darnieder oder ich bin oben. Entweder spiele ich das Prostituiertenspiel und fühle nichts, außer der Macht, oder es ist das andere Ich: keine Macht, totale Scham und Verletztheit, alles Gefühl. Ich bin entzweigebrochen: Ich bin ein völliger Versager, und ich habe die Illusion der totalen Macht.«

Diese Spaltung oder *Verdoppelung* beinhaltet eine massive *Verleugnung* der inneren Realität, namentlich die der überwältigenden Affekte (als *Affektblockierung*). Andere Abwehrformen wie Verdrängung, Verneinung, Projektion spielen dabei mit, verblassen aber im Vergleich mit der Abwehr durch Verleugnung/Affektblockierung. Dazu gehört aber auch eine die Verleugnung unterstützende *Gegenfantasie, welche die Realitätswahrnehmung entkräften soll (»invalidating fantasy«).*

Die *doppelte Wirklichkeit* wie die *multiple Persönlichkeit* ist gerade bei schwerer Traumatisierung eine wichtige Form der Fantasie: »Ich bin es ja gar nicht, der dieses Entsetzliche, Grauenhafte erlebt. Es ist mein ›alter ego‹, mein Körper, meine ›Schale‹. In Wirklichkeit befinde ich mich ganz woanders und bin auch jemand ganz anderer.«

Externalisierung

Es folgt eine wilde Getriebenheit zur Handlung, das Suchen nach einer konkreten äußeren Lösung für den inneren und verleugneten Konflikt: »Es war unerträglich; ich musste etwas in der äußeren Wirklichkeit unternehmen, um die Situation zu ändern, gleich was.« Gewalttat, Masochismus, Drogen, das Suchen nach Risiko und Aufregung, Erwischtwerden – der genaue Modus dieser Abwehr durch *Externalisierung* ist für den Patienten im Augenblick nicht so wichtig. Was zählt, ist die *Abwehr durch konkrete Handlung in der Außenwelt, die magisch das Leben verändern soll.*

Aggression

»Ich mache Fortschritte, und dann habe ich ganz plötzlich den unwiderstehlichen Drang, auszubrechen, alles, was ich aufgebaut habe, zu zerschlagen; und dann liege ich einen Monat lang zerschmettert am Boden, und nur langsam richte ich es wieder auf, meine Selbstachtung, oder das, was ich in der Gesellschaft erreicht habe« (das Zitat stammt zwar von einem andern Patienten, stimmt aber genau auch auf Sonja zu). Dieser sechste Schritt bezieht die *narzisstische Aggression* mit ein, gewöhnlich in Form des »Ausbrechens«, der Grenzüberschreitung, der Verletzung sozialer Schranken, des feindseligen Angriffs auf andere oder der Selbstvernichtung, dem anderen und sich selbst Schmerz zuzufügen, andere zu demütigen und sich selbst zu schänden. Hier schließt sich aber auch der bei Sonja zentral wichtige Circulus vitiosus des Masochismus an. Ich werde auf ihn zurückkommen.

Abwehr gegen das Überich, »Flucht vor dem Gewissen«

Vertrauenswürdigkeit, Verlässlichkeit, Verpflichtungen anderen gegenüber werden zwar anerkannt, doch ihrer Bedeutung beraubt und behandelt, als ob sie absolut keinen Sinn hätten. Das aber heißt, es handelt sich um eine *tiefe Spaltung* des *Über-Ichs*, als Folge der Abwehrvorgänge von Verleugnung, Projektion und Externalisierung.

Narzisstischer Triumph

Es ist mannigfache *Lust*, aber v. a. ist es die *narzisstische Befriedigung eines übersteigerten Berechtigungsanspruches (»entitlement«)*. Und damit ist aber auch wieder der Boden dafür vorbereitet, dass der Absturz in die Narzisstische Krise erfolgt. Der Kreis schließt sich also.

So findet sich denn die Hauptabwehrstrategie bei diesen archaischen, v. a. narzisstischen Konflikten, die in schwerer Traumatisierung wurzeln, in der magischen Art von Konfliktlösung durch Veräußerlichung, nämlich als *Kontrolle durch Handlung; durch das Finden eines magischen Gegenstandes und durch magische Gewalt*, nicht in persönlichen Beziehungen. Als Resultat der Verleugnung (oder allgemeiner: als Ergebnis verschiedener Abwehrvorgänge) ist die *Ich-Spaltung* offenbar: »Dies bin ich nicht; es ist eine fremde Macht, die Herrschaft über mich gewinnt.« Dieser abgespaltene Teil ist zwar enteignet und doch nicht wirklich unbewusst, von grauenerregender Gewalt und beständig drohend, und wird immer wieder, und doch nur mit vorübergehendem Erfolg, durch die Rauschgifte gestillt, – dieser Teil weist zurück auf die geschilderten Traumata.

Der masochistische Circulus vitiosus

Die Dynamik des Masochismus kann wiederum in eine Art zirkulärer Sequenz eingefügt, eben »(re)konstruiert«, werden. Die ersten vier sind dieselbe, die ich bei der Sucht beschrieben habe: 1. Traumatisierung und Narzisstische Krise, 2. Affektregression, 3. Sexualisierung, und 4. *Wendung vom Passiven ins Aktive*, Allmachtsfantasie als Abwehr und *Verdoppelung des Selbst*, eben die Verdoppelung, die wir nun auch bei Sonja so besonders klar beobachten konnten.

Doch nun folgt als fünfte Station die Wendung der Aggression gegen das Selbst, die *Verinnerlichung des Traumas: Die Grausamkeit von Trauma und Misshandlung wird nun Teil des Überich* – parallel zur *Wendung der Wut*, des Neides und der Verachtung gegen die eigene Person. Wie wir von Freud wissen, besitzt und verewigt diese Gestalt des *inneren Richters* nicht nur die Aggression des traumatisierenden Objekts, sondern ebenso die Aggression des Subjekts, die nun durch diese innere Autorität in Schranken gehalten werden soll.

Konflikt im Überich

Dabei ist aber entscheidend wichtig die *widersprüchlicher gespaltene* Natur der Werte, die von diesem inneren Richter vertreten und durchgesetzt werden. Es ist, als ob »er« in sich gegensätzlichen Gesetzen und Werten folgte, doch dabei weiterhin absolute Unterwerfung verlangte. Mehrere solche Konflikte sind denkbar. Ich betone zwei, die von besonderer Wichtigkeit sind: den *Gegensatz zwischen sich befehdenden Loyalitäten* und das *Scham-Schuld-Dilemma*. Einige Worte zum letzteren: Werten der Stärke, der Macht, der Selbstbehauptung, der Selbstverwirklichung, kurzum der *Ehre*, stehen solche der Zugehörigkeit, Gemeinschaft, der Rücksicht auf andere, kurzum der *Liebe* gegenüber. Die Verletzung der ersten Reihe ruft Scham hervor, die der zweiten Schuld. Der übermäßige, globale Charakter der »Idealforderung« lässt dann kaum mehr einen Zwischenraum offen. Das Leben wird zu einer Wanderung auf schmälstem Grat, zwischen Abgründen auf beiden Seiten.

Im Falle Sonjas stechen zwei, miteinander verschränkte Wertkonflikte daheim heraus: »Bei meiner Schwester und meiner Mutter ist es so: Geht es mir zu gut, missgönnen sie es mir. Beim Bruder und Vater ist es genau umgekehrt: Wenn ich nicht gut genug bin, verachten sie mich. Meine Mutter und Maggie sind eifersüchtig auf meine Unabhängigkeit und meinen Erfolg und voll Ressentiment darüber, und mein Bruder und mein Vater sind voll Ekel, wenn ich nicht erfolgreich genug bin.« So widersprechen sich der Neid auf ihren Erfolg und die Verachtung für ihr Versagen; der erste erweckt in ihr Schuld, die zweite Scham. Der andere Wertkonflikt zeichnet sich kurz danach ab: »Für meinen Vater sollte ich vollständig machtvoll sein, und für meine Mutter völlig selbstbeherrscht, trieblos und rein«, oder, wie sie es andere Male ausgedrückt: heilig. Macht gegenüber Reinheit sind zwar sehr verschiedene Wertprioritäten, die Antithese von beiden ist aber etwas Schamvolles (Schwäche, resp. Unreinheit, Schmutzigkeit).

Eine Sonderform des Scham-Schuld-Dilemmas ist der Konflikt zwischen Trennungsschuld und Abhängigkeitsscham. Dabei spielen zwei generell wichtige Grundgleichungen eine ganz zentrale Rolle: Getrenntsein, ein Individuum mit eigenem Willen zu sein, ist absolut böse: *Trennung – Verwundung und Tötung des anderen – tödliche Vergeltung durch den anderen und damit eigenes Sterben* = ungeheure *Schuld*. Jede Selbstbestätigung ist Trotz und damit etwas ganz Schlimmes. Erfolg ist aber Selbstbehauptung, bedeutet Unabhängigkeit und Autonomie und muss daher immer wieder zunichte gemacht und gebüßt werden. Umgekehrt ist *Unterwerfung – Passivität – Abhängigkeit und Schwäche – Selbstverlust – Beschämung und Erniedrigung*; solches *Sichschämen* ist der Preis, den man entrichten muss, um überhaupt geliebt zu werden. Auch dies ist im Grunde selbst wieder ein kreisförmiger Vorgang: Die erste Gleichung führt notgedrungen zur völligen Selbstunterwerfung und Selbstaufopferung; die zweite endet in Schamwut und der Empörung unerträglicher Gekränktheit, also erneuter Abstoßung und Distanz.

Dabei bedarf es besonderer Beachtung, zu welchem Ausmaß und wie oft gerade das Über-Ich zum Träger von Neid und Ressentiment werden kann, wie sehr, in anderen Worten die Stimme des Gewissens ein rachsüchtiges Ungerechtigkeitsgefühl ausdrücken kann (dies ist im eben gegebenen Beispiel wohl auch der Fall). Das aber heißt: Weder Lust noch Erfolg kann dem Selbst *gegönnt* werden, ebenso wie sie dem anderen *vergönnt* werden. Das Deutsche erlaubt dies sehr grafisch auszudrücken: »Man kann sich selbst nichts gönnen, da man dem anderen nichts gönnt.«

Absolutheit – das narzisstische Stigma

Infolge der Globalität und Absolutheit des bisherigen Ablaufs nehmen Verantwortlichkeit und Ich-Ideal eine ähnliche Totalität an. Es ist ein *totalitäres Über-Ich*, mit sich selbst zerstritten in Forderungen unversöhnlicher Totalität. So finden wir, als Pendant zum grausamen Gewissen-Richter-Über-Ich, das *grandiose Ich-Ideal*, im Sinne einer allmächtigen Verantwortlichkeit.

Allgemein gesagt dienen narzisstische Fantasien an erster Stelle, wie schon erwähnt, in traumatischen Situationen als Schutz gegen Hilflosigkeit, und an zweiter Stelle, im jetzigen Zusammenhang, als Schutz gegen den Ansturm der Verurteilungen durch das Überich.

Demnach wird Narzissmus nicht als primäre Triebmanifestation verstanden und gedeutet, sondern als *Fantasiestruktur mit hauptsächlicher Abwehrbedeutung*. Die ganze narzisstische Fantasiewelt der Überwertung, der Grenzüberschreitung, der Größenansprüche und Idealisierung ist v. a. ein Versuch, ein überwältigend strenges Über-Ich zu überwinden, gerade auch der Hilflosigkeit vor dem inneren und äußeren Richter in magischer Weise Herr zu werden.

Teil dieser wichtigen Allmachtfantasie ist die der Rettungsmission: Um nicht mehr hilflos zu sein, zieht man es vor, sich selbst die Schuld an der Schreckenssituation zuzuschreiben und die Aufgabe in der Identität des Erlösers zu suchen.

Reexternalisierung des grausamen Gewissens

Die nächste Station ist die Wieder-*Nachaußenwendung der ganzen Grausamkeit des Über-Ichs*: Andere werden ebenso verhöhnend und bestrafend behandelt, wie es das eigene Gewissen dem Selbst antut. Damit wird man zum grausamen Richter der anderen – der *Sadismus verhüllt als Moralität*. Das Erkennen dieser durchgehenden *Abwehr des Masochismus durch Sadismus; besonders im Hinblick auf Über-Ich-Aspekte, die v. a. in der Übertragung reinszeniert* wird, wurde für mich eines der wichtigsten technischen Werkzeuge in der Behandlung der schweren Neurosen, und darüber hinaus zu einer der wertvollsten Einsichten in die Entstehung der Aggression überhaupt.

Zugleich mit dieser Wendung der Über-Ich-Aggression nach außen findet sich die *narzisstische Einstellung von Arroganz und Anspruch* (»entitlement«).

Aus Leiden Macht

Schließlich endet der Patient immer wieder in der Stellung des Opfers. Das ist eben die masochistische Seite, die mehr oder weniger im Vordergrund steht und die Symptomatik prägt. In den masochistischen Kernfantasien werden die traumatischen Erlebnisse wieder und wieder erlebt, und zwar in Abfolgen von *unter eigener Regie reinszenierten Vorgängen von Leiden und Demütigung*. Dabei ist das Primäre nicht die perverse Sexualität, d.h. die Bedingung von Leiden oder Erniedrigung, um sexuelle Befriedigung empfinden zu können, sondern die schon zuvor beschriebenen und grundlegenden Fantasiegleichungen der *Sexualisierung der Gewalt*. Diese wiederholt sich nun unablässig in der Unterwürfigkeit dem quälenden, starr urteilsüchtigen *inneren Richter* gegenüber. Der Geheimzweck dabei liegt in den *magischen, allmächtigen Verwandlungen*, die sich in der *masochistischen Schlagefantasie* verbergen; durch Leiden und Demütigung bemüht sich der Patient auf mancherlei Ebene Liebe und Respekt zu erzielen. Was dabei unbewusst bleibt, ist deren *»alchemistische«* Bedeutung: dass dabei die Wirklichkeit in einer Reihe von Verleugnungen und Umdrehungen magisch umgewandelt wird: »Durch meine Unterwerfung, dadurch, dass ich *als das Opfer Schmerz und Scham erleide und geschlagen werde*, verwandle ich Leiden in Lust, Angst in sexuelle Erregung, Hass in Liebe, Trennung in Verschmelzung, Hilflosigkeit in Macht und Rache, Schuld in Verzeihung, Scham in Triumph, v.a. aber Passivität in Aktivität.«

Der Masochismus ist aufgrund dieser Prämisse der *Macht durch Leiden* zu verstehen. Doch dieses Ziel bleibt unbewusst, das Bemühen zerstört sich selbst. Das Ende ist fortgesetztes Leiden und oft Katastrophe. Der circulus vitiosus schließt sich, die Traumata werden neu geschaffen, der Fluch bestätigt sich immer von neuem, der Fluch des totalitären, traumatogenen Gewissens, wie es sich in den Schlussworten von Kafkas *Prozeß* ausdrückt: »Wo war der Richter, den er nie gesehen hatte? Wo war das hohe Gericht, bis zu dem er nie gekommen war? ... ›Wie ein Hund!‹ sagte er, es war, als sollte die Scham ihn überleben.«

Es ist nach wie vor die Aufgabe der Psychoanalyse, die versuchten Konfliktlösungen, die sich in diesen Szenenabfolgen ausdrücken, in ihrer inneren Widersprüchlichkeit und ihrem Wiederholungszwang allmählich bewusst zu machen und die traumatogenen Affektstürme in Worte zu bannen. Wortgebung

Es sind aber gerade die eben geschilderten Abläufe, deren Einzelpositionen in gesonderter Form, wie ich eingangs dargelegt habe, nicht allein beim Einzelnen, sondern immer wieder in der Gesellschaft, in der Politik und in der Kultur beobachtet werden können. Auch bei diesen ist es die Zukunftsaufgabe der Psychoanalyse, die Affektstürme in dem Spezifischen gerecht werdende Worte zu bannen, Verallgemeinerungen und Klischees zu meiden und die Flut der Dehumanisierung einzudämmen.

Literatur

Broucek, F. (1982). Shame and its relationship to early narcissistic developments. *Int. J. Psychoanal., 65*, 369–378.

Crews, F. (1994). The Revenge of the Repressed. In *The New York Review of Books*, S. 56.

Haynal, A., Molnar, M. & Puymege, G. de (1980). *Le fanatism. Histoire et psychoanalyse.* Stock/Monde Ouvert.

Krysta, H. (1974, 1975). The genetic development of affects and affect regression. *Annu. Psychoanal., 2*, 98–126, *3*, 179–219.

Shengold, L. (1995). *Soul Murder. Seelenmord – die Auswirkungen von Mißbrauch und Vernachlässigung in der Kindheit.* Brandes und Aspel.

Valenstein, A. F. (1973). On attachment to painful feelings and the negative therapeutic reaction. *The Psychoanalytic Study of the Child, 28*, 365–392. https://doi.org/10.1080/00797308.1973.11822301

Wright, L. (1994). Remembering Satan. Zitiert in F. Crews »The Revenge of the Repressed«. *The New York Review of Books*, Nov. 17,1994, S. 59.

Wurmser, L. (1989). *Die zerbrochene Wirklichkeit.* Springer.

Liebe, Macht und Leiden

Zur Dynamik schwerer Neurosen[1]

Wie Antaeus seine Kraft stets erneuerte, wenn er auf dem Boden seiner Mutter, der Erde, stand, so geht es uns mit unserer Wissenschaft: Unsere Kraft als Psychoanalytiker und Psychotherapeuten erwächst uns immer wieder am besten aus dem Ringen mit schweren klinischen Problemen, die unseren gängigen Theorien und Methoden zu trotzen scheinen oder ihnen wenigstens immer wieder heikle Probleme stellen; »they give us a run for our money«, wie man bei uns zu sagen pflegt. Das heißt, es sind die schweren Neurosen, die uns weiterbringen, uns persönlich wie auch unser gesamtes Wissen und Können herausfordern. Dabei denke ich an Probleme der Sucht, bei denen wilde Impulsabfolgen in seltsamen circuli vitiosi immer wieder zu lebensgefährlichen Rückfällen führen, an schwere depressiv-masochistische Charakterhaltungen, die das ganze Leben zu einer endlosen Folge von Versagen, Verzweiflung und Quälerei machen oder aber den Menschen in immer neuen unglücklichen Bindungen landen lassen, an phobisch-zwangsneurotische Grundhaltungen, die das Leben immer mehr auf kleinste Bereiche einschränken, oder narzisstisch-paranoide Strukturen, bei denen groteske Missverständnisse über kurz oder lang jede Beziehung ad absurdum bringen, und wo die Welt in hitzige Freundschaften und Feindschaften auseinanderklafft.

Im heutigen Vortrag greife ich aus diesem weiten, uns allen immer wieder neu herausfordernden Spektrum einen Problemkreis heraus: die Sequenz von Ichzuständen beim masochistischen Charakter und damit das Problem von Macht, Liebe und Leiden in unglücklichen mitmenschlichen Beziehungen, also Formen des äußeren und dahinter des moralischen Masochismus. Dabei ist es sinnvoll, von einem zentralen Teufelskreis, einem

1 Vortrag, gehalten am 27. Januar 1995 am Institut für Psychoanalyse und Psychotherapie e.V. in Gießen.

circulus vitiosus, oder, wenn man modern sein will, »feedback loop«, »reverberating circuit« zu sprechen.

Heute möchte ich diese Problematik bei einem Fall darstellen, bei dem sich ganz besonders auch die Dynamik dieser Spaltung der Wirklichkeit dramatisch verstehen ließ.

Die traumatische Vergangenheit

Agnes ist eine jetzt 40-jährige Ärztin, die wegen Depressionen und nach zwei schweren, von ihr selbst verursachten Autounfällen mir überwiesen wurde. Sie hatte nicht lange zuvor eine lange währende intime Beziehung zu einem Vorgesetzten, der sie körperlich, beruflich und seelisch ausgenutzt und schwer erniedrigt hatte, abgebrochen. Beruflich ist sie außerordentlich erfolgreich, eine bekannte Forscherin, tüchtige Klinikerin und geschätzte Lehrerin. Doch ihr Innenleben ist von Selbstverurteilung, von Schuld und Scham, von Angst und Depression beherrscht.

Sie stammt aus Deutschland, wuchs auch hier auf und emigrierte in ihrer Adoleszenz mit ihrer Familie nach Kanada. Ihr Vater war Soldat im Krieg, dann in russischer Gefangenschaft gewesen, und sei auch heute noch ein Nazi und Antisemit. Alles, was er in seinem Leben aufgebaut hat, musste er wieder zerstören. Seine Frau, Agnes' Mutter, starb, als Agnes, die mittlere von fünf Kindern, fünfjährig war, und zwar infolge einer illegalen Abtreibung durch den Vater. Diese Tötung wurde vom Vater auf die Schwester seiner Frau geschoben; immer sei jemand anderer daran schuld, was ihm geschehe, sagt Agnes. Nicht lange danach verheiratete er sich mit einer Prostituierten, die die Kinder aufs Schwerste misshandelte und gegeneinanderhetzte. Sie war ein Ausbund von Sadismus und ist auch heute noch ganz überzeugt von der Wahrheit des Nazismus, verleugnet den Holocaust und schiebt die Ursache alles Elends den Juden zu. Agnes selbst distanziert sich entschieden von der von ihren Eltern vertretenen Ideologie, ist besonders pflichtbewusst, nimmt sich mit großer Verantwortlichkeit der Leidenden an, wendet sich oft auf eigene Gefahr und mit viel Zivilcourage gegen den Erwerbs- und Profitgeist in der modernen Medizin. Sie ist eine feinsinnige, warmherzige, gebildete, obgleich sehr einsame Frau.

Im Alter von neun Jahren kam sie, nach schlimmen Misshandlungen, für sechs Jahre zu einem Pastor in einem anderen Teile Deutschlands, der sich ihrer freundlich, aber auch sehr rigid annahm. Er hielt sie dazu an, dem

Vorbild Marias zu folgen: »Ich bin die Magd des Herrn, du kannst mit mir tun, was du willst. Dass Christus gehorsam war bis zum Tod, das war die größte Tugend. Überhaupt Mensch zu sein war dreckig, bös und schlecht, das musste ganz unterdrückt werden. Alles Menschliche wird verurteilt, außer wenn man gehorcht und sich demütigt und die Gnade Gottes von außen her annimmt. Und man hat das Recht, die anderen zu verurteilen, da sie nicht die Gnade empfangen haben. Er verurteilte mich, dass ich meine eigenen Gedanken hatte, dass ich störrischer sei als andere. Das war für ihn die große Sünde.« Er sprach später darüber, wie er an der Sonderung von Frauen und Kindern im Warschauer Ghetto zu deren Vernichtung teilgenommen hatte. Er äußerte kein Bedauern darüber, sondern lediglich: »Es musste halt so sein«, und rechtfertigte den Holocaust aus religiösen Gründen, eben aufgrund der Ablehnung der göttlichen Gnade durch die Juden, der trotzigen Behauptung ihrer Identität.

Agnes sagt von ihrem Vater: »Nach dem Tode der Mutter durften wir nicht wissen, was vorgefallen war. Wir durften es nicht mehr erwähnen. Ich wurde behandelt, als ob ich dumm, wie ein Tier war. Ich wusste, dass etwas Schreckliches passiert war, aber man war mit mir fröhlich; ich sollte weiter spielen, man vertuschte es. Ich fühlte, dass etwas mit mir nicht stimmte, da ich zu viel wusste. Wie ich hörte, als die Tante dem Onkel in der Nacht im Bett sagte, dass meine Mutter gestorben war, wollte ich es dem älteren Bruder sagen, als wir allein waren, das Geheimnis, worüber ich nicht Bescheid wissen sollte. Er glaubte mir das aber nicht, sondern wurde böse auf mich und sagte, dass ich lüge: ›Du lügst doch immer!‹ und er spielte weiter. Ich wusste zu viel. Und ich war ganz allein mit meinem Wissen. Sie hatten mir die Mutter weggenommen und versteckt und taten dann so, als ob ich es nicht gemerkt hätte. Dann fand ich das versteckte Fotoalbum mit den Bildern der Sterbenden, mit ganz verschorftem Gesicht, und dann von der Leiche. Man versteckte es wieder, aber ich fand es wieder, und ich sah es mir heimlich an, um mich der Wahrheit zu vergewissern. Allmählich beherrschte mich das Gefühl, dass das, was ich selbst wusste, nicht wirklich war, es war unreal. Niemand wollte über ihren Tod reden, auch viel später nicht, auch der Herr Pastor nicht. Auch er konnte mir nicht in die Augen sehen ... Mein Vater war nicht daran interessiert, was ich fühlte. Er brauchte mich, aber konnte mich nicht sehen. Nur wenn ich seinen Schmerz erleichterte, würde er mich bemerken. Da war immer der Strick mit der Schlinge im Estrich, mit der er drohte. Er war ganz in seine eigene Schuld verstrickt.«

Später, als die Familie auswandern wollte, weigerte sich die ältere Schwester mitzugehen. Der Vater schlug ihren Kopf gegen die Zementwand und versuchte, sie zu erwürgen, bis die Stiefmutter einschritt und sagte, die Tochter sei es doch nicht wert, dass er ins Gefängnis käme, wenn er sie umbrächte.

Sie versuchte, mit der schweren Traumatisierung durch Gefühlsblockierung fertigzuwerden: »Ich hatte dies Idealbild von mir, wie ich am besten funktionieren könnte: dass ich ohne Gefühle, nur durch Logik reagieren müsse. Ich hatte keine Fähigkeit, mit dem Erlebten fertig zu werden ... Beim Pfarrer galt dann nur das völlige Selbstopfer. Ist man dazu nicht bereit, ist man nicht willens, alles aufzugeben, ist es nicht genug: sich völlig hinzugeben wie eine Nonne, unfähig umzukehren. Man muss sich ganz diesem selbstopfernden Teil hingeben, wie bei einem Baum alle anderen Äste abgeschnitten worden sind ... Und daheim hatte ich stets Angst zu zeigen, wer ich wirklich bin – da das nicht annehmbar war.«

Wir entschlossen uns zunächst, die schwer traumatische Lebenserfahrung psychotherapeutisch, etwa zweimal wöchentlich, zu behandeln, die Depression, die masochistische Sexualbeziehung und die ständige Selbstverurteilung mit den furchtbaren Erlebnissen und der damit verknüpften Brutalität ihres Gewissens, des »inneren Richters«, in Verbindung zu setzen, und v. a. in kathartischer Weise die damit verknüpften Emotionen durchzuarbeiten. Zunächst fühlte sie sich wirklich sehr erleichtert darüber, ihre fürchterlichen Erlebnisse, gerade auch die damit verbundenen Gewissenskonflikte, zum ersten Mal mit jemandem außerhalb der Familie teilen zu können und so dem Über-Ich-Druck entgegenzuwirken; sie kam gerne zu den Stunden. Dabei fragten wir uns auch über das Ausmaß der unbewussten Schuld beim Vater und der »geborgten Schuld« bei ihr selbst: »Er muss sich immer reinwaschen, kann keine Schuld auf sich nehmen; es lastet eine Blutschuld auf ihm.«

Ein Alptraum

Nach einigen Monaten kam sie in einer Stunde, unmittelbar vor meiner Abreise nach Europa, mit einem äußerst angsterregenden Traum: »Der Mann steht verborgen in der Ecke eines langen Korridors, ein schwarzer Mann mit sehr grausamen Augen; er hüllt sich in die Kapuze, dass man das Gesicht nicht mehr sehen kann. Er kommt auf mich zu und versucht, mich mit einer Decke oder einem Kissen zu ersticken. Ich kann ihm nicht entrinnen, bin in der Falle, gegen die Wand gestellt, es gibt keinen Ausweg außer einem kleinen Gitterfenster hoch oben, das ich nicht zu erreichen vermag. Ich kann nicht einmal schreien. Er drehte sich um und sah mich ganz hässlich an, als ob er mich umbringen wollte. Der Mann war der Vater, der Vater, der mich umbringen will, weil ich jetzt anfange zu sehen, dass er selbst aus meinem Leben hinausgeschmissen werden muss. Er hat mich dann erstickt. Als ob das angenehmer wäre, als immer diese Angst zu haben, so musste es eben sein. Dieser Wunsch, ohnmächtig zu sein … Bei mir ist die Liebe mit diesem Grässlichen verknüpft.« Zunächst sprach sie darüber, wie sie sich gegenüber der Frau ihres früheren Geliebten schuldig gefühlt habe, danach aber besonders, wie ihr Vater nach der Abtreibung, die Kinder dazu angehalten habe, für die Mutter zu beten. Als sie dann trotzdem starb, fühlte sich Agnes persönlich mitschuldig dafür, da sie sich nicht genügend angestrengt habe. Ich erwähnte, wie jedes Kind auch aggressive Gedanken gegen seine Eltern hege, aus Eifersucht und Neid z. B. das Verschwinden von Geschwistern oder Eltern wünsche, aber sich vor solchen Wünschen zutiefst fürchte, da es doch so abhängig gerade von den Eltern sei, und wie schrecklich es sei, wenn sich solche verhohlenen Wünsche plötzlich in grausamer Weise bewahrheiten. Sie reagierte auf diese Einsichten mit Panik und Verzweiflung, und nach einigem Zögern entschloss sie sich, mich anzurufen und mich um eine Extrastunde an jenem Abend zu bitten. Sie sagte, sie wolle sich töten, alles, was sie bis jetzt gesagt habe, komme ihr wie eine große Lüge vor, es werde ihr nie besser gehen, sie verdiene nichts Besseres. Sie hatte den Eindruck, dass ich sie verurteile, und dass sie nicht lebenswert sei; alles in ihrem Leben, alles, was sie aufgebaut, all ihr Erfolg seien nur Schein und Lüge, nur Oberfläche. Sie war nicht sicher, ob sie mich je wieder sehen sollte. Als ich ihr vorschlug, dass dahinter tiefe innere Konflikte verborgen lägen und der intensiven (viermal wöchentlichen), psychoanalytischen Bearbeitung bedürften, war sie sofort dazu bereit.

Schuld, Angst vor der Aggression und Reaktionsbildung

In der ersten analytischen Stunde, gleich nach meiner Rückkehr, entschloss sich Agnes, die Sprache vom Englischen ins Deutsche zu wechseln, da das Englische für sie mehr der Selbsttäuschung und der Oberflächlichkeit dienen könnte. Zunächst war sie noch nicht bereit, sich auf die Couch zu legen. Ihre Scham veranlasste sie, ständig auf mein Gesicht zu achten, damit sie sich darüber vergewissern könne, dass ich sie nicht verurteile. Nach etwa einem Monat fühlte sie sich imstande, mutig genug, sich hinzulegen.

Unter den Gewissenskonflikten gab es sehr tiefe, stark abgewehrte Neid- und Eifersuchtsgefühle dieser Schwester gegenüber, da diese als die Ältere viel mehr mit der Mutter tun konnte: kochen, putzen, lesen, spielen –, als jene noch am Leben war. »Wenn ich nichts zu essen bekam, was oft als Strafe benutzt wurde, war ich nicht auf die Stiefmutter böse, sondern auf meine Geschwister, die essen durften. Ich war auf sie neidisch: als ob sie mir das Essen wegnähmen. Sie hat es uns auch gesagt: Da ist nicht genug für euch alle. Du hast zu viel genascht. Du bekommst nichts. Dabei war sie selbst über 300 Pfund und arbeitete überhaupt nichts, sondern zwang uns dazu, alles selbst zu tun und strafte uns für unsere Faulheit ... Aus dem Neid, der Eifersucht wurde das Gegenteil: Ich will die Beste sein, indem ich vollkommen werde, und zugleich möchte ich nicht auffallen und fürchte mich vor dem Wettstreit – besonders lieb und gut und hilfreich zu sein ... Es sind zwei widersprechende Sachen, die ich will: mir zu beweisen, dass man mich beachte, um nicht mehr neidisch zu sein, und gleichzeitig das Schuldgefühl, die Angst, von den anderen beneidet zu werden; ich will es gar nicht. Es ist unversöhnlich.«

Diese bösen Gedanken von Neid und Eifersucht, von Wut und Rachsucht vermochte sie sich lange nur gegen großen inneren Widerstand einzugestehen. So tief sie beschämt worden war, so hilflos sie bei allen Schlägen und Essensverweigerung gewesen war, so schrecklich die Misshandlung ihrer Geschwister war und so schuldig sie sich gefühlt hatte, wenn ein Kind gegen das andere aufgehetzt wurde, – so war sie lange nicht imstande, sich an Wut und Empörung gegen ihren Vater zu erinnern oder sich grausame und mörderische Wünsche einzugestehen, und jede Erwähnung meinerseits bedrohte immer wieder die Fortsetzung der Analyse. Aller Zorn und Hass war gegen ihr eigenes Selbst gerichtet. Für mich war es daher das Wesentliche, ihre Angst vor solchen Aggressionen in ihr zu betonen, nicht deren Gegenwart, den Konflikt zwischen dem Wunsch, vollkommen gut zu sein und dem möglichen, tief befürchteten Auftauchen des »Bösen« in ihr: »Die Zwillinge, die er umgebracht hat, es war drei auf einen Schlag oder was, schien wie der Mord aus Gleichgültigkeit, wenn er uns gefährdete: So scheint mir, dass ich selbst gar nicht wichtig bin, dass ich selbst sehr leicht auch hätte nicht da sein können. Wenn man ganz allein ist, ohne einem anderen Menschen wichtig zu sein, hat das keinen Sinn. Es ist, als ob man überhaupt nicht zu leben braucht. Und so denke ich manchmal: das Töten meiner Mutter – es war so, als ob sie gar nicht wichtig war, als ob ihr Leben einfach nur so ausgelöscht werden konnte, ohne dass es etwas gestört hätte. Denn als Kinder waren wir ja auch nicht wichtig. Das war alles gleichgültig. Das kommt auch wieder auf die Vernichtung der Juden zurück. Das ist genau dasselbe: dass ein Mensch bestimmen kann, ob ein anderer existiert oder nicht, als Seele und als Körper. Wenn ich an mich selber denke: Wirklich wütend zu werden, das ist fast gar nicht möglich. Ich möchte nicht, dass andere mich als böse oder als einen Mensch sehen, der andere zerstören möchte.«

Lange standen deshalb die Probleme der Über-Ich-Angst und der Über-Ich-Übertragung ganz im Vordergrund: eben dass ich sie als böse ansehen könnte, und dass sie deshalb die Analyse abbrechen solle: »Es ist das Schuldgefühl, dass ich dem Vater weh tue, da ich viel gelernt und immer weitergemacht habe, dass er darauf neidisch wäre und dass er sich vor mir als klein vorkommt. Doch andererseits spüre ich, dass die Schuld des Vaters auf mir lastet, und dass ich alles wiedergutmachen muss, was der Vater versteckt hat vor mir, dass da wirklich ein großes Verbrechen war.«

Denken, Fühlen und Fantasien werden beurteilt und verdammt, als ob sie Handlungen wären. Diese Paulinische Gleichsetzung, dass das Denken ebenso böse sei wie das Handeln, dass die Grenze zwischen Innen und Außen im ethischen Urteil aufgehoben wird, hat psychisch die verheerendsten Folgen. Genau das ist ja auch eine der Prämissen des Totalitarismus.

»Es ist eben gerade das, wovor ich Angst habe: Obwohl ich nicht schlecht handle, denke ich, es ist eine Lüge, da ich innerlich weiß, dass ich schlecht bin, und solange ich das verberge, ist das eine Lüge. Ich zeige den anderen nur diese Maske, die gut zu sein scheint ... Schon als Kind erkannte ich, dass ich schuldig war; das habe ich vor mir nicht verborgen.« Sie fühlt mit dem Harfner: »Ihr führt ins Leben uns hinein, / Ihr laßt den Armen schuldig werden, / Dann überlaßt ihr ihn der Pein: / Denn alle Schuld rächt sich auf Erden.«

Jeder Unfall wurde als Verbrechen geahndet, und niemand gab im Schmerz Trost. Davon komme das Unterdrücken aller Gefühle, aller Schwächen. Ja, es sei wirklich der innere Nazi, der keine Schwächen duldet und diese unbarmherzig ausrotten will.

Ein anderes traumatisches Erlebnis: als sie die Stiefmutter für einen ganzen Nachmittag bis tief in die Nacht hinein in die Räucherkammer einsperrte. Der Grund war, dass die Stiefmutter einige Zeit zuvor ihr befohlen hat, den Kochlöffel aus der Küche in die Stube zu bringen. Das Kind gehorchte. Die Stiefmutter verprügelte sie dann damit. Nun forderte sie dasselbe, aber Agnes war frech: »Nein, du kannst den selber holen. Ich weiß, du wirst mich damit schlagen, das tue ich nicht. Es war der Widerspruch, der sie ganz wütend machte. Sie war zitternd vor Wut, und riegelte mich ein.« Es gab kein Fenster, fast völlige Dunkelheit, sehr eng. Angst, sie würde ganz vergessen. Am Schluß lachte die Stiefmutter sie aus: ob sie nun wisse, wer der Herr sei? »Ich konnte mich nicht mehr gegen sie wehren. Es ist, als ob man einen Hund so lange schlägt, bis er ganz demütig wird.«

Zur Phänomenologie der Spaltung

»Nach dem Tod der Mutter tat man so, als ob der Tod schnell vergessen werden sollte. Man sagte überhaupt nichts darüber. Es war, als ob überhaupt nichts passiert wäre. Einen oder zwei Tage nach der Beerdigung gingen wir alle aufs Grab. Das war noch ganz voll Blumen, und ich sollte wissen, dass meine Mutter darunter war. Aber man hat es mir nicht gesagt. Ich wusste es irgendwie, aber man hat nicht darüber gesprochen. Ich wusste es, es ist offensichtlich, aber ich durfte den Mund nicht aufmachen oder fragen.«

»Es war eine doppelte Realität, ja und nein. Wissen und Verleugnung ...«

Ich erwähne etwas später das Lao Tse-Zitat: »Wenn man stirbt und man wird nicht vergessen, ist das nicht wirklich langes Leben, Unsterblichkeit?«

Sie antwortet: »Dann gilt auch: Wenn man es unbedingt vergessen will, heißt das, dass das gerade den Tod bedeutet.«

»Es ist ein Totschweigen.« ...

Ihr Leben scheint so von Verlust begleitet und überschattet zu sein. »Ich dachte immer, ich habe es verursacht, dass alles so verfällt ...«

Sie schreibt für sich an einem Buch, das sich mit ihrer traumatischen Kindheit auseinandersetzt und hört dabei Verdis Requiem: »als ob das Buch selber das Requiem ist ... Ich sollte immer tapfer sein, sagten mir meine Oma und mein Vater. Aber das wollte ich nicht. Im Geheimen stellte ich mir vor, dass meine Mutter doch wieder da sein werde, und das war mein Geheimnis, das ich nicht der Oma, nicht dem Vater und auch den Geschwistern nicht erzählen konnte. Sechs oder sieben Jahre lang habe ich es nicht einsehen wollen, dass sie nicht wiederkommen werde. Es war wie ein Trotz. Es ist immer noch heute sehr schmerzhaft, wenn ich an die Zeit denke.«

»Die unabgeschlossene Trauer …«

»Ich hatte Angst über die Mutter hier zu sprechen, über die Trauer: dass ich sie verlieren würde und dass Sie sie mir wegnehmen wollten. Und dann sagten Sie, dass es die Erinnerungen seien, die die Unsterblichkeit ausmachen, und ich spürte, dass es gerade die Wiederherstellung der Erinnerung ist, um die es hier geht, nicht um ihr Wegnehmen … Wenn ich weiß, dass es das Schweigen ist, das mich zerstört, kann man es ändern. Es ist ein innerer Kampf … Ich dachte daran, wie früh ich mich schuldig fühlte. Ich war vielleicht vierjährig. Es war also noch vor dem Tod der Mutter. Mein Vater hatte einen wichtigen Zettel verlegt und konnte ihn nicht mehr finden. Er vermutete, dass wir etwas damit getan haben, und er rief uns zusammen und war furchtbar zornig. Wir mussten daran schuld sein und sollten damit herausrücken. Er schrie, er werde uns totschlagen. Er war ganz außer sich. Plötzlich hatte ich das Gefühl in mir, obwohl ich wusste, dass ich ihn nicht weggenommen hatte, dass er vielleicht Recht hatte und dass ich ihn vielleicht doch weggenommen hatte. Ich wusste nicht wo, nur, dass ich schuldig war. Es war nicht wahr, und doch spürte ich, dass ich daran schuld war. Dann war er so wütend, dass er das Hackbrett auf dem Tisch zerschmetterte und wegrannte. Später fand er den Zettel, sagte aber nicht, es tue ihm leid. Das Wichtige ist: dass ich mich selbst überredete, dass es meine Schuld war.«

»Die doppelte Wirklichkeit«

»Ich kannte nichts anderes, es war so richtig. Immer Angst zu haben, immer nach einer Erklärung zu suchen. Und die Erklärung war immer, dass ich es war oder meine Geschwister. Manchmal habe ich die Schuld auf die Geschwister geschoben.«

»Die doppelte Realität: die Realität der Wahrnehmung und die Realität des inneren Richters, und der bekommt schließlich Recht.« »Es war fast unmöglich – auf der einen Seite wusste ich, dass es so war. Dann aber war ich mir so sehr böse, dass ich nicht wusste, wo der Zettel war. Und dann die Angst, die damit zusammenging.«

»Sie waren damit die Verbrecherin, die den Tod verdiente.«

»Und ich glaubte das ... Es ist, als ob der Zerstörer in mir wäre, das Gefährlichste bin ich, dass diese große Kraft gegen mich gewendet wird ...«

So lässt es sich bei fast allen stark masochistischen Patienten antreffen, dass es zu einer Spaltung des Wirklichkeitserlebens, zu einer Verdoppelung der Realität kommt: zur wahrgenommenen Wirklichkeit, also der vom Ich bestätigten Wahrheit, und entweder zu einer Realität, die das Trauma verleugnet, wie im Falle Agnes' den Tod der Mutter, also eine auf der Verleugnungsfantasie aufgebaute Realität, oder aber zu einer von einem totalitären Über-Ich geforderten Wirklichkeit. Es ist ganz besonders der Konflikt zwischen der Wahrnehmungsrealität und der Über-Ich-Realität, der zur oft dramatischen Spaltung von Selbst und Welt führt, mit all deren Folgen.

Die Allmacht des inneren Richters

In mannigfachen Bezügen sahen wir einen Ursprung ihres mörderisch brutalen Über-Ichs darin, und ich zitiere: »›Der innere Richter ist wie der Vater, dessen Macht ich mich beugen muss, um seine Liebe zu erlangen, und dies wiederhole ich jetzt innerlich und äußerlich unentwegt.‹ Das ist sicher wahr, aber es ist nicht die ganze Geschichte. Dieser Richter war und ist nötig, als Teil der inneren Konflikte. Er ist wie ein Wächter gegen die inneren Gefahren. Er ist ein Selbstschutz.«

Im weiteren Verlauf drängt sich ihr das Bild des Baumes vor dem Hause ihrer Kindheit auf, an dem der Sturm reißt und an den Blättern zerrt, dann wie sie im elterlichen Schlafzimmer ihr Kinderbettchen gehabt, sich aber nicht an deren Verkehr zu erinnern vermöge, sehr wohl aber, wie sie im Schlafzimmer von Tante und Onkel gelegen habe, als die Mutter im Krankenhaus war, und so den Tod ihrer Mutter erfuhr, als die Tante sie schlafend wähnte und dem Onkel es zuwisperte. Bei beiden Gelegenheiten musste sie ganz still sein, um nicht als Beobachterin bemerkt zu werden. Sie erinnert sich an den Wind und den Baum und die Umstände, und in der Mitte ist gleichsam ein Loch, und dieses Loch wird jetzt vom grausamen Richter ausgefüllt. Sie stelle sich den Vater wie ein grausames, haariges Tier vor, das sie mit Angst erfülle und das Bild der bedrückten Mutter in ihr erwecke. An der Schwangerschaft sei die Mutter schuld gewesen; der Vater habe sie deswegen mit Vorwürfen und Grausamkeit behandelt: »... als die Schwester geboren wurde, ging Vater drei Tage lang weg, statt die Hebamme zu holen; er war so wütend auf die Mutter, als sie nach der Hebamme fragte. Ich erinnere mich, wie die Mutter im Bett war, und ich unheimlich Angst hatte, dass sie das nicht hätte tun dürfen, dass sie gegen den Willen des Vaters das Kind hatte ... dass es sehr schlecht war«, und sie, Agnes, habe diese Verurteilung der Mutter geteilt: »dass er Recht hatte, ihr böse zu sein.« »›Hättest du das nicht getan, wäre er dir nicht böse. Es ist nicht seine Schuld, sondern die deine.‹ Ich wusste, dass sie nicht wirklich die Schuldige war, und doch musste es so sein, da der Vater ihr so böse war.«

»Wiederum die doppelte Wirklichkeit.« Durch die Schuldzuschiebung verwandelte sie die Mutter vom hilflosen Opfer zur Täterin, die in der Fantasie vom Vater zu Recht erstochen wurde: »Hätte sie sich lieb verhalten und nur getan, was er wollte und nicht Kinder gekriegt, wäre sie nur für ihn da gewesen und hätte ihm keinen Grund gegeben, ihr böse zu sein, dann wäre es nicht nötig gewesen für ihn, sie zu töten.«

»Und vielleicht ist das dann die Antwort auf die Frage: ›Warum ist dieser innere Richter immer noch so nötig?‹ ... ›Ich bin nicht hilflos, wenn ich schuldig bin.‹«

»Wenn die Mutter schuldig war, dann hatte sie die Kontrolle über alles ...«

»So ist der innere Richter derart brutal, da Sie dann nicht ohnmächtig sind.« Das Leiden, die unablässige Selbstfolterung ist eine verhüllte Form der Macht, als Schutz gegen verzweifelte Hilflosigkeit.

Doch was finden wir dynamisch hinter diesen eben beschriebenen Phänomenen? Was ist eben der Teufelskreis beim Masochismus, wie es sich bei masochistischen Patienten im Allgemeinen, bei Agnes im Besonderen als verstecktes Schema allmählich eruieren lässt? Sie selbst spricht vom »Hexenkessel«. So kompliziert es ist, scheint es mir noch immer eine Vereinfachung, eine »Konstruktion« zu sein, und doch auch wieder von großer klinischer Hilfe.

Der masochistische circulus vitiosus

Die Dynamik des zugrundeliegenden moralischen Masochismus kann in einer Art zirkulärer Sequenz eingefügt werden, die sowohl typisch ist für die Gegenwart wie für die Genese. In anderen Worten können wir sie als eine Abfolge von Ichzuständen ansehen, die sich im Hier und Jetzt der Übertragung und der gegenwärtigen zwischenmenschlichen Interaktionen ablesen lassen. Sie kann aber auch als Entwicklungsablauf verstanden werden, als eine Art Schichtung der »Triebschicksale« von »Aggression« und »Narzissmus«, im Sinne von sich wiederholenden inneren Geschehnissen.

1. Narzisstische Krise als Ausdruck der Traumatisierung

Allgemein mag die Sequenz mit einem großen Erfolg oder einer großen Niederlage beginnen. Beide haben dasselbe Resultat: Trauer, Enttäuschung, Einsamkeit. Es handelt sich um eine hohe, entweder gerechtfertigte oder aber weit übersteigerte Erwartung, entweder im Sinne der eigenen Großartigkeit oder aber der übersteigerten Erwartung von Eltern, Verwandten, Freunden oder Gatten. Die Wirklichkeit kann dieser grandiosen Erwartung nie nahekommen. So stürzt dann die Selbstachtung abrupt ab. Diese Phase des Prozesses können wir die narzisstische Krise nennen.

Diese narzisstische Krise widerspiegelt die ursprüngliche, oft lebenslange Traumatisierung: Natürlich gibt es vielerlei Formen der Traumatisierung, miteinbeschlossen schwerer körperlicher Schmerz und Behinderung; doch ist in unserem Zusammenhang von besonderer Bedeutsamkeit, was wir als »Seelenblindheit« und als »Seelenmord« bezeichnen können.

Die erstere bezieht sich auf die Vereitelung eines menschlichen Grundbedürfnisses, nämlich dass man in seiner Individualität geachtet, als Selbstzweck anerkannt und als Subjekt gewürdigt werde, dass man im tiefsten Sinne gesehen oder erkannt werde. Erwartet man dies und erfährt man dessen Gegenteil, empfindet man Scham, und diese ist umso tiefer und umfassender, je schroffer die Individualität missachtet, je rücksichtloser der andere einen zu seinen Zwecken missbraucht und je mehr man als Objekt, als Gegenstand behandelt wird. Das Wichtige für uns ist, wie das Erlebnis der Seelenblindheit beim anderen und das der Scham im eigenen Selbst zusammengehören, ein Erlebnispaar bilden.

Diese Seelenblindheit ist eine Sonderform, oder vielleicht eher ein Aspekt dessen, was Shengold als Seelenmord beschrieben hat: »der absichtliche Versuch, die besondere Identität eines anderen Menschen auszulöschen oder zu kompromittieren ... das Opfer der Fähigkeit zu berauben,

Freude und Liebe als getrennte Person zu empfinden«. Seelenblindheit ist ein Zuwenig, Seelenmord ein Zuviel. Dennoch können sie nicht scharf voneinander geschieden werden und gehören auch klinisch zusammen.

2. Affektregression

Der nächste Schritt besteht darin, dass die Gefühle als überwältigend, global, archaisch, körperlich empfunden und nicht in Worten fassbar werden: »Ich spüre eine fremde Macht in mir, die ich nicht benennen kann; alle Schranken sind verschwunden.« Die Patienten beschreiben einen unbeherrschbaren Einbruch von Wut und Scham und Verzweiflung; bei Agnes ist es v. a. die Trauer, die für sie fast Objektcharakter annimmt: der Gram um die verlorene Mutter steht für die Verlorene; sie will ihn nicht verlieren.

Dies ist der Vorgang der Affektregression, d. h. eine Generalisierung und Totalisierung archaischer, oft präverbaler Affekte. Es handelt sich damit um einen Zusammenbruch der Affektabwehr: die gewöhnliche Kombination vielfältiger Abwehren, der Dämme also, die solche Affektfluten zurückhalten, erweist sich als mangelhaft.

Oft scheint der Affekt selbst zu verschwinden; es bleibt bloß eine vage, doch unerträgliche Spannung, vielleicht eine Sehnsucht zurück, eine hektische Suche nach lustvoller Erregung und Erleichterung, eine Stimmung von zielloser, doch unerträglicher Rastlosigkeit.

3. Sexualisierung

Doch finden wir bei der Affektregression bei genauerer Untersuchung typischerweise den Vorgang der Sexualisierung, wie sie sich in der folgenden archaischen Gleichstellung widerspiegelt: Sexualität, sexuelle Erregung = Gewalt, Grausamkeit, Explodieren (burstina) – schmerzhafte Spannung – überwältigende unerträgliche Gefühle = Überstimulierung. Dieser Zustand und Erlebniskreis überwältigender Überstimulierung wird als verzehrend und verschlingend, ja als kannibalistisch erlebt.

In Agnes' Worten: »... wovor ich oft Angst habe: nicht nur der Wunsch für Freiheit, sondern: dass ich nach dem Schrecklichen suche ... Wie dass etwas mich zum Holocaust hinzieht ... gerade in der Depression: wenn ich mich mit den schrecklichen Sachen in der Vergangenheit beschäftige, dass ich gerade dahin wollte, wo es schrecklich war, als ob ich weinen wollte, das Schreckliche spüren wollte. Und gerade darin lag dann auch ein Gefühl der Schuld, dass ich das nicht durfte. Und meine eigene Schuld ist es, dass ich in das Schreckliche verliebt bin.«

»Die Verquickung von Leiden mit Lust«

»Ich denke an Kafkas Novelle, *Die Strafkolonie*, die Maschine, die den Mann tötete, – diese Lust am Quälen, das Beobachten des Schrecklichen, merkte ich. Auch als Kind hatte ich dieses Gefühl der Lust, als ich die Katze quälte oder einer Fliege die Flügel ausriss. In der Depression ist es hingegen mehr Mitleid mit mir selber ... Was ich dieses Wochenende wieder spürte, ist eine Rachsucht, die Sie sich kaum vorstellen können – gegen meinen Vater. Es ist auch etwas Sexuelles dabei: Ich wollte gerne, dass er selber vergewaltigt würde, und dass er sich nicht wehren könnte ... Ich wollte ihn erstechen mit einem Messer. Ich wollte eigentlich, dass er erst merke, wie weh er den anderen tat ... In der Fantasie: lag er auf seinem Bauch und konnte sich nicht wehren ... Ich habe immer das Gefühl, dass andere mich festhalten möchten, sagen möchten, was ich zu tun, zu denken habe, wie ich aussehen soll. Ich habe das Bild im Kopf von einem wilden Schimmel, einer Stute, schön und wild, die man festhalten und einpferchen möchte, und die sich dagegen wehrt, aber nicht wegkönnte, bis sie so wütend würde, dass sie stark genug würde, den Stall und alles zu zerbrechen, um wegzurennen, frei zu sein ... Jetzt blühen die kleinen weißen Blumen, die man ›bloodroot‹ nennt. Innerlich ist es mir, dass ich den Vater am liebsten in viele kleine Stücke auflöste und dass diese Millionen Stücke vergraben würden und dann zu diesen Blumen würden ... Ich kann mich nicht erinnern, dass ich je keine Angst vor dem Vater gehabt hätte. Was ich zerstören will, sind nicht so sehr seine Hände, sein Körper, die Geschlechtsteile, sondern immer der Kopf, das Gesicht, das mir soviel Angst einflößte. In jenem Traum ... er war da in der Ecke; dieses Gesicht war fürchterlich ... Da war noch mehr dabei: Er kam auf mich zu, mit dem Kissen in der Hand und wollte mich ersticken, und ich wurde sehr weich, nicht stark oder dass ich weg wollte; irgendwie war es angenehm, wenn ich nichts tat gegen ihn, obwohl er mich ersticken wollte, sondern es einfach über mich ergehen ließe. Es war ein sexuelles Gefühl dabei, dass das mich dann befriedigen würde. Es ist gerade das Gegenteil von dem, was ich im Moment spüre: dass ich von mir aus sehr gefährlich wäre, dass er vor mir Angst hätte, dass er mich als schrecklich empfände, dass meine Augen ihn töten könnten – das Gegenteil von dem, was ich zuerst im Traume spürte. Zuerst kam das sexuelle Gefühl, dann merkte ich, dass es zum Tode führte, und dann wachte ich auf, und die Angst war es, die mich zum Aufwachen brachte. Zuerst wollte ich den Vater, ich wollte passiv sein, ich wollte diese Befriedigung. Es war viel zu spät, dass ich merkte, dass es gar nicht gut war und dass er mich töten wollte.«

4. Umkehrung, Allmachtsfantasie und doppeltes Selbst

Agnes spricht über die große Angst vor dem Vater im Kinderbett, seinen schwarzen Schuhen, sieht wieder das Gesicht von der Gestalt, die sie verfolgt. »Als er einen nach dem anderen von uns verprügelte, weinte ich zuerst nicht, und er schlug immer weiter, bis es so weh tat, dass ich trotzdem zu weinen begann. Mein Bruder sagte: Du bist doch dumm; wenn du sogleich weinst, dann schlägt er dich nicht so. Aber ich hatte das Gefühl, dass ich mich ganz daneben stellte, dass ich nicht dabei war.«

»Ein doppeltes Selbst als Schutz.« …

»Es war in der Räucherkammer«, sagt Agnes ein anderes Mal. »Die Idee war, dass ich als ganz dünner Faden durch das Loch im Schornstein entfliehen konnte, obwohl ich körperlich in der Räucherkammer war, dass ich selber gar nicht da war, dass sie mich trotzdem nicht festhalten konnte … Jedes Mal, wenn ich daran denke, ist es nicht mehr Angst, sondern ein Triumph, dass ich trotz allem nicht dablieb, obwohl sie dachte, sie habe Macht über mich. Aber was wirklich geschah, als ich eingesperrt war: Da war überhaupt keine Sexualisierung dabei. Da war es umgedreht: Empörung und Hass gegen die Stiefmutter zuerst. Ich wurde eingesperrt, da ich mich wehren wollte. Erst nachher kam die unheimliche Angst: Ich dachte, ich wäre tot, dass niemand mehr merken könnte, dass ich überhaupt existierte. Da war nichts Befriedigendes dabei, nur in der Fantasie, dass ich wegkäme …«

»Die Verdoppelung war sehr wertvoll als Schutz für Sie: die magischen Gedanken, zu sprechen mit den Tieren, daneben zu stehen beim Prügeln.«

»– oder in der Räucherkammer. Als D. (die Stiefschwester) darüber sprach, es sei so dunkel gewesen, ohne Öffnung, dachte ich bei mir: Der

Schornstein hatte doch ein Loch, und ich hatte mir vorgestellt, dass mein Geist da entschlüpfen konnte.«

»Der Geist gegenüber dem Körper als Schutzfantasie, die Fantasie der Verdoppelung lässt uns die ganze Vergangenheit besser verstehen.«

»Es wäre mir unmöglich gewesen, überhaupt da herauszukommen, hätte ich das nicht gehabt. Es hatte auch mit der Zukunft zu tun: Diese magischen Gedanken halfen mir dann, dass es in der Zukunft möglich war, gerade deswegen. Und das geht weiter: Bei mir in der Forschung jetzt sehe ich Möglichkeiten, die andere nicht erkennen, zu sehen, was man sonst nicht in den Sachen sieht, und dann nachzuforschen, ob es so geht ...«

So steht denn hier der unbewusst, als Abwehrvorgang ablaufenden Selbstverdoppelung als extremer Gegenpol die schöpferische Verdoppelung gegenüber, eine magische Einstellung als eine sich der schmerzhaften Wiederholung der traumatischen Erlebnisse in Erinnerung wie Handlung entgegenstellende Begeisterung durch eine erkennende und umschaffende, verwandelnde Selbstgestalt.

Die vierte Station ist also einerseits die Wendung vom Passiven ins Aktive, das »Umdrehen des Spießes«, oder, von der Ichseite her betrachtet: die Identifizierung mit dem Angreifer oder mit dem Trauma. Dies mag in Form von gegen die Außenwelt gerichteter Wut und Empörung geschehen; es ist ein ohnmächtiger Versuch, aus dem leidenden Erlebnis ein Tun oder doch ein Provozieren zu gestalten – in Trotz und Rache zurückzuschlagen, oder es mag sich um intensiven Neid und Eifersucht handeln. Es mag Verachtung sein, oder es mag sich um das Ressentiment handeln – das Gefühl der Ungerechtigkeit, des unrechtmäßig zuerteilten Defizits.

Teil davon die Haltung der aktiven Dehumanisierung der anderen: dass man die anderen in derselben Weise als Werkzeuge und Teilobjekte behandelt, wie man sich bislang objektifiziert, manipuliert, entpersönlicht empfunden hat. Perversion im Allgemeinen ist ja dehumanisierte Sexualität, oder sexualisierte Dehumanisierung.

Andererseits und parallel dazu ist es die Fantasie der Allmacht als Schutz gegen das Grauen der Hilflosigkeit. Entscheidend ist dabei, dass es zu einer Verdoppelung des Selbst kommt – dass eine Illusion von Beschütztheit darin liegt, eine Transzendenz von Angst und ganz besonders von Scham dadurch erreicht werden könne, wenn »das wahre Selbst« von seinen Masken abgespalten, verborgen, entführt werden könne und in machtvollen Verkleidungen neu auftauchen würde. Dabei kann es zu komplizierten Szenenfolgen in der Fantasie kommen.

Die doppelte Wirklichkeit wie die multiple Persönlichkeit ist gerade bei schwerer Traumatisierung eine wichtige Form der Fantasie: »Ich bin es ja gar nicht, der dieses Entsetzliche, Grauenhafte erlebt. Es ist mein ›alter ego‹, mein Körper, meine ›Schale‹. In Wirklichkeit befinde ich mich ganz woanders und bin auch jemand ganz anderer.«

Diese Spaltung oder Verdoppelung beinhaltet eine massive Verleugnung der inneren Realität, namentlich die der überwältigenden Affekte (als Affektblockierung). Andere Abwehrformen, wie Verdrängung, Verneinung, Projektion spielen mit, verblassen aber im Vergleich mit der Abwehr durch Verleugnung/Affektblockierung. Dazu gehört aber auch eine die Verleugnung unterstützende Gegenfantasie, welche die Realitätswahrnehmung entkräften soll (»invalidating fantasy«).

5. Introjektion

Doch nun folgt als fünfte Station die Wendung der Aggression gegen das Selbst, die Verinnerlichung des Traumas: Die Grausamkeit von Trauma und Misshandlung wird nun Teil des Über-Ich – parallel zur Wendung der Wut, des Neides und der Verachtung gegen die eigene Person. Wie wir von Freud wissen, besitzt und verewigt diese Gestalt des inneren Richters nicht nur die Aggression des traumatisierenden Objekts, sondern ebenso die Aggression des Subjekts, die nun durch diese innere Autorität in Schranken gehalten werden soll (wir sahen das eben im Fall von Agnes).

6. Konflikt im Über-Ich

Dabei ist aber entscheidend wichtig die widersprüchliche gespaltene Natur der Werte, die von diesem inneren Richter vertreten und durchgesetzt werden. Es ist, als ob »er« in sich gegensätzlichen Gesetzen und Werten folgte, doch dabei weiterhin absolute Unterwerfung verlangte. Mehrere solche Konflikte sind denkbar. Ich betone zwei, die von besonderer Wichtigkeit sind: den Gegensatz zwischen sich befehdenden Loyalitäten und das Scham-Schuld-Dilemma.

Einige Worte zum letzteren: Werten der Stärke, der Macht, der Selbstbehauptung, der Selbstverwirklichung, kurzum der Ehre, stehen solche der Zugehörigkeit, Gemeinschaft, der Rücksicht auf andere, kurzum der Liebe gegenüber. Die Verletzung der ersten Reihe ruft Scham hervor, die der zweiten Schuld. Der übermäßige, globale Charakter der »Idealforderung« lässt dann kaum mehr einen Zwischenraum offen. Das Leben wird zu einer Wanderung auf schmälstem Grat, zwischen Abgründen auf beiden Seiten. Eine Sonderform dieses Dilemmas ist der Konflikt zwischen Trennungsschuld und Abhängigkeitsscham. Dabei spielen zwei generell wichtige Grundgleichungen eine ganz zentrale Rolle: Getrenntsein, ein Individuum mit eigenem Willen zu sein, war absolut böse: Trennung – Verwundung und Tötung des anderen – tödliche Vergeltung durch den anderen und damit eigenes Sterben – ungeheure Schuld. Jede Selbstbestätigung ist Trotz und damit etwas ganz Schlimmes. Erfolg ist aber Selbstbehauptung, bedeutet Unabhängigkeit und Autonomie und muss daher immer wieder zunichte gemacht und gebüßt werden. Umgekehrt ist Unterwerfung = Passivität – Abhängigkeit und Schwäche – Selbstverlust – Beschämung und Erniedrigung; solches Sichschämen ist aber der Preis, den sie entrichten musste, um überhaupt geliebt zu werden. Auch dies ist im Grunde selbst wieder ein kreisförmiger Vorgang: Die erste Gleichung führt notgedrungen zur völligen Selbstunterwerfung und Selbstaufopferung; die zweite endet in Schamwut und der Empörung unerträglicher Gekränktheit, also erneuter Abstoßung und Distanz.

Dabei bedarf es besonderer Beachtung, zu welchem Ausmaß und wie oft gerade das Über-Ich zum Träger von Neid und Ressentiment werden kann, wie sehr, in anderen Worten die Stimme des Gewissens ein rachsüchtiges Ungerechtigkeitsgefühl ausdrücken kann. Das aber heißt: Weder Lust noch Erfolg kann dem Selbst gegönnt werden, ebenso wie sie dem anderen vergönnt werden. Das Deutsche erlaubt dies sehr grafisch auszudrücken: »Man kann sich selbst nichts gönnen, da man dem anderen nichts gönnt.« Es ist ein totalitäres Über-Ich, mit sich selbst zerstritten in Forderungen unversöhnlicher Totalität.

7. Absolutheit – das narzisstische Stigma

Infolge der Globalität und Absolutheit des bisherigen Ablaufs nehmen Verantwortlichkeit und Ich-Ideal eine ähnliche Totalität an. So finden wir, als Pendant zum grausamen Gewissen-Richter-Über-Ich, das grandiose Ich-Ideal.

Allgemein gesagt dienen narzisstische Fantasien an erster Stelle, wie schon erwähnt, in traumatischen Situationen als Schutz gegen Hilflosigkeit, und an zweiter Stelle, im jetzigen Zusammenhang, als Schutz gegen den Ansturm der Verurteilungen durch das Über-Ich. Demnach wird Narzissmus nicht als primäre Triebmanifestation verstanden, sondern als eine Fantasiestruktur mit hauptsächlicher Abwehrbedeutung: »Wenn die Grenzen verwischt, die Unterschiede aufgehoben, die Schranken übertreten werden, kann ich Erlösung und Befreiung erlangen.« Die ganze narzisstische Fantasiewelt der Überwertung, der Grenzüberschreitung, der Größenansprüche und Idealisierung ist v. a. ein Versuch, ein überwältigend strenges Über-Ich zu überwinden, gerade auch der Hilflosigkeit vor dem inneren und äußeren Richter in magischer Weise Herr zu werden.

Teil dieser wichtigen Allmachtfantasie ist die der Rettungsmission: Um nicht mehr hilflos zu sein, zieht man es vor, sich selbst die Schuld an der Schreckenssituation zuzuschreiben und die Aufgabe in der Identität des Erlösers zu suchen.

8. Reexternalisierung des grausamen Gewissens

Die nächste Station ist die Wieder-Nachaußenwendung der ganzen Grausamkeit des Über-Ichs: Andere werden ebenso verhöhnend und bestrafend behandelt, wie es das eigene Gewissen dem Selbst antut. Damit wird man zum grausamen Richter der anderen – der Sadismus verhüllt als Moralität. Das Erkennen dieser durchgehenden Abwehr des Masochismus durch Sadismus, besonders im Hinblick auf Über-Ich-Aspekte, die v. a. in der Übertragung reinszeniert werden, wurde für mich eines der wichtigsten technischen Werkzeuge in der Behandlung der schweren Neurosen, und darüber hinaus zu einer der wertvollsten Einsichten in die Entstehung der Aggression überhaupt.

Zugleich mit dieser Wendung der Über-Ich-Aggression nach außen findet sich die narzisstische Einstellung von Arroganz und Anspruch.

9. Herbeigeführte Opferstellung (provoked victimization)

Schließlich endet der Patient immer wieder in der Stellung des Opfers. In den masochistischen Kernfantasien werden die traumatischen Erlebnisse wieder und wieder erlebt, und zwar in Abfolgen von unter eigener Regie reinszenierten Vorgängen von Leiden und Demütigung. Dabei ist das Pri-

wäre nicht die perverse Sexualität, d.h. die Bedingung von Leiden oder Erniedrigung, um sexuelle Befriedigung empfinden zu können, sondern die schon zuvor beschriebenen und grundlegenden Fantasiegleichungen der Sexualisierung der Gewalt. Diese wiederholt sich nun unablässig in der Unterwürfigkeit dem quälenden, starr urteilssüchtigen inneren Richter gegenüber. Der Geheimzweck dabei liegt in den magischen, allmächtigen Verwandlungen, die sich in der masochistischen Schlagefantasie verbergen. Durch Leiden und Demütigung bemüht sich der Patient auf mancherlei Ebene, Liebe und Respekt zu erzielen: »Nur durch Leiden kann ich mir Nähe, Liebe und Sinnlichkeit bewahren.« In der masochistischen Grundgleichung: »Nur was schmerzt, kann Lust geben, und umgekehrt, was Lust gibt, muss schlecht sein.« Was dabei unbewusst bleibt, ist deren »alchemistische« Bedeutung: dass dabei die Wirklichkeit in einer Reihe von Verleugnungen und Umdrehungen magisch umgewandelt wird: »Durch meine Unterwerfung, dadurch, dass ich als das Opfer Schmerz und Scham erleide und geschlagen werde, verwandle ich Leiden in Lust, Angst in sexuelle Erregung, Hass in Liebe, Trennung in Verschmelzung, Hilflosigkeit in Macht und Rache, Schuld in Verzeihung, Scham in Triumph, v.a. aber Passivität in Aktivität.«

Der Masochismus ist aufgrund dieser Prämisse der Macht durch Leiden zu verstehen. Doch dieses Ziel bleibt unbewusst, das Bemühen zerstört sich selbst. Das Ende ist fortgesetztes Leiden und oft Katastrophe. Der circulus vitiosus schließt sich.

Immer wieder fühlte ich mich bei Agnes an Schillers Gedicht *Kassandra* erinnert: »Wo ich wandre, wo ich walle, stehen mir die Geister da ... Wer erfreute sich des Lebens, der in seine Tiefen blickt! ... Schrecklich ist es, deiner Wahrheit sterbliches Gefäß zu sein.«

Zur Psychoanalyse schwerer psychischer Erkrankungen[1]

Ich beginne mit einem Zitat aus einem Artikel in der Wissenschaftsbeilage der *New York Times*, der dem Chemiker und Nobelpreisträger Roald Hoffmann gewidmet war: »Ein großer Nachteil in der theoretischen Physik besteht darin, glaubt Dr. Hoffmann, dass die Physiker dazu neigen, Reduktionisten zu sein: Sie denken, alles in der Natur lasse sich auf ein paar einfache Prinzipien und Partikel zurückführen. ›Weder die Natur noch das Leben ist auf diese Weise wirklich tätig‹, sagte er. Komplexität, nicht Einfachheit ist das Wesen des Lebens. Nehmen wir zwei Moleküle, z. B. Dodekahedran, ein nettes, einfaches, fußballförmiges Molekül, das völlig nutzlos ist, und Hämoglobin, ein unglaublich verwickeltes, komplexes Molekül. Für mich ist das Hämoglobin weit schöner, wegen seiner Komplexität, nicht ihr zum Trotz. Seine komplexe Form ist unerlässlich für die komplexe Wirkung, die ihm obliegt.‹ … In seiner Suche nach Verstehen statt lediglich nach Data glaubt Dr. Hoffmann auch, dass manche Dinge besser durch Poesie oder Kunst als durch Gleichungen zu erklären sind.«[2]

---

1 Vortrag, gehalten im September 1993 auf der Jahrestagung der Deutschen Gesellschaft für Psychoanalyse, Psychotherapie, Psychosomatik und Tiefenpsychologie in Köln.

2 A great shortcoming of theoretical physics, Dr. Hoffmann believes, is that physicists tend to be reductionists: they believe that everything in nature can be reduced to a few simple principles and particles. »Neither nature nor life works that way in reality«, he said. »Complexity, not simplicity, is the essence of life. Take two molecules – say, dodecahedrane, a nice, simple, soccer-ball-shaped molecule, which has no use, and hemoglobine, an incredibly convoluted, complex molecule. For me, the hemoglobin is the more beautiful because of, and not despite, its complexity. Its complex form is essential for doing the complex things it has to do.« …

In his quest for understanding, rather than for mere data, Dr. Hoffmann also believes that many things can be better explained by poetry or art than by equations. (*New York Times*, 7/6/93, CIO, »Chemist Seeks Beauty in the Structure of Molecules and in Poetry«).

Ebenso heißt es in Lagerkvists *Det heliga landet*: »... das Einfache und Unzweideutige ist nicht wahr, kann das wohl kaum je sein. Nur vom Zusammengesetzten ist es denkbar, daß es das ist.«

Dieselbe Feststellung gilt in ganz besonderem Grad in der Wissenschaft des Seelischen, namentlich der Ergründung des Konflikthaften. Es besteht eine Komplementarität zwischen der Auffindung großer Gesetzlichkeiten, sowohl von Regelmäßigkeiten wie von Kausalverknüpfungen, und der Darstellung des je Einzigartigen, des individuell Spezifischen, der hochkomplexen Zusammenhänge im Einzelnen – eine Komplementarität von naturwissenschaftlichem Erklären und literarisch-hermeneutischem Verstehen. Je komplizierter, desto wahrer, aber auch umso schwieriger in der Darstellung. Sehen Sie bitte, was ich Ihnen heute vorlege, also nur als Skizzierung einiger wichtiger Linien und Zusammenhänge, als wesentliche Spuren, die die Arbeit mit einer beschränkten Anzahl von Einzelpatienten hinterlassen hat und die das heutige Thema beleuchten sollen – eine Zusammenfassung dessen, was ich in meinen Büchern zu vermitteln versucht habe.

Die weiter gefasste Psychoanalyse

»Die psychoanalytische Therapie ist an dauernd existenzunfähigen Kranken und für solche geschaffen worden, und ihr Triumph ist es, daß sie eine befriedigende Anzahl von solchen dauernd existenzfähig macht.« Diesem grundlegenden Postulat Freuds widerspricht die heutige Praxis: sind diese doch eben die Fälle, die heute gemeinhin als unanalysierbar betrachtet und anderen Behandlungsmodalitäten zugewiesen werden. Sowohl in Europa wie bei uns in den USA ist der Druck scheinbar unwiderstehlich, die analytische Arbeit zugunsten von billigeren, rascheren Verfahren aufzugeben oder sie doch zumindest durch konfrontative und suggestive Methoden zu kompromittieren, sie massivst abzukürzen und zu fokussieren. Dabei wird zwar der Analyse der Übertragung das Wort geredet; oft wird alles »in die Übertragung gezwungen«; aber die faktische Technik erschwert oder verunmöglicht deren sorgfältige Bearbeitung – entweder durch die autoritäre Einstellung, oder durch einen exzessiven Realitätsbezug und durch intrusive Ratgebung, oder durch Grenzüberschreitungen in mannigfachen Formen der »Liebestherapie«, der Verwicklungen in nichtanalytischen Beziehungen, in administrativen und hierarchischen Machtverhältnissen. Wie Ivan Karamazov sagt: »Wir wissen, was wir wissen – My znajem, schto znajem.«

Trotzdem steht vor uns nach wie vor die Herausforderung, wie das wunderbare Instrument der Psychoanalyse gerade bei diesen Patienten angewendet werden könnte, und damit die Frage: Was sind die minimal notwendigen Modifizierungen der psychoanalytischen Technik, die so weit wie möglich den vollen Nutzen analytischer Erkenntnis und des Durcharbeitens der unbewussten Konflikte gewährt, ohne dass dabei die oft schweren Regressionen in Bezug auf Affekte, Impulse, Charakterhaltungen und Bewusstseinszustände sowie die globale Natur von Abwehr- und Über-Ich-Prozessen unüberwindliche Hindernisse in den Weg von Einsicht und tiefer Veränderung legen? Mit Psychoanalyse im eigentlichen Sinne meine ich auch heute noch die Behandlung vier oder fünf Stunden in der Woche, gewöhnlich auf der Couch und zumeist für Hunderte von Stunden. Wie können wir die beiden Anfordernisse miteinander versöhnen: dauerhafte tiefe Veränderungen durch Einsicht, durch Deutungen zu erzielen, doch nicht ganz ohne psychotherapeutische Mittel auskommen zu können, Mittel wie Erziehung, Einschreiten gegen selbstgefährliche Formen der Regression und eine Haltung von Spontaneität und Freiheit, die das Schöpferische im Patienten freisetzen kann? Es mag sogar nötig sein, eine solche volle psychoanalytische Behandlung mit Medikamenten, besonders antidepressiven Drogen, und mit anderen Modalitäten der Behandlung wie Verhaltens- und namentlich Familientherapie zu kombinieren, wobei es natürlich vorzuziehen ist, wenn diese anderen Eingriffe nicht vom Analytiker selbst vollzogen werden.

Zugang und Verstehen unterscheiden sich also in entscheidenden Aspekten von denjenigen, die heute von den meisten Psychiatern, Analytikern und Therapeuten für diese Fälle empfohlen werden. Statt dass sie als »borderlines« erklärt und unter dieser mehr oder weniger als Einheitskategorie aufgefassten Diagnose behandelt werden, sehe ich sie als schwere, aber voneinander klar differenzierte Neurosen an, die sehr wohl der klassischen Methode zugänglich gemacht werden können.

Mein Ausgangspunkt ist dabei eine Frage der Technik, die m. E. ebenso zentral ist, wie die es ist, die Übertragungsliebe nicht auszuagieren und die überhaupt häufigen anderen Grenzüberschreitungen zu vermeiden – nämlich die Frage, wie es der Analytiker weitmöglichst vermeiden könne, in der Behandlung zu einer Über-Ich-Figur in Wirklichkeit zu werden und damit einer realen sadomasochistischen Beziehung Vorschub zu leisten, anstatt diese in der Übertragung beobachten und durcharbeiten zu können. In diesem Zusammenhang dürfen dann aber gerade die Unterschiede zwischen einem mehr psychotherapeutischen und dem strenger gefassten psychoanalytischen Vorgehen nicht übersehen werden. Fordert man, wie es heute oft vertreten wird, die Aufhebung dieser Unterscheidung, so vernachlässigt man die bei allen schweren Neurosen massiven sadomasochistischen und Über-Ich-Probleme, wenngleich es sich auch hier um eine Frage der Komplementarität handelt, nicht um ein Entweder-oder.

So kann man sagen, dass sich die Psychoanalyse zum Zweck der dauerhaften inneren Wandlung schwerer Charakter- und damit Lebens- und Beziehungsprobleme auf die Prüfung und Klärung von innerem Konflikt und dessen tieferen, weitgehend unbewussten Schichten konzentriere, während die Psychotherapie ihre Hauptaufgabe eher in der Lösung äußerer Konflikte und der Behebung der schädlichsten Folgen davon erblicke. Bei der psychotherapeutischen Intervention wird vermehrt Gebrauch von Suggestion gemacht, während der Brennpunkt bei der Psychoanalyse auf der Beobachtung der intrapsychischen Vorgänge durch das Ich liegt und dieses dabei eben zu solcher Selbstbeobachtung erzogen werde. Allgemeiner gesagt, soll als wesentliches Ziel der Psychoanalyse an die Stelle der Selbst-Verurteilung, der Angst, des Schmerzes, der Wut und der Getriebenheit das Sichprüfen, die Innenschau und die wirkliche, nicht eine autoritativ durch Deutungen auferlegte Selbsterkenntnis treten. Die Über-Ich-Übertragung soll, soweit dies möglich ist, analysiert, nicht zur Änderung ausgenützt werden. Daher ist es ganz besonders wichtig, versteckte Formen der Über-Ich-Auferlegung in der Gegenübertragung zu erkennen und ihnen vorzubeugen. Namentlich ist es wichtig, von direkten Triebdeutungen, also direkten Aufweisungen unbewusster aggressiver, sexueller oder narzisstischer Wünsche, Abstand zu nehmen; eher muss man versuchen, in Grays Worten »die spezifischen Maßnahmen des Ichs zu analysieren, die den Patienten davon abhalten, die bewußte Befriedigung des betreffenden Triebderivativs in Betracht zu ziehen. So ist mein Eindruck, dass Bemerkungen des Analytikers, die sich auf unbewußte Befriedigungen beziehen, leicht Über-Ich-Vorgänge auslösen und zu einer subtil moralisierenden Beeinflussung des analytischen Prozesses führen können, ein Einfluß, den man dann schwer als Übertragungsphänomen aufweisen kann.«

Bei der Unterscheidung von Psychoanalyse und Psychotherapie, namentlich auch in Bezug auf die Frequenz, handelt es sich um eine Verschiedenheit der Zielsetzung, die die Verschiedenheit der Methode diktiert; ich selbst gebrauche beides je nach Indikation und Möglichkeit.

Eine der Voraussetzungen der analytischen Behandlung dieser Patienten besteht also darin, dass man sich weitgehend davor in Acht nimmt, in die Rolle der Autorität versetzt und damit gezwungen zu werden, die Funktionen eines »äußern Über-Ich«, namentlich also einer *wirklichen Gewissensfigur*, zu übernehmen. Dabei scheint mir die therapeutische Atmosphäre, v. a. deren affektiver Ton, ganz entscheidend zu sein. Konfrontierungen sind die Ausnahme, nicht die Regel. Es ist diese Grundhaltung der Schonung, des Taktes, der Freundlichkeit und des Vermeidens verurteilender Worte oder Einstellungen. Solche »Regeln« sind Mittel zum Zweck und selber Ausdruck einer auf die Beobachtung des inneren Konflikts gerichteten Grundhaltung. Die Priorität ist demnach nicht so sehr die *Bewusstmachung des Unbewussten* durch den Analytiker als die *Befreiung der selbstbeobachtenden Fähigkeit des Patienten dank dem geduldigen Zusammenfügen zerrissener Zusammenhänge in der gemeinsamen Arbeit.*

Noch drei Gedanken zur Abwehranalyse: 1. Immer wieder finde ich die mikroskopische Aufzeigung von abwehrbedingten Brüchen, »shifts«, in der Sequenz des Materials in den Stunden als besonders hilfreich, um eben die selbstbeobachtende Fähigkeit des Patienten zu ermutigen, ohne direkte Deutungen zu geben. 2. Gerade bei diesen schwer Erkrankten ist die Abwehrform der Wendung vom Passiven ins Aktive so besonders wichtig, deren Analyse besonders hilfreich, insbesondere um das Ausagieren der Gegenübertragung zu vermeiden. 3. ist die Bedeutung der Sexualisierung der Aggression als Abwehr hervorzuheben – eben in Form des Sadomasochismus und der damit verknüpften Phänomene und »perversen Wirklichkeitseinstellung« (»The perverse attitude toward reality«, L. Grossman, 1993).

Kausalforschung

Wenn wir wirkungsvoll deuten oder überhaupt eingreifen wollen, müssen wir uns über die für uns relevante Kausalität klarwerden. Die Erfahrung zeigt uns, dass die eigentliche, durch die psychoanalytische Methode erreichbare Kausalität in den Konflikten, namentlich den inneren, spezifisch den unbewussten inneren Konflikten besteht. Diese Konfliktkausalität ist das Zentrum des Interesses bei unserer Arbeit, alles andere rückt an die Peripherie. Es wird damit nicht bedeutungslos, aber es ist lediglich Teil des Feldes, das den Brennpunkt umgibt.

Dabei bestehen Konfliktverhältnisse nicht einfach zwischen Trieben und Ich, zwischen Überich und Trieben, zwischen Ich und äußerer Wirklichkeit, sondern auch zwischen gegensätzlichen Ichaspekten, zwischen unstimmigen Überich-Anteilen, wie zwischen gegensätzlichen Idealen und Werten oder zwischen einander schroff entgegengesetzten Loyalitäten, auch zwischen gegensätzlichen Triebstrebungen, sowie zwischen Ideen und Affekten. Es ist also *keineswegs so, dass Konfliktpsychologie synonym mit der Untersuchung ödipaler Probleme oder auch mit dem Strukturmodell* wäre, so wichtig diese beiden für die Konfliktpsychologie sind: Es handelt sich dabei lediglich um Spezialformen des Konflikts.

Freilich bedeutet dieser Fokus auf die Konfliktkausalität zugleich, dass unser Verständnis eine viel breitere, reichere Konstellation mit einbeziehen muss: Von der Zentralität gewisser Konflikte zu sprechen, aber von der nachwirkenden Macht massiver Traumatisierung und der damit verbundenen, oft schon präverbal angelegten Affekte abzusehen, kann sehr wohl Teil der Verleugnung bilden, die Patienten oft mit ihren Familien teilen.

Je schwerer die Traumatisierung, desto schroffer die Konflikte, desto globaler sowohl Abwehr wie Abgewehrtes, desto archaischer und grausamer das Überich, desto intensiver die masochistischen und narzisstischen Neigungen und desto stärker überhaupt die Grundzüge des neurotischen Prozesses von Zwanghaftigkeit, Polarisierung und Absolutheit.

Umgekehrt ist der Zugang zu den tiefen unbewussten Konflikten immer indirekt, muss gerade von den beschreibenden Kernphänomenen oder von bewussten und vorbewussten Konflikten oder von sich immer wiederholenden Leitaffekten ausgehen, bedarf der Brücken wesentlicher, weitgehend unbewusster Fantasien, um dem beobachtenden Ich des Patienten es allmählich möglich zu machen, den Zugang zu den dynamisch entscheidenden, unbewussten, inneren Konflikten zu gewinnen, die ihrerseits der Verarbeitung von Traumata und traumatogenen Affekten dienen. Alle diese fünf Faktoren zusammen bilden recht eigentlich erst die Gesamtkonstellation der Kausalität. Ich fasse sie nochmals zusammen:

1. die *Kernphänomene des neurotischen Prozesses*: Zwanghaftigkeit, Globalität, Polarisierung, oft auch Leiden;
2. die als Brücken zum dynamisch Unbewussten dienenden hauptsächlichen oder *Kernfantasien*;
3. die *zentralen unbewussten inneren Konflikte*;
4. die leitenden, dramatisch überwältigenden, archaisch globalen, oft wohl präverbalen oder desymbolisierten, resomatisierten *Kernaffekte*; und schließlich

5. als eigentlich nie fehlende Grundschicht die *Traumata*, gewöhnlich in sich immer wiederholender Form; man könnte sie auch als *äußere Konflikte* zwischen dem Selbst und der Umwelt bezeichnen. Diese schweren, pathogenen Traumatisierungen sind zwar gewöhnlich frühkindlicher Art, sind aber nicht auf diese beschränkt. Besondere Wichtigkeit ist dem beizumessen, was wir als »Seelenblindheit« und als »Seelenmord« kennen – die Verachtung für das Individuell-Seelische, die Überstimulierung und Grausamkeit.

Trotz der Zentralität der Konflikte in dieser Konstellation bedarf es des Verstehens und des Durcharbeitens aller fünf Schichten.

Doppelte Wirklichkeit

»Wissen Sie, mir ist so, als ob ich mich gleichsam spaltete ... Es ist wirklich so, ich spalte mich geistig und habe eine schreckliche Angst davor«, sagt Wersilov in Dostojewskis *Der Jüngling*. Hernach zerschmettert er in einem impulsiven, doch zuvor angekündigten Ausbruch ein Heiligenbild in zwei Stücke. Bei sehr vielen Patienten mit schweren Neurosen treffen wir so etwas wie eine zersprungene Identität, ein gespaltenes Selbst und ein zerrissenes Erleben der Welt an. In manchen kommt es zur eigentlichen Dissoziation und damit zur Phänomenologie der multiplen Persönlichkeit. Bekanntlich sind es ja gerade diese tiefen Identitätsstörungen und die ihr zugrundeliegenden Spaltungen in extreme Affekte und Werturteile, die zum Kriterium der »Borderline-Pathologie« erhoben werden.

Bei manchen Patienten kommen Episoden vor, wo sie sich auf die eine oder andere Weise gegen Teile der inneren Autorität aufbäumen, sie zu stürzen versuchen oder vor ihr fliehen: die Abwehr gegen das Über-Ich. Bei der Vertiefung stellt es sich heraus, dass Gewissen, Ideale und Werte selbst im Widerstreit stehen, dass das Über-Ich selbst gespalten ist. Der Konflikt zwischen gegensätzlichen Über-Ich-Anteilen ist bei den zwangsmäßig sich abspielenden Wiederholungen und den beobachtbaren Identitätsspaltungen von besonderer Bedeutsamkeit und praktischer Wichtigkeit.

Wo im Innern gegensätzliche Über-Ich-Figuren miteinander im Konflikt stehen, bedarf es der Verleugnung als wesentlicher Abwehr. Solche Blockierung gewisser Wahrnehmungsbereiche führt zu einer Gespaltenheit der inneren und äußeren Wirklichkeit. Die Patienten fühlen sich, ohne sich dessen klar bewusst zu sein, gezwungen, ein Doppelleben zu führen und damit eine Doppelidentität anzunehmen. Der Doppelidentität liegt eine Art doppelten Gewissens zugrunde, dem radikale Wertkonflikte und Gegensätze in der Idealbildung entsprechen. Die zeitweilige Verwirklichung der einen Identität erfordert die Verleugnung ihres Gegenspielers.

In diesem Zusammenhang bringe ich nun eine kurze Zusammenfassung einiger der hilfreichen Einsichten, namentlich von Kernfantasien, aus der Analyse eines besonders schwierigen Falles, wobei ich wiederum in der Darstellung das Allgemeine mit dem Individuellen zu verknüpfen suche.

> Die Analyse von Thomas konnte erst nach über neun Jahren und 1.550 Stunden erfolgreich zu Ende geführt werden. Eines der Symptome, die diesen seinerzeit 35-jährigen geschiedenen Arzt in die Behandlung gebracht hatten, bestand in sehr gefährlichen Handlungen, die auf erstaunlich getrübten Urteilen basierten, bei denen er sowohl sein eigenes Leben wie das seiner Patienten oder Familienmitglieder aufs Spiel setzte. Solchen Episoden von Pseudostupidität folgten Stunden und Tage, in denen er sich deswegen verbissen angriff und verwünschte und tief traurig war. Daneben war er zu Beginn der Behandlung chronisch depressiv, mit schweren, lähmenden Angstzuständen, namentlich im Zusammensein und Gespräch mit anderen, anhedonisch und entfremdet, mit plötzlichen, unkontrollierten Wutausbrüchen, mannigfachen Zwangssymptomen und erregt-voyeuristischen Episoden. Die Therapie erwies sich namentlich auch deshalb als so besonders schwierig und langwierig, weil jeder Erfolg sogleich zunichte gemacht werden musste im typischen Bild der »negativen therapeutischen Reaktion« und überhaupt der allgemeinen masochistischen Übertragung. Seine Eltern, eine phobisch-depressive Mutter und ein kongenital fast völlig blinder, zwischen Mildheit und wilder Wut schwankender Vater, bezeugten eine erschreckende Blindheit gegenüber der Individualität ihrer fünf Kinder. So drängten sie ihn und seine drei Brüder in einer einseitigen, blinden, beinahe wahnhaften Weise von früher Kindheit dazu an, Ärzte zu werden.
>
> Eine der wesentlichsten Erkenntnisse in der Analyse bestand darin, wie in seinem Erleben von frühester Zeit an jeder Wunsch und jede Willensäußerung als böse behandelt wurden, dass also der Wille mit der Tötung der Eltern gleichgesetzt wurde: »Das war die einzige Wahl, die ich hatte: entweder gefügig zu sein oder total zu rebellie-

ren.« Dabei ist die Scham über seine Abhängigkeit gerade von der Mutter sehr tief, und je beschämter, umso unbeholfener ist er und umso mehr muss er seine Wut gegen sich selbst richten. »Ich fühlte, ich existierte nicht. Als ob ich das meiste von dem, was ich wirklich bin, verloren hätte und alles von außen mir auferlegt worden wäre. Darum das lebenslange tiefe Gefühl des Verlusts«, des Selbst- und Identitätsverlusts. Die Scham, überhaupt zu sein, ist alldurchdringend. »Scham darüber, kein Selbst zu haben – Schuld darüber, mich selbst durchsetzen zu wollen, nein zu sagen, Widerstand zu leisten, da es mörderisch ist.« »Ich selbst zu sein, mich für mich einzusetzen, ist mörderisch und bringt schwerste Vergeltung.« So ist alles Gute unverdient; die Analyse selbst wird zum endlosen Bußanlass und muss letztlich misslingen.

Eine Konsequenz dieser Konfliktkonstellation ist die masochistische Überzeugung: »Nur wenn ich das Opfer bin, nur wenn ich mich geschlagen gebe, kann ich geliebt werden und Lust erleben.« Es ist die allgemein ungemein wichtige masochistische Grundgleichung: *»Nur was schmerzt, kann Lust geben, und umgekehrt, was Lust gibt, muss schlecht sein.«* Was dabei unbewusst bleibt, ist deren *»alchemistische«* Bedeutung: dass dabei die Wirklichkeit in einer Reihe von Verleugnungen und Umdrehungen magisch umgewandelt wird: »Durch meine Unterwerfung, dadurch, dass ich als das Opfer leide und geschlagen werde, verwandle ich Leiden in Lust, Angst in sexuelle Erregung, Hass in Liebe, Trennung in Verschmelzung, Hilflosigkeit in Macht und Rache, Schuld in Verzeihung, Scham in Triumph, v. a. aber Passivität in Aktivität.«

Eng verknüpft mit dieser durch das Leiden erkauften Macht sind die beiden ebenfalls generell wichtigen Grundgleichungen: Getrenntsein, ein Individuum mit eigenem Willen zu sein, ist absolut böse: *Trennung – Verwundung und Tötung des anderen – tödliche Vergeltung durch den anderen und damit eigenes Sterben* – ungeheure *Schuld*. Jede Selbstbestätigung ist Trotz und damit etwas ganz Schlimmes. Erfolg ist aber Selbstbehauptung, bedeutet Unabhängigkeit und Autonomie und muss daher immer wieder zunichte gemacht und gebüßt werden. Umgekehrt ist *Unterwerfung – Passivität – Abhängigkeit und Schwäche – Selbstverlust – Beschämung und Erniedrigung*; solches Sichschämen ist aber der Preis, den er entrichten musste, um überhaupt geliebt zu werden.

Eine weitere entscheidende Einsicht in der Analyse von Thomas kam in Form einer frühkindlichen Angstfantasie. »Ich hatte eben eine Idee: Als ich in meiner Kindheit angstvoll dachte, mein Samen sei beim Urinieren wie eine Erbse in der Toilette abgespült worden und so verloren gegangen, war es mir nicht klar, von wessen Penis, dem seinen oder dem meinen. Jetzt aber denke ich: Es war ich selbst.«

»Ihre Substanz, die Sie verloren.«

»Das ist alles, was ich bin – dass ich klein sei wie eine Erbse und verloren gehe: Ich verliere alles, da ich nichts bin.«

»Entweder hatten Sie ein Selbst, aber keine Liebe und Beziehung mit der Mutter, oder Sie verzichteten auf Ihr Selbst, wurden wie eine Erbse abgespült, waren Abfall und ein Nichts, hatten aber dafür die Beziehung zur Mutter.«

»Mit Schmerz ... Eine Schale und eine Fassade – das war und ist mein Leben.«

»Der Schmerz war die einzige Wirklichkeit an Beziehung – der Rest war ein Nichts. Und die beständige Klage über das Nichts und den Schmerz wiederholt die frühe Beziehung zur Mutter.«

Er vermochte nur mit einem »falschen Selbst« vor den Eltern zu bestehen; sein »wahres Selbst« musste ausgelöscht werden. Und wenn er von ihnen getrennt oder abgelehnt wurde, schämte er sich zutiefst dafür, nur eine Schale zu sein, eine Person ohne Substanz.

»Ich kann nie dieses Gefühl der Trauer loswerden. Es ist die Wichtigkeit von Schmerz und Trauer als Symbol für die verlorene Beziehung. Der Schmerz und die Trauer, die waren das Substitut für die Mutter.«

Aus den Arbeiten Valensteins kennen wir diese Bindung an traumatogene Affekte, dass sich nämlich frühe und schwere Traumatisierung als Schwere des psychischen Schmerzes und als Wiederholung gerade der unlustbetonten Kernaffekte kundgibt: »Ich glaube, dass solche Affekte besonders stark festgehalten werden, da sie das frühe Selbst und Selbstobjekt vertreten. Solche Affekte im Gefolge richtiger, aber ungenügend tiefer Deutungen aufzugeben, würde das Gleiche bedeuten wie das Im-Stich-Lassen eines Teiles des Selbst und/oder des Selbstobjekts, und zwar eben auf der Ebene, welche diese Affekte repräsentieren ... In dieser Hinsicht vertritt der negative Affektzustand das primäre Objekt, d.h. die Mutter.«

Bildlich ausgedrückt als »Erbse und Schale« war es bei Thomas so, dass sein Selbst wie die Welt gespalten waren, dass er ständig in einer doppelten Wirklichkeit leben musste: der Welt von Vernunft, sozialem Funktionieren, äußerer Anpassung und Leistung und einer Welt, die sowohl irrational, also »verrückt«, bizarr war wie auch einem totalitären Druck von Autorität, übermäßigen Erwartungen und Drohungen unterworfen war – der ichbestimmten Realität gegenüber einer Realität, die ganz von einem archaischen, analsadistischen Über-Ich beherrscht wurde. Das Ergebnis dieser doppelten Wirklichkeit war eben sein Schalendasein, das Gefühl, kein Selbst, keine Identität zu haben, diese eben gleichsam abgespült zu haben und sie nur in seltenen Momenten, namentlich während der Masturbation, wiederzugewinnen.

Wenn er sagt, die Drohung sei die zwischen Unterwerfung (= Scham) und Trennung (= Tod) gewesen, bezieht er sich, glaube ich, eben auf das Resultat des Seelenmordes: Bei beiden Lösungen, der Anpassung an die soziale Welt und der Unterwerfung unter die totalitäre Autorität, fühlte er sich seiner Substanz beraubt, war sein Selbst unterdrückt, wurde er ein Nichts, eine Schale. Erst der gewaltsame Ausbruch daraus gäbe ihm die Hoffnung, sich selbst zu finden, sich selbst zu fühlen, aber das bedeutete den Bruch mit ihr. Doch auch die Trennung wäre unerträglich, todgleich, mörderisch.

Doch liegt darin noch etwas Tieferes verborgen, und dies ist nun die Einsicht, die erst den erfolgreichen Abschluss der Behandlung ermöglichte: Es ist die Angst vor dem Neid, die ihn blockiert. »Der Neid macht mich kleiner und übertreibt, was ich als meinen Mangel sehe … Der Neid ist alldurchdringend; ich fühle ihn dauernd, in jedem Austausch mit anderen, sogar in meinem eigenen Inneren: Ständig muss ich mich vergleichen. Ich entspreche nie dem Ideal, und die Scham ist lähmend.«

Dies alles hat einen eindeutigen familiendynamischen Hintergrund: Es war sehr wichtig für die Eltern, dass ihre Kinder besser wären als die der anderen, gerade auch im Vergleich mit der Herkunftsfamilie: dass sie, die Eltern, von den anderen beneidet würden, statt dass sie selber neidisch wären. »So geht es durch die ganze Familie: die anderen neidisch zu machen, um nicht selber neidisch zu sein.«

Die Lösung seines Masochismus und damit der ganzen, lähmenden Charakterneurose lag dann schließlich in der Einsicht in diesen ganz bedeutsamen, scheinbar unlösbaren, bis jetzt unbewusst gebliebenen Konflikt: Als Träger des Ehrgeizes seiner Mutter sollte er erfolgreich sein und scheinen, alle anderen Kinder ausstechen und so ihren Neid auf die Außenwelt zufriedenstellen. Zugleich aber durfte er vor ihr nicht erfolgreich sein, denn seine Selbstbehauptung und seine Durchsetzungskraft erregten ihren Neid, ihre Konkurrenzsucht und wurden unbarmherzig zerstört – also im eigentlichen Sinne ein double-bind-Konflikt. Parallel dazu wurde von ihm erwartet, zum Heiler des Vaters zu werden, nicht nur dessen Blindheit, sondern auch dessen Demütigung und Scham zu beseitigen und zum großartigen Star zu werden. Doch ebenso sehr wie der Neid der Mutter war es das Ressentiment des Vaters, das ihm keine Stärke, keinen Erfolg, kein Selbstsein gönnte. Das war und ist eine heillose Zwickmühle, in der nur Versagen, Leiden, Schwäche einen scheinbaren Ausweg bot, wobei er mit dem schambeladenen Vater identifiziert und der mächtigen Mutter nahe sein konnte. Der Masochismus war die notwendige Kompromisslösung.

Die genetische Schichtung

Recht typisch vermögen wir bei den Patienten mit schwerer neurotischer, d. h. auch immer narzisstisch-masochistischer Charakterpathologie, die folgende Schichtung der Entwicklung, der »Triebschicksale« der Aggression zu unterscheiden:

Die tiefste Schicht, gleichsam das Fundament, ist die Traumatisierung. Einerseits besteht diese in massiver Überstimulierung und damit einer sehr frühen Sexualisierung, die zu einer Art archaischer Gleichsetzung führt: Sexualität, sexuelle Erregung – Gewalt, Grausamkeit, Explodieren – schmerzhafte Spannung – überwältigende, unerträgliche Gefühle – Überstimulierung. Liebe und Gewalt sind eins; Sexualität – Gewalttätigkeit – Leiden – Penetration, sowohl begehrt wie befürchtet. Dieser Zustand und Erlebniskreis überwältigender Überstimulierung wird als verzehrend und verschlingend, als kannibalistisch erlebt, in Raubtieren, z. B. der Ratte, als Zentralsymbol verkörperlicht gesehen und im Analbereich angesiedelt.

Anderseits besteht die Traumatisierung in der fortwährenden, lebenslangen Verdinglichung des eigenen Selbst und damit einer Art alldurchdringender Scham – dem Unwertsgefühl als Antwort darauf, dass jeder Versuch, das eigene Selbst, die eigenen Gefühle und Wünsche, den eigenen Willen anzumelden, als unpassend, unannehmbar und verächtlich behandelt worden ist. Andere Ausdrücke für dasselbe sind Dehumanisierung oder Entfremdung, Depersonalisierung. Sie alle fallen ja auch unter das überdehnte Schlagwort des Narzissmus. Zugleich werden alle mitmenschlichen Beziehungen als solche der Ausbeutung und Ausnutzung, eben als solche mit »Objekten« gestaltet. Es ist die Schicht der *chronischen Traumatisierung* von der Art, die wir als *»Seelenblindheit« und »Seelenmord«* beschreiben können. Ich vermute, dass die Sexualisierung und die Dehumanisierung des eigenen Selbst wie des anderen zur ursprünglichen Reaktion auf das Trauma gehören, eine Alternativform der Affekt- und Triebumkehrung statt der Aktivwendung darstellen und dann die nachfolgenden Schritte begleiten.

Die nächste Schicht ist die der *Wut und Empörung*; es ist ein ohnmächtiger Versuch, aus dem passiven Erlebnis ein aktives Tun zu gestalten – in Trotz und Rache zurückzuschlagen. Eine besondere Rolle spielt dabei das Ressentiment. Dieses Gefühl des Unrechtsgefühls und Grolls: »Ich bin betrogen worden«, zusammen mit dem Wunsch: »Durch List und Gewalt kann ich das Gleichgewicht des Rechtes wiederherstellen; ich nehme mir schließlich nur, was mir ohnehin von Rechts wegen zugehört«, ist eine der ganz zentralen, weitgehend unbewussten Fantasien.

Die dritte Schicht ist die der *Verinnerlichung*, und zwar im Sinne der *Introjektion*: einerseits ist es die stete Selbsterniedrigung, die nun völlig verinnerlichte Beschämung – die Verhöhnung des eigenen Selbst durch den inneren Richter. Anderseits ist die Ausnutzung aller anderen eine Quelle tiefer Schuld. Die Grausamkeit der Misshandlung ist nun zu einem Teil des Über-Ichs geworden – parallel zur Wendung des eigenen Zornes und der Verachtung gegen das Selbst: der moralische Masochismus.

Die vierte Schicht ist die *Nachaußenwendung der ganzen Grausamkeit des Über-Ichs*: Andere werden ebenso verhöhnend und bestrafend behandelt, wie es das eigene Gewissen dem Selbst antut. Damit wird man zum grausamen Richter der anderen – der Sadismus verhüllt als Moralität. Zugleich mit dieser Wendung der Über-Ich-Aggression nach außen findet sich die Allmachtsfantasie, das grandiose Ich-Ideal als Gegenstück zum grausamen Gewissen-Richter-Über-Ich, die wir bei allen Patienten als so überaus wichtiges Reparativum antreffen, eine Fantasie, die wie ein Faden alle Entwicklungspunkte miteinander verknüpft. Dies geschieht ganz besonders in Form dessen, was Berliner als Kontramasochismus beschrieb – also Aggression und Narzissmus als Abwehr.

Die Erkenntnis der durchgehenden Abwehr des Masochismus durch Narzissmus und Sadismus, also durch arrogante Machtausübung und Grausamkeit gerade auch in der Übertragung und spezifisch in Bezug auf Über-Ich-Aspekte, ist für mich eines der wichtigsten technischen Hilfsmittel in der Behandlung der schweren Neurosen geworden und darüber hinaus auch eine der wertvollsten Einsichten in die Genese von Aggression überhaupt. Der Masochismus seinerseits wäre dann auch bei diesem Fall in der bei den Patienten mit typischer masochistischer Pathologie als so wertvoll erkannten Prämisse von Macht durch Leiden begründet. Diese Masse der narzisstischen Fantasien dienen dem Schutz gegen die Hilflosigkeit in traumatischen Situationen zuerst, dem Schutz gegen den Ansturm der Über-Ich-Verurteilungen in zweiter Linie.

Doch endet man – fünftens – immer wieder in der Stellung des Opfers. Das ist eben der äußere und sexuelle Masochismus, der mehr oder weniger im Vordergrund steht und die Symptomatik prägt.

Das Schöpferische als Gegenmacht

Eingangs habe ich darauf angespielt, dass diese schwer traumatisierten und oft tief masochistisch-selbstzerstörerischen Patienten einer viel freieren, oft recht aktiven, immer sehr flexiblen Technik bedürfen – ohne dass dabei gewisse grundlegende Grenzen des Respekts für Autonomie und Wahrhaftigkeit überschritten und v.a. die Zentralität der Konfliktbearbeitung gerade auch in der Übertragung aus dem Auge verloren werden dürfen. Hier füge ich aber noch etwas anderes hinzu: die literarische Erweiterung des Deutungsbereiches. Ich glaube, dass diese Arbeit im »schöpferischen Raum« eine Spezialform der Übertragungssublimierung darstellt, die es dem Patienten u.a. erlaubt, den unerbittlichen Zwang zum Leiden durch Einsicht und Erkenntnis zu überwinden – besonders eben bei diesen schwer traumatisierten Patienten, der Ersetzung des masochistischen Triumphs durch weniger zwanghafte und realitätsgerechtere Formen von Macht und Befriedigung. Das Schöpferische ist v.a. eine Umgestaltung der Fantasiewelt – eine neue Formung von Konfliktlösungen in der Auseinandersetzung mit Traumatisierung und überwältigendem Affekt. Es bedeutet, das endlose Ausagieren des selbstquälerischen Circulus vitiosus zu unterbrechen, »aus dem sadomasochistischen Karussell auszusteigen«, »innere Distanz zu gewinnen«. Es ist eine Art schöpferisch-therapeutischer Ich-Spaltung. In anderen Worten: Es handelt sich um den Versuch, die Autonomie durch eine spezielle Form der Einsicht zu stärken. Alles, was der Durcharbeitung der Konflikte durch Affekt und Einsicht dient, ist von Wert. Ich bin überzeugt, dass die individuell und vorsichtig gehandhabte Erweiterung der Technik durch dieses Mittel gerade in der Psychoanalyse der unter schweren neurotischen Störungen Leidenden von unschätzbarem Wert sein kann.

Vielleicht ist dies die eine wirksame Gegenmacht gegen die erlittene Dehumanisierung: das Wiedererleben des Schöpferischen, und zwar nicht in der Einsamkeit, sondern im seltsamen Dialog der Psychoanalyse.

Zum Schluss eine »Märtyrerfrage«

Ich möchte mit etwas ganz anderem, mit Gedanken zu einer Stelle in den *Brüdern Karamasov*, schließen: Aljoscha beschreibt seiner Freundin Lise, wie er dem Stabskapitän Snegirjov für die ihm von Dimitri zugefügte Schande die zwei Hundertrubelscheine angeboten, wie dieser sie zuerst in seinem Elend sehnsüchtigst betrachtet und angenommen, doch unvermutet diese dann mit Entrüstung über die darin enthaltene Erniedrigung weggeworfen und zertrampelt hat. Doch ist sich Aljoscha sicher, dass der Stabskapitän sich nun stolz und triumphierend über diese Weigerung fühle, vor sich selber also seine Ehre bewiesen habe und die Abweisung darum am nächsten Tag rückgängig machen werde. Voll Erstaunen sagt Lise, das offensichtlich aus psychischen Gründen gelähmte und an den Lehnstuhl gebundene Mädchen, über Aljoscha: »So jung, und er weiß schon, was in der Seele ist.« Und kurz danach fragt sie ihn: »Findet sich da nicht Verachtung ihm gegenüber, diesem unglücklichen Mann ..., darin nämlich, dass wir jetzt seine Seele analysieren (razbirajem), ganz von oben herab, ah? Dass wir es mit Gewissheit entschieden haben, dass er das Geld annehmen werde, ah?«

»Nein, Lise, Verachtung ist es nicht«, antwortet Aljoscha mit Bestimmtheit, als ob er auf diese Frage schon gefasst gewesen wäre, »– ich dachte darüber schon selber, auf dem Wege hierher. Erwägen Sie dies: Wie kann das Verachtung sein, wenn wir ganz gleich sind wie er, wenn wir alle dieselben sind wie er? Deshalb weil wir genauso sind, nicht besser. Und selbst wenn wir besser wären, wären wir genauso an seiner Stelle ...« Und später sagt er ihr: »Sie lachen wie ein kleines Mädchen, doch bei sich denken Sie wie eine Märtyrerin (mučenica).« – »Wie eine Märtyrerin? Wie das?«

»Ja, Lise, Ihre Frage vor kurzem: Findet sich nicht bei uns Verachtung diesem Unglücklichen gegenüber, dass wir so seine Seele sezieren (anatomirujem)? – das ist eine Märtyrer-Frage, – vopros mučeničeskij … Sehen Sie, ich weiß irgendwie nicht, wie ich das ausdrücken soll, aber jemand, bei dem solche Fragen erscheinen, der ist selber leidensbegabt (sposobjen stradat') …«

Ja, das Analysieren des anderen kann überaus beschämend, eben »verachtungsvoll« erscheinen, wenn es nicht von der Überzeugung getragen wird, dass wir das Gleiche in uns selbst tragen. Und die Vorsicht, eben der Takt und der Respekt, der uns an der Beschämung hindert, erwächst doch selbst aus jener »Leidensbegabtheit«, die doch wohl nicht so ganz von dem verschieden ist, was wir heute mit dem Begriff »Masochismus« bezeichnen würden. Ich meine ein Wissen um das Leiden und die Doppelbödigkeit des Daseins, die sich mit dem Respekt und der Achtung vereint, dem Sich-Einfühlen in das Leiden des anderen, die die eigene innere Konflikthaftigkeit zu verstehen und die Machtausübung, Autoritätsbehauptung und Verurteilung zu meiden sucht. Diese »Leidensbegabtheit« muss nicht immer Teil des Problems sein. Manchmal kann sie selbst zum Teil der Lösung werden.

Verstehen statt Verurteilen

Gedanken zur Behandlung schwerer psychischer Störungen[1]

Eine so große und bedeutende Würdigung, die meine Arbeit heute v. a. durch die Laudatio von Herrn Prof. Ahrbeck erhalten hat, fordert mich zu einem Versuch auf, mich darauf zu besinnen und darüber Rechenschaft abzulegen, was mein Schaffen über mehr als ein halbes Jahrhundert hinweg wesentlich begleitet und bestimmt hat und wie die Beziehung zur Rehabilitationswissenschaft bzw. -pädagogik aussieht. Erziehung ist nicht dasselbe wie Therapie, aber sehr vieles von dem, was ich hier sage, trifft auf beide zu. Die Grundlagen der Entwicklungsforschung sind beiden gemeinsam.

Sehr zu Recht hat Herr Prof. Ahrbeck betont, dass es mir immer wieder und ganz von Anfang an vordringlich um die Behandlung psychosozial schwer beeinträchtigter Menschen ging, um Zugangsweisen, die den einzelnen Menschen zu verstehen und dadurch ihm zu helfen versuchen, auch, wenn nötig, über die konventionellen Verstehens-, Denk- und Behandlungskategorien hinaus. Von Anfang an war es die Psychoanalyse, von der ich mir entscheidende Hilfe in solchen Rehabilitationsbemühungen gerade schwer und schwerst Gestörter versprach. Warum? Nicht nur, weil sie mir in ihrer Theorie eine Hilfsstruktur anbot, die manches sonst so Rätselvolle sinnhaft machte und in bedeutungsvolle Zusammenhänge stellte, sondern weil die Philosophie, die ihr zugrunde lag, mir einen einzigartigen Zugang zu den schwer gestörten Einzelmenschen zu versprechen schien. Da war es vor allem die überragende Wertigkeit des Innenlebens, die uneingeschränkte Würdigung des subjektiven Erlebens gerade des scheinbar Verrückten – oft auch gegen mein eigenes Sträuben gegen eine solche Würdigung – die mich am psychoanalytischen Denken anzog. Noch wichtiger aber wurde für mich im Laufe der Jahre ihre A-priori-Prämisse, dass das

1 Vortrag, gehalten am 7. Juli 2004 anlässlich des Erhaltens der Ehrendoktorwürde der Philosophischen Fakultät IV der Humboldt-Universität Berlin.

Seelische am besten durch die systematische Untersuchung von innerem Konflikt zu verstehen sei.

Einerseits ist die Psychoanalyse die Behandlung des inneren Konflikts als einer lebendigen Gegenwart, nämlich in Übertragung und Widerstand; andererseits ist sie die sich ständig weiterentwickelnde und stärker differenzierende Theorie, die den immensen Komplexitäten solcher Konflikthaftigkeit Rechnung trägt.

Gerade für eine Rehabilitationspädagogik, die sich massiv verhaltensgestörten Kindern und Jugendlichen widmet, hat sich die Bearbeitung innerer Konflikte als entscheidend wichtig erwiesen. Eine konfliktvermeidende Pädagogik wird deshalb zu Recht kritisch infrage gestellt, mitsamt ihren theoretischen Legitimationen. Reife, ödipale Konflikte erweisen sich dabei als ebenso bedeutungsvoll wie frühere, präödipale. Differenzierung, Trennung und Konkurrenz sind zentrale Themen, um die es hier geht (Ahrbeck, 1997, S. 8f.).

Der innere Konflikt des Augenblicks dient als Vertreter der ungelösten Lebensprobleme. Klinische Erfahrung lehrt uns, dass eine solche Herausstellung von innerem Konflikt in Therapie und Pädagogik gerade bei psychisch schwerer Gestörten zumeist eine radikale Wirkung ausübt. Man kann fast alles sagen, wenn man es als inneren Konflikt formuliert, ohne dass es vom Patienten als kränkend und damit als empörend oder zerstörerisch erlebt würde. So viel von dem, was wir klinischen Takt und Empathie nennen, besteht gerade darin: den richtigen, gewöhnlich vorbewussten Konflikt anzusprechen, die gegensätzlichen Seiten im Inneren des anderen, oder allgemeiner: in uns überhaupt. Gewöhnlich fühlt sich der Patient damit verstanden. Ausnahmen sind sehr stark paranoid reagierende Patienten, für die schon die Feststellung und Hinstellung von innerem Konflikt eine so überwältigende Kränkung bedeutet, dass sie davor mit Panik zurückweichen und dann in Zorn, Verachtung und Angriff übergehen.

Dieses Denken in Begriffen vom Konflikt sich im Innern bekämpfender Kräfte ist tief in der literarischen Tradition im Allgemeinen, der griechischen und jüdischen Denktradition eines dialektischen Zugangs zur Wahrheit im Besondern verwurzelt. Sie wurde zum Kernstück von Freuds Theorie und der Ichpsychologie und der Behandlungs- und Erziehungsweise, die in analytischem Verstehen basiert ist. Überdies ist Konflikt auch wieder nur ein Zugang, wie man sich gegensätzliche Kräfte auf jeder Ebene des Geisteslebens vorzustellen hat. Ihre Komplementarität ist ihr notwendiges Gegenstück. Zumeist handelt es sich nicht um ein schroffes Entweder-oder, sondern um ein Mehr-oder-Weniger, ein Ausbalancieren, das sich allmählich im Laufe der Behandlung einpendelt – die Idee der Dialektik: contraria sunt complementa, Gegensätze ergänzen einander.

Das bedeutet aber insbesondere die sehr detaillierte Betrachtung von Konflikten, die sich um Schuld und Scham drehen. Gerade die aufmerksame, taktvolle Bearbeitung dieser Probleme von Gewissen, Werten, Verpflichtungen und Idealen, die oft in scheinbar unlösbarem Zwist miteinander stehen, kann uns den Schlüssel zu ganz schwerer Pathologie geben und damit auch den Weg zu einer erfolgreichen Rehabilitation weisen.

»Ich will, dass du verbrennst«

Dafür nun ein knapp skizziertes Beispiel einer Patientin mit Problemen episodischen Trinkens, paranoiden Verkennungen und schweren Beziehungs- und psychosomatischen Störungen, die sie während Jahre arbeitsunfähig gemacht haben. Ich gebe nur ein paar Auszüge aus der Therapie, v. a. in Dialogform.

Gwen war in ihrer Kindheit stark misshandelt worden. Sie durfte nicht versagen, dafür musste sie sich zutiefst schämen. Sie durfte aber auch nicht Erfolg haben, denn dafür war sie schuldig; so erregte sie den Neid von Mutter und jüngerer Schwester. Alles sei entweder Unwert oder aber Hybris. Zugleich war es ein double-bind-Konflikt: »›Du musst die Beste sein und die besten Zeugnisse heimbringen‹, doch wurde ich dann dafür von beiden Eltern fast verhöhnt. Als ich mein Studium mit lauter Eins abschloss, beschwerte sich die Mutter darüber, dass ich nicht eine besondere Auszeichnung mit dabeihatte, eine 0,5.« Der weitgehend unbewusste Gewissenskonflikt besteht zwischen dem Ideal der Stärke, gegenüber Schwäche, und dem Ideal der Bravheit, gegenüber jeder Form von Aggression. Zwischen so massiver Scham und ebenso schwerer Schuld fühlt sie sich gelähmt, verwirrt und als ob sie nicht existierte, oder dass sie verrückt werde oder sterbe.

Ich vergleiche ihr Leben mit der Wanderung auf einem ganz kleinen und immer schmaler werdenden Gratpfad, mit Abgrund links und Abgrund rechts. »Ich bin überhaupt nicht berechtigt zu existieren.« Ihre Wut, ihr Hass und ihre Abscheu werden gleichsam von ihrem inneren Richter übernommen und gegen ihr eigenes Selbst gerichtet, sodass sie immer wieder äußerlich wie innerlich, in Vergangenheit wie Gegenwart als Opfer endet.

Die Absolutheit des Urteils erstickt gleichsam das Weiterleben. Dahinter lauert die Globalität ihrer Affekte, und wiederum dahinter die chronische Traumatisierung. Dazu kommt die Angst, dass die Realität verschwinde oder sie ermordet werde, der Handwerker ein Frauenmörder sei. Alles wird in Richtung von Verschwörung, die Bösen draußen, und sie selbst als das Opfer umgedeutet. Das hauptsächliche Problem während unserer Arbeit waren jedoch ihre oft schweren und bedrohlichen Trinkexzesse.

Als sie in Behandlung kam, war sie in schrecklichem Zustand, völlig arbeits- und funktionsunfähig, immer wieder dem Alkohol verfallen, obwohl sie nie betrunken in die Stunden selbst kam, nur mit dem bitteren Nachgefühl, der Gereiztheit, den Selbstanklagen, Verdächtigungen und Verwünschungen gegen alle und alles. Sie war auch überzeugt, ihr Vater habe sie in ihrer frühen Kindheit sexuell missbraucht, vermochte sich aber an keinen solchen Vorfall zu erinnern »Nach außen hin erschien die Mutter als eine ganz feine Person, begabt, künstlerisch, klug, redegewandt, hübsch. Das war nur ihre äußere Hülle. Darunter verbarg sich unheimlich viel Schmutz, sexueller Schmutz, auch Exhibition und perverse, mörderische Fantasien. Ich habe ein Muttermal am linken Bein. Sie fragte: ›Wo kommt dieser Fleck her?‹ Wie vor Gericht. ›Es ist gut, dass du diesen Fleck hast. Es könnte ja sein, dass du entführt und verstümmelt wirst, und dann kann man die Leiche identifizieren.‹ Ich finde das sehr pervers. Der Großvater war Nazianhänger, SS-Mann, ein abscheuliches Monster, brüllte ständig, eine ekel- und furchterregende Erscheinung … Er war ein sehr brutaler Mann, der meinen Vater misshandelt hat. Mein Vater hatte einmal einen Unfall und wurde dafür von ihm zusammengeschlagen … Im Grunde ist mein Vater genauso [wie der Großvater]: dieses Lügen und Vertuschen und Missbrauchen.« Der Vater misshandelte Gwen körperlich schwer, während die Mutter dies mehr durch Verachtung tat und dem Hohn, sie sei verrückt und gehöre in die Anstalt oder durch Schuldzuweisung, dass Gwen sie ins Grab bringe. Sie beschreibt: »Wie wir [sie und ihre Schwester] ihm den Rücken im Bade waschen mussten, hatte er eine Erektion und stöhnte dabei und legte einen Lappen darüber. Das ist ein Übergriff. Und dann mussten wir in seinem Wasser baden, um Wasser zu sparen. Und ich hatte die Fantasie, dass ich davon schwanger werde. Wie er eine Fliege ans heiße Bügeleisen hielt, holte er uns: Guckt, wie die Fliege brummt! Das hat mich wochenlang verfolgt.«

Sie äußert in immer größerer Eindringlichkeit die ständig stärker werdende, beinahe wahnhafte Überzeugung, dass ich sie für dumm halte, das

Interesse an der Analyse verliere und mich von ihr abwende. Die Rachefantasien sind sehr stark und bedrohlich. Über die frühere Therapeutin und den Vater sagt sie: »Ich könnte sie alle beide umbringen ... Ich war immer an allem schuld ... Wenn ich die Allmacht der Gedanken hätte, würde ich ihn durch meine Gedanken in den Tod treiben ... Ich sollte ihm das Messer in den Leib stechen ... Wenn ich nicht dafür bestraft würde, brächte ich ihn eiskalt um, ohne Gefühl. Einmal habe ich ihn mit dem Messer bedroht.«

Nur ein kurzer Auszug aus einer Stunde: Sie hat einen Traum, in dem sie hingerichtet werden soll. Es gelingt ihr, sich zu flüchten. Plötzlich beginne sie jedoch, sehr stark von innen her zu bluten. Sie spricht über ihre Angst, es nicht zu schaffen; der Kampf mit dem inneren Dämon sei so schwer. Ich frage: »Wer oder was ist dieser Dämon?« Sie antwortet: »Der Teil, der mich sabotiert. Er raunt mir zu: Alle anderen sind schlecht; du musst dich mir unterwerfen ... Zum Fliehen: Ich habe immer das Gefühl, ich müsse mich verstecken. Es ist das Gefühl, schuldig zu sein. Das begleitet mich ständig. Wenn ich mein Leben in die Hand nehme, dann passiert mir ein großes Unglück. Wenn ich erfolgreich bin, werde ich bestraft. Es hat mir eine unheimliche Kraft gekostet, wenn ich erfolgreich war: Man fände heraus, dass ich schlecht und schuldig bin. So suchte ich Stellen, die weit unter meiner Qualifikation lagen. Das war eine Form der Bestrafung. Als ob der Dämon meine Gedanken wäscht: dass ich absolut dumm bin, und dabei hatte ich überall eine Eins. Nach meinem Examen war ich ganz erschöpft: Gott sei Dank hat niemand es gemerkt, dass ich dumm bin.«

»Es ist, als ob Sie sich jeden Erfolg vergällen müssten: ›Jeder Erfolg macht mich so schuldig, dass ich ihn zerstören muss.‹«

»Das ist der Mechanismus, wenn ich den anderen bezichtige, da ich mich abgelehnt fühle.«

»Wenn der Ausgangspunkt die unbewusste Schuld ist, heißt es dann: Nicht ich bin schuldig, du bist schuld.«

»Und die Entwertung?«

»Nicht ich muss mich schämen; ich beschäme dich.«

»Jahrelang war es so: Jedes Mal, wenn ich zum Briefkasten ging, erwartete ich, einen Brief zu finden, der mich [eines Mordes in einem Trancezustand] überführte. Besonders eklatant: ermordet, hingerichtet zu werden. Das war deutlich in der Übertragung: Ich war überzeugt, Sie wollten mich in den Selbstmord treiben. Mein Vater möchte das: All die Jahre, als ich nicht trank, versuchte er mir immer wieder Alkohol anzubieten, schenkte mir Weinflaschen, goss mir das Glas ein, gab mir ein Buch über Wein.

›Wenn du schwach oder tot bist, gehörst du mir ganz allein.‹ Als ich klein war, erzählte er mir eine Geschichte: ›Ein Feuerwehrmann hatte einen von Kühen gezogenen Löschwagen. Man sagte ihm, er komme aber schön langsam. Er erwiderte: Lieber sollten die Häuser abbrennen.‹ Dann näherte er sich mir – es hatte etwas Sexuelles – und streichelte mich: ›Ja, so ist es, und lieber möchte ich, dass unsere Gwen verbrennt.‹ «

Hier kommt das Wesentliche zusammen: chronische schwere Traumatisierung, deren Sexualisierung, die Selbst- und Fremdaggression in Form der versteckten Schuldgefühle und der verborgenen Scham, die Camouflage durch die Suchtthematik und schließlich die schwere psychosoziale Behinderung. Vor allem aber ist es die entwicklungspsychologisch zentrale Rolle des Beziehungstraumas (Fischer & Riedesser, 2003).

Die Zentralität der Traumatisierung

Fast seit Beginn meiner Arbeit mit Raubmördern und Räubern und Süchtigen und später in den psychoanalytischen Behandlungen der schweren Neurosen beschäftigten mich die engen Verbindungen von Kindheitstrauma und Konflikt, nämlich ganz besonders wie diese Traumatisierungen sich spezifisch in ihrem Über-Ich zu verewigen scheinen und in der Destruktivität gegen das Selbst und Andere fortsetzen. Wir beobachteten dies soeben bei Gwen. Dabei scheint das emotionale Trauma in Form von massiver Beschämung durch Seelenblindheit an Wichtigkeit keineswegs hinter körperlicher Misshandlung und sexuellem Missbrauch zurückzustehen. Damit meine ich, dass das Kind nicht in seiner Identität, seinen Bedürfnissen und Gefühlen gesehen und gehört wird (wie Frau Prof. Rohde-Dachser es vor Jahren beschrieben hat). Systematisch nicht gesehen zu werden, verursacht tiefe Scham und damit Ressentiment und eine Anspruchsforderung, die gewaltige Auswirkungen haben.

Diese Erkenntnisse sind aber enorm wichtig für die Grundlagenforschung der Rehabilitationswissenschaften und überhaupt für die Sozialpsychologie. Was meine ich damit?

Ich schilderte eben die Massivität von Schuld- und Schamgefühlen, von Gefühlen erlittenen Unrechts und die schwere Tendenz, sich zu bestrafen, sich zu sabotieren, sich nichts Gutes zu gönnen. Über deren rehabilitationswissenschaftliche Bedeutung möchte ich nun im Zusammenhang mit schwerer Dissozialität und dem Terrorismus mannigfacher Provenienz sprechen – einem Grundlagenbereich, in dem Rehabilitationswissenschaft, Psychoanalyse, Geschichte und Politik zusammentreffen.

Eine Kultur, die ihre Kinder missbraucht und blinden Gehorsam gegenüber der Autorität einbläut, schafft Suizidbomber und Attentäter. Sie erzeugt stets von neuem Trauma, ist aber selbst in historischem Trauma verwurzelt, v. a. im Sinne der Demütigung. Sie versucht, die durch unablässige persönliche Beschämung geschaffene und von historischen Kränkungen verstärkte Wut gegen einen äußeren Gegner abzulenken, gegen einen Feind, der eben jene Werte symbolisiert, die antithetisch all dem gegenüberstehen, was die Kultur an Ehre beansprucht und deren Defizienz sie tief als demütigend erlebt. Von einem psychoanalytischen Gesichtspunkt aus ist die Pathologie eines archaischen, schamorientierten Über-Ichs, das aus schwerer körperlicher und emotioneller Traumatisierung stammt, ebenso wichtig wie geschichtliches Unrecht, ökonomische Versagung, religiöser Fanatismus oder die durch die Moderne gestellte Überforderung. Einerseits wird der Schamanteil des Selbst auf das Opfer projiziert; dieses soll nun als Symbol für das Selbstbild von Schwäche und Opfertum gequält und zerstört werden. Anderseits wird das Über-Ich, dieser innere Richter, als strafende und vergebende absolute Autorität auf Führergestalten, auf Gruppen, die Terror inspirieren und organisieren, und besonders auf Gott projiziert. Terrorismus kann daher als eine bedeutende Form der Veräußerlichung des inneren Konflikts mit einem archaischen Über-Ich, das von alldurchdringendem Ressentiment beseelt wird, verstanden werden. Die Geschichte des Terrorismus ist eine Erzählung von Scham und Ressentiment und ihrer Ausbeutung für Macht und Profit. Fanatismus ist ein Kampf gegen einen inneren Konflikt, ein Versuch, ihn gänzlich abzuschaffen. Der Konflikt wird »gelöst« durch Spaltung im Freudschen Sinn: dem Nebeneinanderbestehen von Verleugnung und Anerkennung. Die eigene Identität wird durch ein unterjochendes, unerbittliches Über-Ich mit einem absolutistischen Ideal ersetzt.

Ein notwendiges Element darin ist die Abwehr durch Dehumanisierung des anderen, v. a. in der Form von »Kategorisierung«: Die Kategorie, der der Mensch zugehört, sei es Klasse, Nation, Religion, Rasse oder Geschlecht, wird als das Wesentliche hingestellt und der Person übergestülpt; ihr Eigenwert wird ausgeklammert. Die Kategorien von Freund und Feind, der Zugehörigkeit zur eigenen Identität und der des Fremden, werden den Personen aufgezwungen; man wird blind für ihren Eigenwert und ihr Dasein als Selbstzweck. Mit dem Sinn der erlittenen Seelenblindheit herrscht eine allgemeine Atmosphäre der Entmenschlichung aller Beziehungen, und besonders auch der Sexualität.

Wenn Ressentiment, das ätzende Gefühl erlittener Ungerechtigkeit, sich mit dieser Konkretisierung verbündet, kommt es zu den ideologischen Massenkatastrophen. Die Ursache solcher Ressentiments wird gewöhnlich verschoben von dem, der die Verletzung zugefügt hat, auf weite Kategorien von Gestalten, die aus dem eigenen Inneren stammen.

Der durch das kategoriale Denken gestempelte andere und fremde Mensch wird zum Träger all dessen, was als böse, schmutzig oder sonst wie als gefährlich im Selbst unterdrückt wird. Er wird zum Teufel. Als Inbegriff des Bösen erhebt sich diese traumatische Macht des Ressentiments mit seiner inhärenten Verdinglichung, Objektifizierung und Dehumanisierung des anderen, und damit dessen Verachtung und Beschämung. Es fand seine extreme Verwirklichung im Holocaust und den anderen Totalitarismen, und wir treffen ihn heute wieder im globalen Terrorismus an. Der Fremde wird zum Blutopfer zur Beschwichtigung des inneren Richters, indem die verurteilende Gottheit versöhnt wird.

Sozialpsychologisch und rehabilitationspädagogisch erkennen wir also einen überaus wichtigen psychodynamischen Zusammenhang, eine Art Entwicklungslinie, die von der Erwartung von Gerechtigkeit zur Loyalität, dann zum Gefühl des Verratenseins und damit zur Beschämung führt. Diesem folgt das ätzende Gefühl erlittenen Unrechts, also das Ressentiment. Dieses Ressentiment äußert sich als eine Form von Rach- und Machtsucht, die wegen ihres Ursprungs in einem verletzten Gerechtigkeits- und Ehrgefühl, als moralischer Anspruch auftritt, als eine Art perverser Gewissensforderung. So sehen wir dann die oft Gemeinschaften, Gesellschaften und Staaten umfassenden und beherrschenden Phänomena des ressentimentgeladenen Gewissens, d. h. einer Moralität, die v. a. von Neid, Eifersucht und Rachsucht geprägt ist. Dies kennen wir von Nietzsche und Scheler.

Verstehen statt Urteilen

Nach dieser Grundlagenuntersuchung möchte ich mich nun etwas Therapeutischem zuwenden, gerade aufgrund der Erkenntnis, wie wichtig auch in der Genese der Neurose die Faktoren von Scham und Ressentiment sind. Vielleicht die größte Bedeutung für die Arbeit am neurotischen Prozess kann mit diesem Motto »Verstehen statt Urteilen – exploring instead of judging« bezeichnet werden, das ich von Paul Gray gelernt habe. Dieser Geist des Verstehens und Nicht-Verurteilens erst machte es möglich, mit den besonders schwierigen Menschen, den Süchtigen, den Delinquenten, den schwer masochistisch selbstzerstörerischen Persönlichkeitsstörungen zu arbeiten. »Richtet nicht, auf dass ihr nicht gerichtet werdet – Μη κρίνετε ίνα μη κριθητε«, sagt Jesus (Matthäus 7.1) und fährt fort: »Was siehst du aber den Splitter in deines Bruders Auge, des Balkens jedoch in deinem Auge wirst du nicht gewahr« (7.3). Den letzteren Satz kennen wir auch aus dem Talmud (Arakin 16b). So sehr jenes Motto ein Leitstern meines Lebens ist, erkenne ich doch die paradoxe, eben komplementäre Wirklichkeit: Natürlich kommen wir nicht ohne Richten und Verurteilen aus. Als Therapeuten und als Analytiker, aber auch als Eltern, als Lehrerin und Lehrer müssen wir verstehen, ohne zu urteilen, v. a. ohne zu verurteilen. Aber gilt das wirklich immer? Wenn jemand, sei es ein Patient, sei es ein Schüler, sei es einer ihrer Angehörigen, sei es eine öffentliche Persönlichkeit, Verbrechen begeht, besonders die Misshandlung von Wehrlosen, dürfen wir stumm bleiben? Angesichts von gedrohtem oder ausgeführtem Genozid, können wir wortlos oder untätig sein? Kaum weniger schlimm sind die großen Lügen. Nein, ohne Urteilen kommen wir nicht aus. So kann ich für mich sehr wohl behaupten, dass beide Devisen mein Leben immer wieder entscheiden: »Richtet nicht, auf dass ihr nicht gerichtet werdet!« und »Wehret den Anfängen! Wer sich nicht dem Bösen entgegenstellt, wird zum Mitschuldigen.« Sie ergänzen sich gegenseitig; sie sind komplementär. Der Talmud drückt das Paradox schön aus: »Ein Richter soll immer ein Schwert über sich hängen und den Abgrund der Hölle unter sich gähnen sehen« (Yevamot 109b).

Ebenso wichtig ist es, in der Erziehung des Kindes nicht nur liebevoll annehmend und anerkennend zu sein, sondern auch grenzsetzend, manchmal auch ganz dezidiert, freilich ohne Rachsucht und Rigidität. Es ist oft ein schwieriges Balancieren. Das Wichtigste ist dabei, den anderen in seiner Besonderheit zu sehen und zu achten.

Sowohl die Einsamkeit wie die Zweisamkeit und die Dreisamkeit sind wichtig, jede zu ihrer Zeit. Eine besondere Form der Komplementarität gilt daher für den Gegensatz von dyadischem und triadischem Verstehen. Häufig wird dabei die ödipale, drei Personen umfassende Konstellation vernachlässigt (Ahrbeck & Körner, 2000). Ich sehe diese Einseitigkeit fast ständig in meinen Supervisionen. Probleme von Nähe und Distanz, von

Verschmelzung und Trennung, also der Mutter-Kind-Beziehung frühester Zeit werden ganz einseitig dazu benutzt, die oft dynamisch entscheidenden Dreieckskonflikte mit ihrer Eifersuchtsthematik auszublenden oder unterzubewerten. Das eine ohne das andere reicht einfach nicht: es ist, um wieder ein talmudisches Bild zu wählen, als ob man mit einer Hand klatschte. Auch hier ist es eine bedeutsame Dialektik.

»Sag, es tut dir leid«

Dies ist der Titel einer kleinen Arbeit von Lawrence Kubie (mit Hyman Israel, 1955) über die kinderanalytische Intervention bei einem fünfjährigen, wegen Ess- und Sprechverweigerung und sonstiger schwerer Regression hospitalisierten Mädchen. Eine Krankenschwester hatte einmal bemerkt, dass das Mädchen in einem singenden Rhythmus sagte: »Say you're sorry – Sag, es tut dir leid.« Der untersuchende Kinderpsychiater neigte sich daraufhin über das Kind und sagte: »I am sorry, I am very, very sorry – es tut mir leid, es tut mir sehr, sehr leid.« Worauf sich das Kind an den Assistenzarzt wandte und ihn bat: »Say you're sorry.« Und so ging es mit allen anwesenden Ärzten, und alle antworteten individuell, es tue ihnen leid. Darauf fragte es nach den Namen eines jeden, gab zum ersten Mal seinen eigenen Namen und nahm etwas zu essen an. Nach einer Woche rannte es fröhlich auf den untersuchenden Psychiater zu, setzte sich ihm aufs Knie und begann frei zu sprechen. Die Regression war durch einen Wutausbruch des Vaters, in dem er sie geschlagen hatte, ausgelöst, aber sie war das unerwünschte Kind einer älteren, stark phobischen Mutter. Es hatte tiefe Angst vor seiner eigenen Schuld, und das ritualistische Sagen, es tue ihm leid, war ein Versuch, Verzeihung zu erlangen und sich wieder angenommen zu fühlen.

Melvin Lansky (2001) fasst in einer tiefsinnigen Analyse von Shakespeares *The Tempest* die dynamische Bedeutung der Verzeihung (oder Versöhnlichkeit) zusammen als »den Verzicht auf eine Beziehung, die auf Ressentiment gebaut ist, und das Durcharbeiten des Gefühls narzißtischer Verwundung«. Genauer gesagt handle es sich dabei um die Einsicht in die versteckte und verdrängte Scham und damit in den Teufelskreis von Scham, Wut, Hass und Rache (S. 1008f.).

> »Unversöhnlichkeit (unforgiveness) muß zuerst aufgegeben werden. Dieser Zustand der unforgiveness ist verwandt mit Ressentiment, Vorwurf, Rach-

> sucht, Groll, narzißtischer Verwundung und narzißtischem Rückzug. In all diesen Zuständen findet sich eine zwanghafte und selbstgerecht zornige Beschäftigung mit der Schuld des Verräters, ein Geisteszustand, der die Wahrnehmung der Scham der verratenen Person verdecken und z. T. verdrängen soll.«

Es sei die Unerträglichkeit der erinnerten, der wieder befürchteten oder in Fantasien erlebten Scham, die Verzeihung unmöglich mache, während umgekehrt die Identifizierung mit den liebenden Aspekten eines guten Objekts den Prozess der Verzeihung zuerst sich selbst und dann dem anderen gegenüber ermöglicht. Um also das Verzeihen möglich zu machen, »gibt die Betrachtung der Schamfantasien notwendige Details darüber, warum die Scham als so unerträglich erlebt wird.« Werde das Durcharbeiten dieser Scham in der Analyse übersehen und übergangen, zugunsten der besser sichtbaren Wut oder des Ressentiments über das Vergehen des Verräters und der diese Wut begleitenden Schuldgefühle, werde der Prozess des Verzeihens übervereinfacht. Das Ergebnis sei eine ungenaue Deutung, mit einer Überbetonung von Wut, Kontrolle und Schuld, auf Kosten der Dynamik der Scham. Doch sei es diese letztere, die den Zustand der Unversöhnlichkeit, der unforgiveness, schüre, und müsse durchgearbeitet werden, damit Verzeihung überhaupt erst möglich werde.

»Ich sehe mich in deinen Augen«

Eine Patientin, eine Erzieherin, mit schwerer masochistischer Störung und hoher Suizidalität, stark sexuell missbraucht von ihrem älteren, behinderten Bruder und Vetter, und von ihren Nazi-Eltern mit kalter Verachtung behandelt, leidet unter seltsamen Trancezuständen der Erstarrtheit, die stark mit ihrer sonst warmen Affektivität und Lebendigkeit kontrastieren. Dann ist sie unfähig, sich zu bewegen, außerstande ihren Mann anzufassen oder ihn zu sich zu rufen. Ähnliche Zustände wiederholen sich in den Sitzungen mit der Analytikerin. Sie empfindet diese Zustände als äußerst quälend; sie befinde sich wie unter einer Stahlplatte. Ihre Sexualität wie ihre Aggressivität sind stark unterdrückt. Sie erlebt sich zuinnerst als eine Ratte, das Selbst als Ratte, und sie verbindet es mit der Naziideologie und deren Filmen, in denen die Juden als Ratten dargestellt werden. Von ihrer alten Mutter sagt sie, sie sei ein Ausbund von Kälte, auch heute noch. Ihre Augen seien kalt und starr und sehen sie nicht, sahen sie auch als kleines Kind nicht, denkt sie – »böse Augen«, »tote Augen«. Sie denkt an lebensunwertes Leben. Die Patientin hatte von früh an schwere Angstsymptome, besonders in der Schule, und vermochte das Abitur nicht zu bestehen, da dieses das Defizit ihres Bruders bezeugt hätte. Sie und ihr künstlerischer Vater bildeten ein Bündnis gegen Mutter und Bruder und wurden wie zwei Aussätzige behandelt.

Von Beruf ist sie Kindergartenlehrerin. Und es ist wegen einer schönen Beobachtung, dass ich sie hier erwähne: Sie schaut durch ihr Bürofenster auf den Hof und sieht einen ihrer Jungen, Adrian, mit einem Stein in der Hand. Der scheint zu erwägen, ob er diesen Stein auf einen anderen Jungen werfen solle, der mit einem Dreirad herumfährt. Sie sieht es, aber kann ihm nicht zurufen, da sie drinnen ist. Er hebt die Hand und wirft den Stein, aber über den anderen hinweg. Sie geht zu ihm und sagt ihm: »Ich habe Angst gehabt, dass du den anderen triffst.« Der Kleine antwortet: »Ich habe aber oben darüber geworfen.« Sie bemerkt, sie habe Angst gehabt, es könnte schnell doch etwas passieren. Der Kleine schaut ihr in die Augen und sagt ihr: »Jetzt sehe ich den Adrian in deinen Augen«, und sie erwidert: »Du siehst dich in meinen Augen, und ich sehe mich in deinen Augen.«

Die Analytikerin sagt dazu: »Er spürte die Aggression und die Angst erst, als sie gespiegelt wurden. Sie sagte nur: ›Ich hatte Angst.‹ Sie hatte ihm den Affekt angeboten. Sie sieht die Aggression in dem Kleinen.« Wir können ergänzen: »– den Konflikt über die Aggression, aus Neid.« Was hier geschieht, ist, dass aus dem neidischen Auge das spiegelnde Auge wird, aus dem bösen Auge das leuchtende Antlitz, aus der Erstarrung und Seelenblindheit die Einfühlung, die Fähigkeit, sich in den anderen hineinversetzen zu können.[2]

Mit dieser Einfühlung geht aber die Verzeihung einher – die große Gegenkraft gegen das Ressentiment und damit das »böse Auge«. Im Talmud heißt es von Raba, wer anderen verzeihe, dem werde verziehen (Joma 23a). Ganz wie es Jesus sagt, finden wir auch im rabbinischen Schrifttum, man solle Gott darum beten, dem Sünder zu verzeihen, ehe dieser um Verzeihung gebeten habe. So heißt es im Zohar von einem Mann, der Frieden macht mit jedem, der ihm geschadet hat, Böses mit Gutem entgelte und allen verzeihe, die es bedürfen. »Du bist größer als Joseph, sagt R. Abba.

2 Ich verdanke diese Vignette der Arbeit mit Fr. Dr. I. Heinz.

Er vergab seinen Brüdern, aber du vergibst auch den Fremden« (Zohar, I, 200/201, zit. von L. I. Newman, 1945, S. 131).

Gerade bei schwer Traumatisierten und damit sehr oft unter der vollen Wucht des neurotischen Prozesses Leidenden ist der Therapeut und Analytiker oft der Mensch, der zum Träger der Hoffnung und der Verzeihung wird – als Gegenmacht gegen die erbarmungslose innere Stimme des Verurteilens und gegen das innere »scheele Auge des Verachtens«. Das Ressentiment mindert sich allmählich, und an seine Stelle mag Dankbarkeit treten. Innen und außen mag sich dann das böse Auge allmählich zum leuchtenden Antlitz wandeln.

Literatur[3]

Ahrbeck, B. (1997). *Konflikt und Vermeidung.* Luchterhand.

Ahrbeck, B. & Körner, J. (Hrsg.). (2000). *Der vergessene Dritte. Ödipale Konflikte in Erziehung und Therapie.* Luchterhand.

Fischer, G. & Riedesser, P. (2003). *Lehrbuch der Psychotraumatologie.* 3. Aufl. Reinhardt.

Kubie, L. S. & Israel, H. A. (1955). »Say you're sorry«. *The Psychoanalytic Study of the Child, 10*(1), 289–299. https://doi.org/10.1080/00797308.1955.11822560

Lansky, M. R. (2001). Hidden Shame, Working Through, and the Problem of Forgiveness in the Tempest. *Journal of the American Psychoanalytic Association, 49*(3), 1005–1033. https://doi.org/10.1177/00030651010490031301

Newman, L. I. (Hrsg.). (1945). *The Talmudic Anthology. Tales and Teachings of the Rabbis.* Behrman House, Inc.

3 Die Literatur wurde für diese Veröffentlichung nachrecherchiert und ergänzt (Anm. d. Verlags).

»Das Auge ist's, was die Taten verwandelt. Das neugeborene Auge verwandelt die alte Tat«

Einige Gedanken zum Thema psychoanalytische Identität und Zeit[1]

Tempora mutantur

Vor einem Jahr wurde ich im Zusammenhang mit einem Beitrag zu einem Sammelwerk gefragt, wie das Älterwerden die Arbeit eines Therapeuten beeinflusse. Die Frage wäre, ob man besser werde oder vorsichtiger. Ich könnte mit Fug das Gegenteil fragen: Wird man schlechter, weniger bedachtsam, routinierter, zynischer, kurzum, ausgebrannt? Es ist nicht möglich, eine allgemein gültige Antwort auf diese Frage und Gegenfrage zu erteilen. Statt einer Frage nach der Qualität, was »wir« im Alter tun, stelle ich eine solche der Selbstreflexion: Wie haben sich meine Identität und Technik im Laufe von bald fünf Jahrzehnten psychotherapeutischer Tätigkeit gewandelt, und wie weit sind diese Veränderungen umgreifender, d.h. inwieweit sehe ich sie auch bei Kollegen, mit denen ich arbeite? Oder auch breiter gefasst: Gibt es Wandlungen in der Philosophie des Arzt-, Analytiker- und Therapeutseins, deren Beobachtung von meinem Standort aus gesehen gewisse Verallgemeinerungskraft besitzt?

Meister Eckhart sagt: »Die Menschen sollen nicht so viel nachdenken, was sie tun sollen; sie sollen vielmehr bedenken, was sie sind« (Ruh, 1989, S. 15). Doch heißt der lateinische Vers ja: *Tempora mutantur et nos mutamur in illis* (die Zeiten verändern sich und wir verändern uns in ihnen). So widerspiegelt meine und wohl zumeist auch unsere innere Veränderung die großen Änderungen in der Außenwelt, denen wir unterworfen sind, und die wir selber zu einem kleinen Stück auch mitgestalten. Doch ich hole etwas weiter aus und nehme ein kleines Erlebnis als Parabel.

1 Vortrag, gehalten am 16.10.2004 auf dem Symposion »Psychoanalytische Identität in Deutschland« in Magdeburg.

Gedanken beim Bergsteigen

Der Gedanke ist, was sind wir? Während des Bedenkens jener Anfrage nahm ich mir die Zeit zu einer Bergwanderung und erstieg den Rigi in der Zentralschweiz. Als ich mich, nicht mehr so ganz beschwingt wie zu Beginn, dem Gipfel näherte, rief mir der Bewohner einer Alphütte ermutigend zu: »Nur immer gemächlich voran!« Ich antwortete: »Gemächlich und beharrlich«, und sogleich dachte ich: »Welch schönes Gleichnis für das, was wir tun und was wir sind!« Als Drittes fügte ich in meinem Sinn hinzu: »Auch wohl ausgerüstet sollst du sein – also gemächlich, beharrlich und wohlgerüstet.« Doch lernen wir auch in unserer Arbeit und in unserem Sein mit einem langen Atem unterwegs zu sein wie auf einer anstrengenden Bergwanderung. Man kann dabei nicht viel schwatzen. Das nimmt einem rasch den Atem. Man sagt wenig und überlegt sich vieles. Es gibt ein weises Gleichgewicht von Zurückhaltung und forschem Einstieg.

Ja, das Wandern in den Bergen und das Bergsteigen sind eine gute Vorbereitung und bieten manche gute Metapher. Ich spreche in meiner Arbeit mit Patienten oft von einer Gratwanderung – zwischen einem Abgrund links und einem Abgrund rechts. Das kommt mir zustatten, wenn ich den schmalen Pfad beobachte, den viele Patienten zwischen überwältigenden Schuldgefühlen für Erfolg und Unabhängigkeit und ebenso übermannenden Schamgefühlen über Versagen und Schwäche suchen. Er scheint so eng zu werden, dass die Verzweiflung immer wieder überhand zu nehmen droht. Unsere haltende Gegenwart und Spontaneität zusammen mit dem sehr eingehenden Verstehen der inneren Zusammenhänge und Herkünfte vermögen oft den Absturz zu verhindern. Dasselbe gilt für die schweren Loyalitätskonflikte, unter denen so viele leiden.

Oder es handelt sich um »double-bind messages«, um doppelbödige Mitteilungen: Es besteht in der Hintergrundsfamilie und nun auch in ihrem eigenen Inneren eine ständige Diskrepanz zwischen dem, was gesprochen, und dem, was wirklich gemeint wird, zwischen dem, was die Worte sagen, und dem, was die Haltung und Mimik oder die bewusste Intention ausdrückt. Auf die Kommunikation ist kein Verlass: »Sei unabhängig, doch zugleich bleibe abhängig von uns; habe Erfolg, aber sei nicht erfolgreich; sei besser als wir, ja, die Beste, aber überflügle uns nicht. Sei loyal zur Mutter, aber sei auch loyal zum Vater. Ich erwarte von dir Perfektion, aber du kannst es ohnehin nicht schaffen.« Sowohl Vollkommenheit wie Versagen werden zugleich erwartet. Und umgekehrt in der Übertragung, nämlich auf mich gerichtet: »Hilf mir, aber hilf mir nicht«. Es ist erschütternd, die Selbstsabotage und Selbstzerstörung in entscheidenden Lebensbelangen mitanzusehen, und weder passiv diese einfach hinzunehmen noch mit überichhafter Forschheit, Zorn und Ungeduld einzuschreiten. Geduld, Takt, Verstehen und Aktivität sind eben jenen drei Tugenden des Bergsteigers ähnlich.

Ein anderes Gleichnis, das dabei, auch in schwierigen klinischen Situationen, immer wieder hilft, ist das des Aufstiegs in Serpentinen – das langsame Höhersteigen im Zickzack. Man scheint immer wieder zum selben Punkt zurückzukehren, und doch ist der Punkt jedes Mal höher. Die Aussicht verändert sich nur unmerklich – bis man dann plötzlich einen neuen Absatz erreicht und sich ganz neue Welten von Bergketten, Seen und dunklen oder sonnig-dunstigen Tälern eröffnen. So ist es in der Behandlung: Das Gleiche scheint sich stets zu wiederholen, und doch verändert es sich allmählich, und schlagartig ist dann etwas Neues da. Der Aufstieg ist langsam und mühsam – die Aussichten sind immer wieder erstaunlich, zuweilen berauschend. Nichts ist verloren. Wir selbst sind dann der Weg, auf dem wir die Höhe erstiegen haben; er ist in uns. Aber wir sind plötzlich so viel mehr als nur das, was hinter uns liegt. In einer anderen Metapher, einem sehr schönen Wort des norwegischen Dramatikers Henrik Ibsen, drückt sich dieselbe therapeutische Grunderfahrung aus: »Das Auge ist's, was die Taten verwandelt. Das wiedergeborene Auge verwandelt die alte Tat.« – »Det er øyet som forvandler handlingen. Det gjenfødte øye forvandler den gamle handling« (*John Gabriel Borkman*, S. 451 bzw. S. 550). Das Auge verwandelt das Geschehene, sagt Sancho Panza im *Don Quijote*. Und Marcel Proust sagt uns: »Die einzige wahre Entdeckungsreise, die einzige wirklich verjüngende Erfahrung bestände nicht darin, fremde Lande zu besuchen, sondern andere Augen zu besitzen« (zit. nach Poland, 1996).

Die neue Sichtweise und die neue Aussicht verwandeln die Sicht des Weges, den wir gekommen sind. Was wir getan, gesehen und gelitten haben, erscheint plötzlich ganz anders. Man kann es auch *eine tragische Einsicht und eine tragische Verwandlung* (Wurmser, 1999) nennen: Durch viel Leiden und inneren Kampf ersteht ein neues Selbst mit dem Erkennen der tiefen, oft scheinbar unschlichtbaren Konflikte des menschlichen Daseins und dem Wissen von Leid und Angst. Das gilt selbstverständlich nicht nur für unsere Patienten. Wenn ich auf mein Leben zurückblicke, sehe ich, wie mir die tiefen Traumata meiner Kindheit und Jugend in abgeschwächter und abgewandelter Form immer wieder begegneten und begegnen. Ich habe in der Supervision über eine Jugenderfahrung in der Türkei gehört, wie »jede Form des Andersseins mit dem Tod bestraft« wird: »Schafe, die sich von der Herde entfernen, die frisst der Wolf.« Ganz Ähnliches kennen wir von dem Nazi-Überich so vieler unserer Patienten und Kollegen, deren Väter oder Großväter Täter waren. Doch auch wir, die in unserer Kindheit von Weltkrieg und Holocaust geprägt wurden, tragen diese Erfahrung des Ausgeschlossenseins, des Absprechens der Lebensberechtigung, unauslöschlich weiter. Saul Friedländers Wort wird zur Urerfahrung: »Wir wissen, daß hinter der harmlosen Oberfläche der Wörter und Dinge jeden Moment Abgründe auf uns lauern« (1998, S. 151). Die Wiederholungen der Traumata in abgeschwächter Form erwecken oft ähnlich tiefe Gefühle, wenngleich nicht mehr in so überwältigender und dauerhafter Form. Ihnen wirkt die Erfahrung entgegen, welche Hilfe sowohl die psychoanalytische Besinnung wie die philosophische Erkenntnis, sowohl einzelne intime Gespräche wie die therapeutische Arbeit selbst gewähren.

Was hat sich dabei in meiner Identität als Psychotherapeut und Psychoanalytiker verändert? Auf jeden Fall bin ich viel toleranter und damit geduldiger geworden. Um zur Parabel zurückzukehren: Es gibt zumeist mehrere Wege, zum Gipfel zu kommen – mehrere, aber nicht beliebig viele, und auch unter den gehbaren gibt es bessere und schlechtere. Daneben gibt es aber auch viele Holzwege, die gar nicht zum Ziel führen, sondern vielmehr ins Gestrüpp und in Schluchten, aus denen man nur mit Mühe herausfindet. Richtige Landkarten sind dann unerlässlich. So steht es mit unserer analytisch-therapeutischen Arbeit. Das Lesen der Werke anderer kann von großer Hilfe sein; doch manchmal führt gerade das in die Irre. Was sich darin findet, mag nicht auf die Art von Patienten oder die konkrete Situation in der Behandlung zutreffen, oder es passt schlicht nicht zu unserer Persönlichkeit.

Allgemein kann ich aber sagen, was mir als hauptsächliche tiefe Veränderung auffällt: Ich habe im Laufe der Jahrzehnte immer mehr gelernt, alles Seelische – sei es bei mir, sei es beim Mitmenschen, sei es in der Kultur und Gesellschaft, sei es in den Religionen – als Ausdruck von Konflikt und von Komplementarität zu verstehen: Wie alles innerlich im Widerstreit von Gegensätzen abläuft, doch wie sich allmählich diese Polaritäten gegenseitig ergänzen können. Ich sehe, wie es manche wertvolle Weisen gibt, mit diesen Gegensätzen umzugehen. Doch das Wesentliche ist, dass fast alles annehmbar wird, wenn man es als Konflikt deutet. Das meine ich übrigens in seiner Form immer ganz spezifisch, ganz konkret; denn die Psychoanalyse, und notgedrungen zu einem etwas geringeren Grad die Psychotherapie, ist die *Kunst des Spezifischen.* Das Allgemeingültige ist wissenschaftlich überaus wichtig. In der klinischen Arbeit bleibt es aber leer, wenn es nicht mit ganz spezifischem Erlebnisinhalt gefüllt wird. Das historisch je Einzelne gibt wie in der Geschichtswissenschaft im Allgemeinen (Psychoanalyse und Psychotherapie sind eine therapeutisch angewandte Form der Geschichtswissenschaft) den Ausgangspunkt von allem und bleibt das Wesentliche in jeder Beschreibung unserer klinischen Arbeit und Erfahrung.

Erzählen oder Zählen? Der Konflikt zwischen der Identität als Botschafter der Innenwelt und der Identität des »Praktischen«

Wenn ich mich also im Laufe der Jahrzehnte immer stärker daran gewöhnt habe, in Polaritäten, d. h. dialektisch, zu denken, fiel mir zunächst auch ein stets profilierter erscheinendes Gegensatzpaar ein: Die Antithese in unserer Arbeit, in unserer Identität und in unserer Berufsstellung von innerer und äußerer Realität, von Subjektivität und von Objektivität, oder wenn wir die alte philosophische Dichotomie (von Dilthey) aufgreifen: von Verstehen und Erklären. Beide bestimmen ständig alles, was wir tun, so sehr wir uns auch als Botschafter der Innenwelt sehen möchten. Eine moderne Fassung dieser Antithese ist die zwischen dem erzählerischen Charakter dessen, wie wir mit den Patienten arbeiten und über sie berichten, und dem immer größeren Druck, alles in Zahlen, in Diagrammen, in Prozenten ausdrücken zu müssen – die Spannung zwischen dem Qualitativen und dem Quantitativen also, oder zum jetzigen Thema: dem Zeitablauf in der Biografie, also im Erzählten, gegenüber dem Zeitlosen des Gezählten.

Während meiner Lebens- und Arbeitszeit hat eine ungeheuer machtvolle Strömung die ganze moderne Psychiatrie und zunehmend auch die Psychotherapie erfasst, eine Strömung, die das meiste Persönliche, Intime und v. a. alles Langfristige in der Behandlung zu eliminieren anstrebt. Sie hat sich dabei tatsächlich oft nicht nur durch Worte, sondern auch durch Taten erfolgreich bewiesen und damit im ganzen Gesundheitswesen den Einfluss, den das psychodynamische Verständnis auf die Behandlung aller Patienten ausgeübt hat, weitgehend zu untergraben vermocht. Biologische Behandlungen und Verhaltensmanipulierung werden mehr und mehr als ausschließliche Behandlungsmethoden angewendet. Die Arbeit mit individuellen Patienten und das geduldige Zuhören als wesentliche therapeutische Faktoren sind aus der Mode geraten und werden auch mehr und mehr von den Versicherungen abgelehnt. Wir werden in unserer Identität als Psychotherapeuten durch diese immer mehr aufs Geschäftliche, Finanzielle, auf Kosteneffizienz (»cost-benefit ratio«) ausgerichtete Gesellschaft bedroht. Alles, was nicht statistisch beweisbar ist, sieht sich seiner Daseinsberechtigung beraubt.

Wenn ich daher von Zählen oder Erzählen spreche, ziele ich auf die Frage der Verleugnung des Personhaften zugunsten von Verdinglichung und Macht ab. Es ist gerade etwas, worunter viele unserer Patienten sehr leiden: dass nämlich so oft *die Kategorien über die Person* gestellt und damit der Einzelne verachtet, zugunsten eines Stereotyps übersehen wird. Macht ist weder gut noch böse. Das Problem liegt vielmehr darin, ob sie Mittel zum Zweck ist oder Selbstzweck. Die Macht als Mittel kann ein unentbehrliches und wertvolles Werkzeug bedeuten. Wird sie zum Hauptzweck, wandelt sich der Mensch und alles Menschliche zum Mittel zum Zweck. Es kommt zur Entpersönlichung, zur Entmenschlichung, zur Verdinglichung des anderen. Das aber bedeutet Verachtung und damit tiefste Beschämung, »nicht ein Mensch vor ihm … sondern ein Werkzeug in seiner Hand« (Levi, 1997, S. 121), ohne Würde, ohne Urteilsvermögen und ohne Namen, »wer alles verloren hat, verliert auch leicht sich selbst« (Levi, 1997, S. 28).

Die Themen von Vermenschlichung des Dinglichen und Verdinglichung des Menschen gehören nicht nur klinisch und literarisch zusammen und spielen theoretisch eine ganz bedeutsame Rolle als Sondervorgänge im weiten Bereich des Narzissmus, sondern sie lassen sich auch kulturkritisch als immer prominentere Aspekte unserer Welterfahrung feststellen. Damit schwindet die ruhige Würde der Menschlichkeit, geht im gehetzten Getriebe der Herrschaft der Werkzeuge unter. Die Instrumente werden vermenschlicht, die Personen verdinglicht. Wir wollen die Zeit beherrschen, als wäre sie eine große Gegnerin.

So befinden sich die intensive, auf Einsicht und tiefere Veränderung abzielende Psychotherapie und ganz besonders die Psychoanalyse als Behandlungsmethoden in einer ernsten Krise, die sich in den letzten 20 Jahren immer mehr vertieft hat. Ein Verfahren, das so viel Zeit, oft viele Hunderte von Stunden beansprucht, eines, das sich nicht so einfach operationalisieren und quantifizieren lässt, noch auch mit naturwissenschaftlichen Methoden, Theorien und Gesetzlichkeiten befriedigend erfasst werden kann, eines, wo Zahlen kaum eine Rolle spielen, aber bildhaft vorgestellte Zusammenhänge das Wesentliche sind, kann auf nicht viel Verständnis hoffen. Zeit und Geld sind, bei allen technischen Vereinfachungen, doch immer spärlicher geworden. Die politischen Winde wehen in der Gegenrichtung. Wir werden gefragt, einfache Lösungen für schwierige, ja lebenslange Probleme zu finden, Abkürzungswege zu begehen, letztlich Menschen als manipulierbare Dinge zu behandeln. Ich antworte auf diese Ansinnen gerne mit Menckens Wort: »There is always an easy solution to every human problem – neat, plausible and wrong« (zit. in *Baltimore Sun*, 28.02.1988, S. 6E). Die Schwere der Probleme unserer Patienten wird oft anerkannt und doch gleichzeitig *verleugnet*, im typischen Vorgang der Spaltung, der eine Art doppelter Wirklichkeit schafft.

Dabei besteht eine andere, eine ironische Widersprüchlichkeit: Es gab wohl noch keine Periode in der Psychoanalyse, wo es einen derartigen Pluralismus, eine solche schöpferische Vielfalt, einen solchen theoretischen, technischen, philosophischen und auch wissenschaftlichen Neuaufbruch gegeben hätte, ein solch kühnes Überbordwerfen alter Dogmen. So oft setzt gerade die Not die schöpferischen Fähigkeiten frei und ermöglicht eine Sprengung von Fesseln, die vorher die geistige Entwicklung eingeengt haben.

Wo Verleugnungen einen breiten Raum einnehmen, da bedarf es magischer Lösungen. Bei uns heißt es: rasch, kurz, quantifizierbar und damit manipulierbar. Damit wird aber *die Verleugnung dessen, was individuell, persönlich und spezifisch* ist, eine Verleugnung, die so viele unserer Patienten in ihren Familien erlebt haben, durch die Träger der Behandlung selbst übernommen und verstärkt.

Seelenblindheit, die Blindheit gegenüber den seelischen Anliegen und Bedürfnissen des anderen, und Seelenmord, die Behandlung des anderen als eines Dinges, ausschließlich als eines Werkzeuges zur eigenen Befriedigung, das einfach weggeworfen werden kann, finden wir im weiten Rahmen von Gesellschaft und Kultur, in der weitgehenden Institutionalisierung und Bürokratisierung und der dadurch bewirkten »Entfremdung«. Das Leben wird scheinbar überrationalisiert; die menschlichen Werte werden in einseitigem Pragmatismus auf das Quantitative und das Nützliche als Spitze der Wertpyramide reduziert. Goethes Spruch »Was fruchtbar ist, allein ist wahr« verwandelt sich in subtiler Weise in »Was nützlich und zählbar ist, allein ist wahr.«

Ein Beispiel: Ein Kollege von mir aus Griechenland, der mich gelegentlich konsultiert, ein bedeutender Forscher und Arzt, sprach beredt von »der Plage des Materialismus und der Feindschaft gegen den Humanismus, dem Abstieg der Zivilisation und dem Malaise von Konkretheit und Buchstäblichkeit, dem Verhaftetsein an Dinge, die abgeleitet und sekundär sind, ohne den Funken von etwas anderem, das Versinken in die Sprache der Trivia. Es ist schwer, darüber zu sprechen«, setzte er fort, »man erscheint als seltsam und verrückt. Das Niveau des Diskurses ist überall abgesunken. Es ist wie ein Lalaland, eine dumme glückliche Indifferenz.« Er vergleicht es mit der Zeit seiner Jugend, als die Kontraste mit dem Totalitarismus schärfer hervortraten.

Ich antwortete: »Es mag schärfer im Rückblick erscheinen. Ich finde es schwer, in der einen oder anderen Richtung zu argumentieren. Je älter wir werden, desto mehr neigen wir dazu, die Gegenwart zu beklagen und die Vergangenheit zu glorifizieren. Ich hatte Gedanken, die vor 50 Jahren nicht so anders waren als die, die Sie heute ausdrücken.« Dann wandte er sich aber der schrecklichen Bürokratisierung der Medizin und dem Überschießen der Diagnose »Depression« zu: »Es gibt keinen Platz mehr für Trauer und Leiden. Es ist, als ob die Leute ein konstitutionelles Recht darauf hätten, sich gut zu fühlen. Ich sage meinen Patienten: ›Nicht alles Leiden ist medizinisch‹. Durch die Medikalisierung des Lebens gerät alles unter Formen von Regulationen. Es ist eine Trivialisierung des Begriffs der Depression. Jetzt wird das Interview auf 25 Minuten bemessen, und wir geben ein Antidepressivum, bis es zu Gerichtsprozessen kommt. Ich kämpfe darum, mir persönliche Zeit für meine Seele auszusparen.«

Was er in Bezug auf die Depression erwähnt, könnte ich in Bezug auf den Traumabegriff weiterführen. Ganz ähnlich sagt nämlich Steven Reisner (2003), dass »Trauma in unserer Kultur und unserer Behandlung der Ort geworden ist, wo dem Narzißmus die Herrschaft überlassen wird.« Eine Komponente davon sei, »daß Aggression und Rache gegen den angeblichen Ursprung des Traumas gerechtfertigt erscheinen. Genauso, wie der Traumatisierte in dieser Konstruktion den Anspruch auf ein Leben, das frei von Leiden ist, besitzt, werden die Quellen seines und unseres Leidens geschmäht, und oft wird gewaltsame Heimzahlung geduldet. So ist die Traumarhetorik voll von Spaltung in Gut und Böse, eine Widerspiegelung der narzißtischen Stellung« (Reisner, 2003, S. 408f.). Im Gegensatz dazu betonte Freud »die wesentlich Form gebende (›essentially formative‹) Qualität der traumatischen Erfahrung« (zit. nach Reisner, 2003, S. 399), nämlich dass Traumatisierung die Entwicklung des Selbst erleichtere. In der Psychoanalyse handle es sich um die Integrierung von Trauma und die Reifung durch diese Integrierung, d. h. daran zu wachsen, »lernen durch das Leiden«, wie es uns die griechische Tragödie lehrt, *»pathei mathos«*. Doch heute sei das Ziel nicht mehr das Erfassen und diese verinnerlichte Aneignung und Verwandlung des Traumas, sondern dessen Aufhebung und »Heilung« – eben durch eine narzisstische Fantasie: »Das Trauma, der Traumatisierte und die Traumabehandlung sind zum Stoff einer besonderen kulturellen Phantasie geworden« (Reisner 2003, S. 399f.), der Fantasie des Besondersseins und des Anspruchs auf Sonderrechte.

Sehr ähnlich betont Hillel Klein in seinem von Carl Nedelmann und Christoph Biermann herausgegebenen Werk *Überleben und Versuche der Wiederbelebung* die individuell schöpferische Leistung der Traumaverarbeitung, angesichts der enormsten menschlichen Katastrophe der Shoah: Die gewaltige Regenerationsfähigkeit solch schwerst traumatisierter Menschen, ihre »psychischen Stärken und Leitungen«, dies v. a. dank der »Phantasietätigkeit als Anpassungsmechanismus« (Klein, 2003, S. 131), seien viel zu wenig beachtet worden. »In meiner Arbeit habe ich Trauer und Überlebensschuld als positive Kräfte einer Re-individuierung und Wiederherstellung untersucht und verstehe sie anders, weniger entfremdend als meine Kollegen, die sie als pathologisches Gegenstück zum KZ-Syndrom sehen.« Er sei immer wieder »von der Verschiedenheit, nicht der Gleichförmigkeit dieser Anpassungs- und Bewältigungsmechanismen in den Lebensgeschichten von Überlebenden« beeindruckt gewesen. »In den Versuchen der Wiederbelebung sehen wir die Fähigkeit des Überlebenden, die totale Erfahrung der Shoah zu integrieren und durchzuarbeiten, indem er sie zur Transformation der Überlebensschuld in einen Sinn für Verantwortung nutzt« (Hillel Klein 2003, S. 26). Insbesondere sei es »die Fähigkeit zu phantasieren …[, die] zum Erkennungszeichen einer noch intakten Ichfunktion« wurde. »In der lang andauernden Zeit der Traumatisierung diente Phantasiebildung als Abwehr gegen traumatische Überstimulierung und als Mittel, sich vom externen Horror der Aggression und von der Hoffnungslosigkeit abzukehren« (Hillel Klein, 2003, S. 61f.).

Doch zurück zum Hauptgedanken des »Malaises der Konkretheit«. Ich sprach hier früher über die übermäßige Betonung des Quantifizierbaren, des Zählbaren, und die Abwertung des Qualitativen gerade auch in der Forschung, wie schon vorher in der Praxis, wohl eine Sonderform dessen, was der Kollege mit »dem Malaise der Konkretheit« meinte. Die für die

Psychologie relevante Wahrheit und ihr Kausalverständnis lassen sich nicht auf quantitative Kategorien allein reduzieren; solche Reduktion kann sehr wohl, wie von Dreher (1998) betont, nur durch massive Verkürzung erkauft werden.

Wir kämpfen mit der ständigen Gefahr, unsere eigene Identität als Psychotherapeuten zu verlieren, indem wir uns dem Druck der Systeme verkaufen – den äußeren Vorgaben, die sehr oft erst unsere Arbeit als Psychotherapeuten möglich machen, sie aber zugleich auf Gleise zwängen, die dem Wesentlichsten dessen widersprechen, was wir tun.

Solchen »simplifications terribles« gegenüber glaube ich, dass es ein Hauptanliegen der Psychoanalyse und der psychoanalytisch orientierten Psychotherapie sein muss, ihre Stellung als eine den Einzelnen in seiner Eigenart und in seiner je individuellen Problematik achtende, jeder Dehumanisierung entgegentretende Behandlungsform zu behaupten. Der Mensch muss als Selbstzweck, nicht nur als Mittel zum Zweck betrachtet und behandelt werden. Dies gehört zum Kern unserer Identität: Wir sind nicht vor allem die Vermittler der äußeren Realität, die Lehrer der Anpassung, sondern vornehmlich die Botschafter der Innenwelt und deren eigenen Würde. Alles, was dieser Aufgabe entgegensteht, wirft uns in ernste Identitätskonflikte. Dabei können wir den Rahmen der äußeren Wirklichkeit nicht verleugnen, aber wir können ihn möglicherweise zu verändern versuchen.

Das Verständnis der Konflikte im Überich

Vielleicht die allergrößte Veränderung in meinem Werdegang überhaupt kann mit dem Motto bezeichnet werden, das ich von Paul Gray gelernt habe: *Verstehen statt Verurteilen.* »Richtet nicht, auf dass ihr nicht gerichtet werdet«, sagt Jesus und fährt fort: »Was siehst du aber den Splitter in deines Bruders Auge, und wirst nicht gewahr des Balkens in deinem Auge« (Matth. 7,1 und 3). Den letzteren Satz kennen wir auch aus dem Talmud (Arakin 16b).

So sehr *Verstehen statt Verurteilen* ein Leitstern meines Lebens ist, erkenne ich doch die paradoxe, eben komplementäre Wirklichkeit: Natürlich kommen wir nicht ohne Richten und Verurteilen aus. Als Therapeuten und als Analytiker müssen wir verstehen, ohne zu urteilen, v. a. ohne zu verurteilen. Aber gilt das wirklich immer? Wenn jemand, sei er Patient, Verwandter von Patienten oder eine öffentliche Gestalt, Verbrechen begeht, besonders die Misshandlung von Wehrlosen, bleiben wir stumm? Angesichts von gedrohtem oder ausgeführtem Genozid, dürfen wir wortlos oder untätig bleiben? Kaum weniger schlimm sind die großen Lügen. Nein, ohne Urteilen kommen wir nicht aus. So kann ich für mich sehr wohl behaupten, dass beide Devisen mein Leben immer wieder entscheiden: »Richtet nicht, auf dass ihr nicht gerichtet werdet« und »Wehret den Anfängen! Wer sich nicht dem Bösen entgegenstellt, wird zum Mitschuldigen«, ergänzen sich gegenseitig; sie sind komplementär. Der Talmud drückt das Paradox schön aus: »Ein Richter soll immer ein Schwert über sich hängen und den Abgrund der Hölle unter sich gähnen sehen« (Yevamot 109b). Dennoch ist das Verurteilende ein riesiger Dämon in uns allen, den wir selbst verstehen und so weit möglich auflösen müssen, insbesondere wenn wir mit schwer leidenden Patienten arbeiten wollen. Es war und ist ein lebenslanges Ringen für mich.

Und dasselbe gilt dem jenem Dämon sehr brüderlich verbundenen Geist der Rache. Die so oft die individuelle und die Familiendynamik beherrschende *unheilige Dreieinigkeit von Neid, Eifersucht und Ressentiment und deren Wurzel in der Scham* führen zur Rachsucht. Auch dieser Ungeist haust und wirkt in uns allen. Und doch ist er ein wichtiger Teil des Weges zur Verzeihung und Versöhnung.

Ein Gedanke zum so häufig zitierten Spruch »Leben um Leben, Aug' um Auge, Zahn um Zahn« usw. (Exodus 21.23/24) ist hier am Platz, wenigstens so, wie ihn die traditionelle jüdische Auslegung der letzten 2.000 Jahre versteht. Das Wort »tächat«, das gewöhnlich als »um« übersetzt wird *(nefesch tachat nefesch, ajin tachat ajin, schin tachat schin)*, bedeutet »als Ersatz für« – gemeint als Schadenersatz, nicht als Rache. Aus dem Zusammenhang wird klar, dass es sich um Wert für Wert handelt, also um eine Verpflichtung, den Wert zu ersetzen, der durch ein Schiedsgericht entschieden werden muss. Der Talmud ist ganz entschieden in dieser Auslegung. Ich selber bin nicht sicher, ob das auch für die Zeit ein oder zwei Jahrtausende früher schon galt; doch auch andere Stellen in der ursprünglichen Schrift, der Thora, sprechen für die spätere Deutung. Sicher ist: Eine wörtliche Auslegung ist ein Unsinn, wenn ein menschliches Zusammenleben in einem geordneten Staatswesen erstrebt wird.

Für uns Analytiker ist dieser Unsinn freilich unser täglich Brot, denn wir suchen »den Sinn im Unsinn, den Sinn des Widersinns«, *la razón de la sinrazón*, wie es zu Beginn des *Don Quijote* heißt. Das Vergeltungsprinzip ist zutiefst in unserem Unbewussten verankert. Es ist absolute innere Wahrheit.

Bei diesen Betrachtungen habe ich mich auch mehr und mehr um das bemüht, was Jan und Aleida Assmann so schön als das *kulturelle Gedächtnis* beschrieben haben: »die unbewußte Dimension der Tradition im Sinne einer kollektiven Übertragung« (Assmann, 1992). Wir finden dies wieder im Familienhintergrund unserer Patienten und namentlich in tiefen Schichten jener Überichkonflikte. Wie für unsere Patienten gilt das ebenso für uns als Therapeuten: Die Last unserer eigenen Familien- und Kulturtradition liegt schwer auf uns, und es bedarf einer langen, mühsamen Arbeit – eben jenes Aufstiegs des Lebenswegs zum Kulm –, um unsere verschiedenen Identitäten zu integrieren. Für mich stammt die persönliche Identität erstens aus der Zugehörigkeit zur europäischen, besonders deutschen, skandinavischen, englischen und russischen Kultur- und Bildungstradition mit ihren gewaltigen Gipfeln und unfassbaren Abgründen, mit der Wirkung der Aufklärung und deren wiederholtem Verrat an verschiedene totalitäre Systeme und Denkweisen; zweitens aus der tiefen Verbundenheit mit der jüdischen Denk-, Werte- und Erlebenswelt, zu der ich, neben Werken der Überlieferung: Bibel, Talmud, Midrasch und Kabbalah, besonders auch die mich stark bestimmenden Denker Freud, Cassirer, Löwith, Buber und Scholem zähle; und drittens aus der Angehörigkeit und Verwurzelung in der Neuen Welt, der amerikanischen Ideen- und Wertewelt: ihres ständigen Kampfes gegen jede Form des Totalitarismus – außen wie auch innen –, gegen jeden Absolutismus von Autorität und für die Dialektik von sich balancierenden Kräften. Hierbei versuche ich zugleich, mit der Seichtheit der Massenkultur und den oft religionsbedingten Absolutheiten des Urteilens klarzukommen.

Bei der Konzentration auf die Überichübertragung und -gegenübertragung ist besonders der *therapeutische Takt* zu bedenken, die richtige Wendung zu finden, wo der Konflikt erlebt werden kann, ohne den Widerstand zu verstärken. Die so gepriesene »Neutralität« soll nicht der Person, sondern den im inneren Konflikt stehenden Persönlichkeitsanteilen gelten. Wir sollen nicht dem Menschen gegenüber indifferent sein oder erscheinen, aber wir sollen alles Innere unparteiisch in seiner Gegensätzlichkeit verstehen und behandeln. Gelegentlich sind zwar forsche Konfrontationen in bedrohlichen Situationen notwendig und können lebens- oder therapierettend wirken, aber sie wurden in meiner Entwicklung, je länger, desto mehr zur Ausnahme. Manchmal bedeutet das: das Gesicht zu verlieren, aber die Tränen zu gewinnen.

Ich sprach vom Bergsteigen als Metapher für unsere Arbeit. Ich denke, auch unser Lebensweg kann als ein solcher Aufstieg begriffen werden. Manche sehen den Gipfel im Tod, oder, wie Sokrates es meinte, in der Bereitschaft zum Tod. Ich erlebe ihn mehr als Freiheit, genauer den Aufstieg als eine fortschreitende *Selbsterkenntnis*, die erst die *Freiheit der Handlung* und die *Autonomie des Urteils* sich entwickeln lässt. Das Ziel ist also innere Freiheit; und genau dieses ist auch das Behandlungsziel, nicht etwa äußere Anpassung. Wie es der Talmud sagt, kann der Trotz eine königliche Würde besitzen. Ich begriff meinen Weg immer wieder als Aufbruch weg von Konventionen, Konformität und Klischees, als widerstrebendes Mich-Entreißen von der konstanten, aber Ausschließlichkeit fordernden Faszination durch das Äußerliche.

Das Analytische und Differenzierende, das Synthetische und Integrierende vereinigen sich immer in der Wissenschaft. Wird das eine oder das andere überbetont, werden nur das Ganze oder nur die Teile bewertet, so ist man in das kategorische Entweder-oder und damit in das verfehlte Dichotomisieren verfallen, das die Geschichte der Psychoanalyse wie ein dunkler Schatten verfolgt. Die menschliche Erkenntnis ist grundsätzlich beides: ganz *und* fragmentiert. Kategorien sind notwendige Hilfsmittel, nicht absolute Wesenheiten.

Die Lichtung im Urwald

Es gibt einen anderen wichtigen Gedankengang, das technisch wie theoretisch zentrale Thema der Übertragungsdeutung, mit dem ich mich in all den Jahrzehnten meiner Arbeit immer wieder beschäftigen musste. Auch das hat mit der verschiedenen Wertung des Zeitlichen zu tun: unmittelbare Gegenwart gegenüber der nahen und fernen Vergangenheit. Ich fand mich immer, fast von Anfang an, in meiner Arbeit mit Patienten in einem inneren Widerspruch mit vielem, was ich las und hörte, ja, was von vielen immer doktrinärer als das wahre Wesen der Psychoanalyse angesehen wurde. In den letzten Jahren konnte ich diesen Konflikt zwischen meiner eigenen Erfahrung dessen, was wirkt, und den Postulaten in der psychoanalytischen Ausbildung, namentlich in Europa, in immer schrofferer Form beobachten.

Vielerorts besteht nämlich heute die Meinung, dass die einzig wirksame Deutung die Übertragungsdeutung, die einzige bedeutsame Arbeit die Arbeit an der Übertragung sei. Jede Äußerung des Analytikers solle sich daher auf die Beziehung zwischen den beiden beziehen. Jenes Dogma geht auf Stracheys Satz zurück, dass nur die Deutungen der Übertragung eine Änderung bewirken, also imitativ seien, und zwar ganz spezifisch solche, die sich auf die Kontrastierung zwischen der objektiven, vernünftigen Haltung der Hilfeleistung des Analytikers und dem strengen, destruktiven Überich beziehen (1969[1934]). Diese Ansicht in allgemeinerer Form, nämlich alles auf die Beziehung im Hier und Jetzt mit dem Analytiker hin zu deuten, wird mehr und mehr als allein seligmachende Wahrheit gepriesen und den Kandidaten eingetrichtert. In einem besonders krassen Fall hörte ich einen Patienten lebhaft protestieren, dass es in einer Situation großer Prüfungsangst um ihn und die Angst vor dem Professor und nicht um sie, die Analytikerin, gehe: »Nicht alles in meinem Leben dreht sich um Sie«, sagte er so ungefähr.

Blum stellte dies Dogma in seiner Arbeit *Die Stellung und der Wert der Deutung außerhalb der Übertragung* (1983) infrage. Übertragung sei nicht der einzige oder ganze Fokus der Deutung, oder die einzig mutative Art der Deutung. »Die Deutung außerhalb der Übertragung hat eine Stellung und einen Wert, der nicht einfach der Übertragungsdeutung untergeordnet ist, sie vorbereitet oder ergänzt« (Blum, 1983).

In einer 2002 veröffentlichten Arbeit *Übertragung als Abwehr* stellte Arlow fest: »Die Übertragungsanalyse ist wesentlich, aber die Deutung außerhalb der Übertragung einschließlich der genetischen und der rekonstruktiven Deutung ist ebenfalls notwendig, komplementär und synergistisch« (2002, S. 1141). Er wies darauf hin, dass »kaum jemand bis heute die einseitige, technisch ausschließliche Ansicht von der Zentralität der Übertragungsdeutung angezweifelt habe« und berichtete, wie oft er in Supervisionen und Seminaren bemerke, wie diese ausschließliche Konzentration auf mögliche Übertragungsderivate die Art und Weise, wie Analytiker ihren Patienten zuhören, entstelle. Als Ergebnis scheine sich eine künstliche Insensitivität und Gestelztheit über das Gespräch in der analytischen Situation zu legen. Oft erlauben sich Analytiker merkwürdige Bemerkungen und bizarre Verbindungen, die im gewöhnlichen Gespräch sehr auffällig wären. »Sie hören nicht dem Material zu; sie warten auf Material, eben Übertragungsmaterial« (»They are not listening *to* the material; they are listening *for* material, transference material«). So werden beispielsweise die schmerzlichsten Erlebnisse von Patienten übersehen, um einen geringfügigen Übertragungspunkt aufzugreifen. In der Diskussion scheine niemand diese offenkundige Deplatzierung des Interesses überhaupt zu bemerken. Oft werde dabei auch übersehen, dass die manifeste Übertragung eine durch Abwehr entstellte Darstellung eines unbewussten Konflikts in Form einer Kompromissfantasie sei. »Sie ist nicht notwendigerweise eine Rekapitulierung aktueller Geschehnisse der Vergangenheit ... Der Vorgang der Pathogenese wird reduziert auf die Auswirkungen einer Reihe von ungünstigen, zerstörerischen zwischenmenschlichen Beziehungen, auf eine Art von schädlichem *conditioning* durch insensitive oder boshafte Elternfiguren« (Arlow, 2002). Was dabei verloren gehe, sei der Abwehr- und Kompromisscharakter der Übertragung. Schließlich kommt Arlow zu der entscheidenden Feststellung: »Wenn man sich einseitig auf die Übertragung konzentriert und außer Acht läßt, wie sie im Zusammenhang der Abwehrbedürfnisse des Patienten auftaucht, verwandelt sich der therapeutische Prozeß in eine gestelzte, intellektualisierte und dehumanisierte Erfahrung.« – »Übertragungsphänomene müssen in Begriffen ihrer Funktion in dem Zusammenhang, in dem sie erscheinen, verstanden werden.« – »Übertragungsphänomene dürfen nicht aus ihrem Zusammenhang gerissen werden; sie sollen nicht in Isolation gedeutet werden, sondern als Teil eines Kontinuums der Assoziationen des Patienten« (Arlow, 2002, S. 1145ff.).

Im gleichen Sinne lesen wir bei Fischer und Riedesser (2003):

> »Die bloße Beschränkung auf das Hier und Jetzt, sei es im Rahmen erlebnisaktivierender therapeutischer Verfahren oder bei einer ausschließlichen ›Übertragungsanalyse‹, ist für Traumapatienten kontraindiziert. Die Vergangenheit unterwandert dann die Gegenwart, ohne daß sie als solche erkannt oder benannt werden kann. Der Therapeut unterläßt es, seinem Patienten bei der Differenzierung von Vergangenheit und Gegenwart zu helfen. Eine Psychotherapie mit Traumapatienten, die sich auf das sog. ›Hier und Jetzt‹ der therapeutischen Beziehung beschränkt, ist in Gefahr retraumatisierend zu wirken« (Fischer & Riedesser, 2003, S. 225).

Ich merke nur an: Menschen mit schweren Neurosen sind fast immer solche, die schwer traumatisiert worden sind.

Ich teile diese Ansicht von Blum, Arlow und Fischer und Riedesser und könnte dazu auch die von Anna Freud nennen: Man solle nichts in die Übertragung hineinzwängen. Auch stimme ich ihnen sehr darin zu, dass Deutungen außerhalb der Übertragung von großer Hilfe und Wichtigkeit sein können. Gerade Deutungen dessen, was in Gegenwartsbeziehungen abläuft, haben eine emotionale Dringlichkeit, die sie ideal zur Erkennung und Bearbeitung unbewusster Konflikte macht. Es ist gerade die Außerachtlassung solcher Verwicklungen, die die Arbeit eben gespreizt und unfruchtbar machen kann. Sich hinwiederum darauf einzuschränken, wäre indes ebenso verfehlt. Und drittens ist die ständige Einbeziehung der Genese, der historischen Entwicklung, unerlässlich.

Der Angelpunkt in all dem ist für mich: Wo ist der akute Konflikt? Wie finde ich Zugang zu den tieferen Schichten dieses akuten Konflikts? Wie deute ich die Abwehr und das Abgewehrte so, dass es dem aktuellen Erleben des Patienten am nächsten kommt? In anderen Worten: Das Zentrum der Arbeit ist der innere Konflikt, nicht die Beziehung, oder, anders formuliert: der innere Konflikt in Hinsicht auf alle emotional intensiv erlebten Beziehungen.

Wo ich jedoch über diese Autoren, wie Arlow und Blum, hinausgehe, ist in der Rolle der *realen Beziehung*, darin nämlich, wie sehr der analytische Prozess von beiden Teilnehmern zugleich bestimmt wird, also das Postulat der »Intersubjektivisten« oder »relational analysts«. Im Laufe der Jahre habe ich deshalb selber immer mehr meine Gegenübertragung in mein Verstehen miteinbezogen. Das heißt aber nicht, dass ich diese unbedingt mitteile, sondern dass ich auf sie sorgfältiger als zuvor zu achten suche.

So denke ich, dass der innere Konflikt zwar das Zentrum der Arbeit ist und zwar ganz wesentlich auch in der Übertragung und Gegenübertragung, und je konkreter und spezifischer, desto besser, aber dass die Rolle der realen Beziehung, der unspezifischen mitmenschlichen Beziehung, diese Arbeit am Konflikt erst möglich macht, und manchmal wird sie explizit. Auch sie ist natürlich nicht dem Konflikt enthoben; auch sie ist selbstverständlich eine Kompromissbildung; auch sie beinhaltet natürlich Fantasien auf mannigfachen Ebenen von Komplexität, Regressivität und Progressivität. Die Frage bleibt ständig: Worauf konzentrieren wir uns am besten, um die unbewussten Konflikte einer Lösung näherzubringen?

Noch ein weiterer, scheinbar entgegengesetzter Punkt, der mir in meinen Supervisionen auffällt, wird wenigstens beiläufig erwähnt: Mit der ausschließlichen Konzentration auf die jetzige Aktualisierung von angeblich Frühem und Frühestem geht die sorgfältige Behandlung des Konflikts überhaupt in der Behandlung verloren, namentlich die Arbeit von der Abwehrseite her; diese wird nun als »veraltet« und als außerhalb des »mainstreams« befindlich angesehen. Es gehe darum, die frühen Defizite wiedergutzumachen. Das Überich als »Eckstein psychoanalytischen Denkens«

(Grubrich-Simitis, 1993, zit. nach Eickhoff, 2004; persönl. Mitteilung) wird von den Bauleuten verworfen. Diese immer stärker werdende *Flucht vor dem Konflikt* und damit *vor dem neurotischen Prozess* bedroht zuweilen die gesamte Ausbildung (wie übrigens auch das weite Feld der Pädagogik; s. dazu die wertvollen Arbeiten von Ahrbeck, 1997, 2004; Ahrbeck & Körner, 2000). Robert Waelder sagte (ich zitiere aus dem Gedächtnis), das psychoanalytische Arbeiten mit der Verdrängung gleiche der Rodung eines Urwalds, der ständig drohe, die Lichtung wieder zu überwachsen. Eine neue mystisch anmutende Glorifizierung des angeblich Archaischsten deckt das mühsam errungene Konfliktverständnis mehr und mehr wieder zu. Ich sehe diese Neuüberwachsungen in vielen Bereichen: der Vernachlässigung der ödipalen Dreiecks- und damit Eifersuchtsthematik zugunsten von archaischerer, dyadischer Trennungsprobleme, die Vernachlässigung von Konflikt zugunsten von Defizit und Trauma, die Vernachlässigung von Konflikten mit der gegenwärtigen Außenwelt und von Vergangenheitskonflikten und -traumen zugunsten der Übertragung-Gegenübertragungs-Dynamik, Vernachlässigung des Intrapsychischen zugunsten des Interaktionellen.

Ich möchte dieses Neubedenken auf die Traumdeutung ausdehnen. Ihre Wichtigkeit und Wertschätzung ist bei sehr vielen von uns, gerade auch in der Psychoanalyse, seit langer Zeit stark zurückgetreten. Das galt lange auch für mich. Dies fällt einem umso leichter, da manche schwerer kranke Patienten, namentlich auch schwer traumatisierte, eine eigentümliche Schwierigkeit haben, sich an Träume zu erinnern. So versuchte ich jüngst für eine Vorlesungsserie Transkriptionen meiner hauptsächlichen Fälle der letzten 20 Jahre für gute Beispiele von Traumarbeit zu finden und musste zu meinem Entsetzen entdecken, dass das Material erstaunlich dürftig war. Was ich als Traumarbeit erinnerte, bezog sich entweder auf sehr lebhafte Fantasien oder auf die Erinnerung von früheren Träumen, namentlich sich wiederholenden Träumen aus der Kindheit, Träumen, die oft sehr klar Wiederholungen traumatischer Affekte ausdrückten. Zudem hat sich das Schwergewicht der analytischen Arbeit bedeutsam von der Erforschung des Unbewussten als etwas Intrapsychischem auf die Untersuchung der Beziehungen, namentlich der Übertragungsbeziehung verschoben. Das ist ein großer Gewinn, aber kein Gewinn kommt ohne Verlust. Denn oft ist es dann so, dass die Beachtung der Träume fast verschwinden kann – kann, aber nicht muss. Gerade Träume sind ungemein wertvoll, um die Gegenwartsbeziehungen besser zu verstehen, namentlich das Hier und Jetzt in der Behandlung.

Auch hier bin ich keineswegs der Meinung, dass die Träume nicht verbal zu beantworten und nicht durch die klassische Arbeit durch Assoziieren und Aufmerksamkeit auf die einzelnen Teile und Bilder, sondern v. a. durch die Gegenübertragungsreaktion zu verstehen seien, wie es heute oft von Vertretern des Interaktionismus befürwortet wird (wie kritisch vermerkt von Loden, 2003). Es besteht auch sehr stark die Neigung, direkt vom manifesten Inhalt aus auf die Selbstzustände des Träumenden zu schließen und sich nur noch wenig um das Latente und die Geschichte zu kümmern. Man könnte sagen, damit habe eine Art Verständnisses von Jung Zugang zur psychoanalytischen Arbeit gefunden. Ich selber finde diese Sichtweise faszinierend und künstlerisch sehr ansprechend und habe oft meine eigenen Träume in dieser Weise angeschaut. Aber wie so oft liegen die Wahrheit und die Fruchtbarkeit in der Komplementarität. Dieser Zugang, den wir vielleicht den horizontalen, den phänomenologischen, den künstlerischen nennen, bedarf seines Gegenstückes in der vertikalen Zugangsweise, dem Bemühen, »den Dingen auf den Grund zu kommen« (Jaraß, 2004; persönl. Mitteilung), hinter die Oberflächenerscheinungen zu gucken, den Vorhang aufzuheben und das Verdrängte, Verschlüsselte, Entstellte zu enträtseln, d.h. den tiefen inneren Konflikten mit systematischer Traumanalyse etwas näherzukommen. Ich muss gestehen, dass ich sowohl durch die stärkere Aufmerksamkeit auf die Abwehranalyse im Hier und Jetzt der Stunden, so wie ich es von Paul Gray gelernt habe, wie auch unter dem Eindruck der »relational psychoanalysis«, der Achtung auf das Beziehungsgeschehen, von dieser sorgfältigen Traumanalyse weggekommen bin. Dies aber ist ein Verlust, worauf jüngst Susan Loden in ihrer schönen Arbeit aufmerksam gemacht hat: »Freuds wesentlicher Punkt ist, dass der Traum eine besondere, ja einzigartige Gelegenheit darstelle, etwas *Neues* über den Patienten herauszufinden und ihm oder ihr zu zeigen, wie dies eine neue Stück enthüllter Geschichte und unbewussten Denkens zu den gegenwärtigen Konflikten passt« (Loden, 2003, S. 47). So oft geschieht es in der Psychoanalyse, dass wertvolle neue Einsichten einseitig aufgespielt werden und dass dann das gute Alte vergessen wird. Sorgfältige Traumanalyse ist eine der ganz wichtigen und klinisch enorm hilfreichen Teile der Psychoanalyse und sogar der psychoanalytischen Psychotherapie. Ihre Vernachlässigung ist selbst ein Gegenübertragungsphänomen großer Bedeutung.

Ich glaube die Antwort auf alle diese Kontroversen ist daher eine flexible Komplementarität. Nicht jede analytische Beziehung ist Übertragung; sondern ein Grundsubstrat ist die echte menschliche Beziehung, die Spontaneität und emotionale Präsenz aufseiten des Analytikers, ein Aspekt, der mehr von den Selbstpsychologen und Relationsanalytikern betont wird. (Ich verweise auf die jüngst erschienene Arbeit von Ornstein, 2004). Ich glaube, beide Seiten ergänzen sich. Jede Einseitigkeit blockiert die analytische Arbeit. Und es sind gerade die sehr schweren Fälle, die uns genau zeigen, wie flexibel wir sein müssen, um allmählich den Patienten zu größerer innerer Freiheit zu verhelfen. Das Motto scheint mir zu sein: »Konflikt und Komplementarität«, oder, wie ich schon früher oft zitiert habe: »*Contraria sunt complementa.*«

Von dem klinischen Material führen Ideen wie Speichen in viele Richtungen. Diese Vielfalt der Richtungen, in die unsere Gedanken ausstrahlen können, macht die Arbeit so bereichernd und hinreißend, und dafür brauchen wir alle Dimensionen der Zeit. »Mein Erbteil wie herrlich, weit und breit! Die Zeit ist mein Besitz, mein Acker ist die Zeit« (Goethe, 1961, Bd. 5, S. 47).

Literatur

Ahrbeck, B. (1997). *Konflikt und Vermeidung*. Luchterhand.

Ahrbeck, B. (2004). *Kinder brauchen Erziehung. Die vergessene pädagogische Verantwortung*. Kohlhammer.

Ahrbeck, B. & Körner, J. (Hrsg.). (2000). *Der vergessene Dritte – Ödipale Konflikte in Erziehung und Therapie*. Luchterhand.

Arlow, J. (2002). Transference as defense. *J Am Psychoanal Assoc, 50*, 1139–1150.

Assmann, J. (1992). *Das kulturelle Gedächtnis*. Beck.

Blum, H. (1983). The position and value of extratransference interpretation. *J Am Psychoanal Assoc, 31*, 587–617.

Dreher, A. U. (1998). *Empirie ohne Konzept? Einführung in die psychoanalytische Konzeptforschung*. Internationale Psychoanalyse.

Fischer, G. & Riedesser, P. (2003). *Lehrbuch der Psychotraumatologie*, 3. Aufl. Reinhardt.

Friedländer, S. (1998). *Wenn die Erinnerung kommt*. Beck.

Goethe, J. W. v. (1961). *Gesamtausgabe*. dtv.

Grubrich-Simitis, I. (1993). *Zurück zu Freuds Texten*. Fischer.

Ibsen, H. (1877–1899). *Nutidsdramaer*. Gyldendal. 1989, dt.: (1917). *Sämtliche Werke*. Hrsg. v. J. Elias & P. Schlenther. Fischer.

Klein, H. (2003). Überleben und Versuche der Wiederbelebung. Psychoanalytische Studien mit Überlebenden der Shoah und mit ihren Familien in Israel und in der Diaspora. In C. Biermann & C. Nedelmann (Hrsg.), *Beiheft 20, Jahrbuch der Psychoanalyse*, 3195. Frommann-Holzboog.

Levi, P. (1997). *Ist das ein Mensch?* dtv.

Loden, S. (2003). The fate of the dream in contemporary psychoanalysis. *J Am Psychoanal Assoc, 51*, 43–70.

Ornstein, P.H. (2004). The elusive concept of the psychoanalytic process. *J Am Psychoanal Assoc, 52*, 15–42.

Poland, W.S. (1996). *Melting the darkness. The dyad and principles of clinical practice*. Aronson.

Reisner, S. (2003). Trauma: the seductive hypothesis. *J Am Psychoanal Assoc, 51*, 381–414.

Ruh, K. (1989). *Meister Eckhart*. Beck.

Strachey, J. (1934). The nature of the therapeutic action of psychoanalysis. *I nt J Psychoanal, 50*, 275–292 (1969).

Wurmser, L. (1999). *Magische Verwandlung und tragische Verwandlung*. Vandenhoeck & Ruprecht.

Wurmser, L. (2004). Die Vernunft der Unvernunft. Betrachtungen eines Psychoanalytikers zu Don Quijote. *Zeitschrift des Hamburger Instituts für Sozialforschung: Mittelweg 36*, 14. 2005,1.

Pathologische Eifersucht

Dilemma von Liebe und Macht[1]

Ein Plädoyer dafür, die Eifersucht wichtiger zu nehmen

Überwältigende klinische und tiefere persönliche Erfahrungen veranlassten mich in den letzten Jahren, dem Affekt der Eifersucht sowie den damit verbundenen inneren und äußeren Konflikten größere Aufmerksamkeit zu schenken. Hierbei frappierten mich die Spärlichkeit und die Einseitigkeit der entsprechenden psychoanalytischen Literatur. Gerade bei der theoretischen Prominenz ödipaler Konflikte würde man eine Plethora von Studien zu diesem Thema erwarten. Dies ist aber keineswegs der Fall. Überdies beschränkt sich die analytische Literatur auf das Thema der sexuellen Eifersucht, und dies ist ein – bei Weitem – zu enges Verständnis.

Zum einen war es die Beobachtung in vielen Supervisionen, dass heutzutage, namentlich in Deutschland, dem Dyadischen und damit dem Neid sehr viel mehr Gewicht beigemessen wird als den Dreiecksbeziehungen und damit den Problemen der Eifersucht (vgl. dazu im selben Sinn Ahrbeck & Körner, 2000). Bei der klinischen Arbeit erweist es sich aber, dass diese Abwendung von im weitesten Sinn ödipalen Themen und die Vernachlässigung der triadischen Dynamik problematisch und einseitig sind. In den supervidierten Analysen fällt mir stark auf, wie oft manifeste Konflikte von Nähe und Distanz, die als symbiotisch gedeutet werden, wirklich unbewusste Eifersucht verbergen. Das Dyadische wehrt dabei das Triadische

1 Überarbeitete und erweiterte Fassung eines Vortrags, gehalten am 18. September 2005 auf der 56. Jahrestagung der Deutschen Gesellschaft für Psychoanalyse, Psychotherapie, Psychosomatik und Tiefenpsychologie in Lindau unter dem Titel »Gedanken zum tragischen Charakter: Eifersucht, Rache und Verzeihung«. – Wesentliche Hilfe habe ich bei der Vorbereitung dieser Arbeit von C.N. Mendelson, Dr. H. Jarass, I. Roski, Dr. E.A. Natorp-Husmann, Dr. F.-W. Eickhoff, Dr. C. Nedelmann, M. Weiss, Prof. A. Bacher und A. Schulz erhalten.

ab. (Oft gilt das Umgekehrte zugleich auch, doch wird das Letztere, d.h. dass scheinbar Ödipales tiefe dyadische Bindungsproblematik verberge, bereitwillig anerkannt und ist nicht besonders verdrängt.) Die verborgene Eifersucht wird oft übersehen, ebenso wie die dahinter versteckte Scham (Lansky, 2005 a, b). Dazu kommt nun, dass, wie wir später sehen werden, experimentelle Forschung bestätigt, dass schon in frühester Kindheit Dreiecksbeziehungen im Widerspiel mit der Zweisamkeit sowie als Anlass zu Konflikt und Eifersuchtsverhalten zu beobachten sind. Zum Zweiten waren es persönliche Erlebnisse in meinem Freundes- und Familienkreis, die mich von Kindheit an und bis in mein Alter stets von Neuem darüber tief betroffen machten, welch verheerende Macht das unreflektierte Ausleben von Eifersucht auf alle innigen und nahen Beziehungen ausübt, wie sehr gerade das Wertvollste in unserem Leben – Liebe, Achtung und das Schöpferische – von ihr vergiftet, zerstört und wie oft solche Eifersucht als »normal« betrachtet und nicht weiter hinterfragt wird. Zum Dritten war und ist es meine selbstanalytische und selbstkritische Reflexion, die es mir immer wieder schmerzlich bewusst macht, dass die Gespenster ferner persönlicher Vergangenheit, meine eigenen Eifersuchts-, Neid- und Ressentimentgefühle, nie ganz gebannt sind und sich immer wieder unbemerkt auch in mein eigenes Fühlen und Handeln einschleichen: »Nam tua res agitur, paries cum proximus ardet!« (»Brennet des Nachbarn Wand, so bist du selber gefährdet«; Horaz, Episteln, I.18.84).

Umso frappanter ist es, dass wir kaum Arbeiten zu diesem Thema in der psychoanalytischen Literatur finden; dies wird auch in der letzten bedeutenden Arbeit zu dem Thema der pathologischen Eifersucht von Coen (1987) beklagt. Das alles ist doch eigentlich recht merkwürdig. Es geht mir dabei ähnlich wie mit der Scham vor 40 Jahren: Scham war damals ein kaum beachteter Affekt (Wurmser, 1990 [1981]). Dabei waren Shakespeare und die griechischen Tragiker voll davon! Genau dasselbe können wir über die Eifersucht sagen. Zudem sind diese beiden Affekte, Scham und Eifersucht, eng miteinander verknüpft, und dasselbe gilt für Neid und Scham.

Erweitern wir das Blickfeld, ist es oft schwer auszumachen, in welchem Maß es sich um Eifersucht handelt, und wie viel dabei Neid, Ressentiment und Rachsucht mitspielen. Die Worte werden oft miteinander austauschbar benutzt, die Gefühle scheinen ineinander zu verfließen. Und hinter all diesen aggressiven Affekten und Impulsen lauern die gewaltigen »Urkatzen« der Demütigung, der Beschämung, der äußeren und noch mehr der inneren Verurteilung und damit der Schuldgefühle – die Forderungen des archaischen Über-Ich: »Da stehn sie da, / die schweren granitnen Katzen, / die Werte der Urzeiten: / wehe, wie willst du *die* umwerfen? … Kratzkatzen / mit gebundenen Pfoten, / da sitzen sie / und blicken Gift« (Nietzsche, 1948, S. 32).

Um nur jene nächstliegenden Affekte etwas klarer zu umreißen, möchte ich sie in Worten ausdrücken. Bei der Eifersucht fühle ich: »Ich bin der, der von der Liebe ausgeschlossen wurde. Ich stehe außerhalb einer mir besonders wertvollen innigen Beziehung.« Spillius zitiert entsprechend Melanie Klein: »Eifersucht beschreibt sie als eine Dreipersonensituation, in der dem Subjekt die Liebe, die es als ihm zustehend empfindet, weggenommen wurde oder die Gefahr läuft, ihm von seinem Rivalen entrissen zu werden« (1993, S. 1199; übers. v. Verf.). Hinter der Eifersucht steht also immer der Verlust, und damit finden sich stets akuter Schmerz und Trauer, aber immer auch ein Gefühl der Demütigung, der Scham. Entweder heißt das: »Ich bin der ausgeschlossene Dritte und möchte der ausschließende Erste sein«, oder es bedeutet: »Ich bin ausgeschlossen von der Zugehörigkeit zu einem größeren Verband, und mein Schmerz und meine Scham sind derart, dass ich gegen dieses Ausgeschlossensein anrennen möchte, aber mich hilflos fühle.« Dies mag dann sehr leicht zum Wunsch nach Rache führen. Doch eine sehr häufige Weise, mit diesen Formen der Eifersucht umzugehen, ist deren radikale Umkehrung: »Statt dass ich eifersüchtig bin, mache ich eifersüchtig.« Oder »Um nicht eifersüchtig zu sein, versuche ich, den einen gegen den anderen auszuspielen. (›I pit one against the other.‹)«. Dann wieder mag es zur »altruistischen Abtretung« kommen: »Ich verzichte großmütig auf die Liebe zugunsten von jemandem anderen.« [In der Tat glaube ich, dass die »altruistische Abtretung« (A. Freud, 1936) generell als Reaktionsbildung gegen Eifersucht verstanden werden kann]. All dies verläuft zum großen Teil unbewusst, und die Folgen dieser verborgenen Wiederholung überfallen uns mit entsetzlicher Gewalt. »Eifersucht ist eine Leidenschaft, die mit Eifer sucht, was Leiden schafft«, heißt ein Schleiermacher zugeschriebenes Wort (Büchmann, 1965).

Beim Neid ist es das Gefühl: »Der andere hat mehr, ist besser und wird mehr geachtet, und ich fühle mich minderwertig und darum gedemütigt.« Melanie Kleins Definition von 1957 (zit. nach Joffe, 1969, S. 538) lautet: »Neid ist das wütende Gefühl, dass eine andere Person etwas Begehrenswertes besitzt und genießt, wobei es der neidische Impuls ist, es ihr wegzunehmen oder zu verderben.« Hinter dem Neid steht immer die Scham über diesen wahrgenommenen Unterschied (Lansky, 1997, 2001). Der Impuls ist, diese Differenz dadurch auszugleichen, dass man sich »auf Biegen und Brechen« das nimmt, worin man sich geschmälert und zu kurz gekommen fühlt, bedeute dies auch die Herabsetzung und Zerstörung des anderen und von dessen Wert. In Städtler's *Lexikon der Psychologie* (1998) werden sie in anderer Weise verstanden, nämlich beide einseitig auf das Besitzen gerichtet, und folgendermaßen differenziert: »*Neid* entsteht (nach Foster 1972) aus dem Verlangen, etwas zu bekommen, das andere besitzen, während *Eifersucht* in der Furcht wurzelt, etwas zu verlieren, das man bereits besitzt.« Ich glaube, diese nur ökonomische Verstehensweise wird der Komplexität dieser Affekte nicht gerecht. Es geht bei beiden nicht nur um ein Haben, sondern auch um ein Sein und v. a. um ein Fühlen, besonders von Wert und Liebe.

Beim Ressentiment steht das verletzte Gerechtigkeitsgefühl im Vordergrund: »Mir ist dadurch Unrecht geschehen, dass ich eines Wertvollsten beraubt wurde.« Hinter ihm stehen also ganz gewöhnlich Neid und Eifersucht, aber dazu gesellen sich auch die ausgeprägten Hilflosigkeits- und Ohnmachtsgefühle darüber, dass man die Balance der Gerechtigkeit nicht wiederherzustellen vermag.

Rache schließlich ist der Impuls und die Haltung, die Ursachen von Scham, Schuld, Neid, Eifersucht und Ressentiment zu beseitigen und das erlittene Leid durch dessen Umkehrung scheinbar wieder aufzuheben: »Wenn ich dem anderen zumindest so viel Leid oder noch besser ein Vielfaches davon zufüge, was mir geschehen ist, dann bin ich davon befreit« – das Talionsprinzip, abgeleitet vom Lateinischen »talis«, der Gleiche. Zumeist geht diese Rechnung freilich schon innerlich wegen der eigenen Schuld- und Reuegefühle nicht auf und äußerlich erst recht nicht, da es zu den bekannten Zyklen der Vergeltung kommt, in denen jede Rache eine nur noch viel größere Vendetta heraufbeschwört. Die Unerträglichkeit der erinnerten, der wieder befürchteten oder in Fantasie erlebten Scham treibt die Rachsucht an und macht die Verzeihung unmöglich. Um Verzeihen zu ermöglichen, »gibt die Betrachtung der Schamfantasien notwendige Details darüber, warum die Scham als so unerträglich erlebt wird« (Lansky, 2001). Werde das Durcharbeiten dieser Scham in der Analyse übersehen und übergangen, zugunsten der besser sichtbaren Wut oder des Ressentiments und der diese begleitenden Schuldgefühle, werde der Prozess des Verzeihens kurzgeschlossen. Der Teufelskreis von Scham, Ressentiment und Rache solle in der Behandlung durch einen Prozess unterbrochen werden, der allmählich zur Versöhnlichkeit führt. Dieser Prozess bedürfe eines sehr detaillierten Durcharbeitens gerade der Dynamik der verborgenen Scham. Ungenaue Deutungen, die Wut, Kontrolle und Schuld, auf Kosten der Dynamik der Scham überbetonen, seien zumeist unwirksam (Lansky, 2001, S. 1030f.). Doch jetzt möchte ich mich gezielt der Eifersucht und den damit verbundenen Wertkonflikten zuwenden.

Pathologische Eifersucht, Ungerechtigkeitsgefühl und »klaffender Mangel«

> »Und wenn ich dich nicht liebe, dann kehrt das Chaos wieder« (Shakespeare, *Othello*, 3. Akt, 3. Szene).

Die Patientin, Jane, jetzt 52-jährig, in vierter Ehe verheiratet, mit zwei erwachsenen Töchtern, arbeitet als »grant writer« in einer Universität. Sie kam wegen schwerer depressiver Episoden, die sich bis zu suizidaler Verzweiflung steigerten, vor wenigen Jahren zu einer Kollegin (Dr. Cynthia Mendelson) zur Behandlung. Seit zwei Jahren ist sie nun bei ihr in vierstündiger Analyse. Ein ganz vordringliches Problem in der Arbeit ist die intensive Eifersucht gegenüber ihrer jüngeren und von ihr bei Weitem vorgezogenen Tochter (der einzigen aus zweiter Ehe mit einem geliebten, aber früh verstorbenen Mann). Wenn diese mit ihr nicht jeden Tag telefoniert und nicht jedes Wochenende mit ihr verbringt, sondern ihre eigenen Freundschaften pflegt und sogar sich zu verheiraten gedenkt, reagiert Jane mit maßloser Wut. Sie bezichtigt sie in stundenlangem Telefonzank des Verrates: Die Tochter liebe sie nicht wirklich, sonst würde sie, die blutverwandte Mutter, doch zuerst kommen. Wenn die Tochter Janes Wutanfällen nicht stattgibt, bedeutet dies, dass sie sich überhaupt nicht um ihre Mutter kümmere. Würde die Tochter sie wirklich lieben, gäbe sie ihr, Jane, nach. Keine andere Beziehung könne diese intensive Gebundenheit ersetzen: Entweder besteht diese absolute Unersetzlichkeit und Nähe, oder Jane sieht sich völlig allein. In stark abgeschwächter Form zeigt sich etwas davon in ihrer Beziehung mit ihrem vierten Ehemann, den sie nach langen Zweifeln kurz vor Analysenbeginn ehelichte. Es ist auch in Bezug auf diese fast wahnhafte Eifersucht, dass der analytische Prozess momentan zusammenbricht: Alle Fähigkeit, aus dem unmittelbaren Erleben herauszutreten und darüber mit dem inneren Auge zu reflektieren, und somit alle Rationalität entschwinden vorübergehend. Der Teil wird zum Ganzen. Stellt die Analytikerin dies infrage, wird auch sie vorübergehend zur Feindin.

Doch nun etwas zur Geschichte: Als Jane vier Monate alt war, nahm sich ihre Mutter durch einen Schuss in den Kopf das Leben, und zwar im selben Zimmer, in dem das Baby lag. Die beiden älteren Geschwister blieben bei dem alkoholkranken Vater, während Jane einer Verwandten von ihm übergeben wurde. Diese Pflege- oder Adoptivmutter war selbst sehr vereinnahmend Jane gegenüber. Bis sie etwa zwölfjährig war, wusste Jane nichts über die Vorgeschichte, obwohl sie stets ahnte, dass etwas nicht stimmte, dass es »nicht real« war. Mit tragischer Ironie und Grausamkeit pflegte die Adoptivmutter ihr zu sagen: »Du denkst, du bist so gescheit, aber du weißt nicht alles!« Das Entscheidende war ihr ja vorenthalten worden. Das Bitterste und Beschämendste war, dass alle in der ganzen weiten Familie die Wahrheit wussten und absichtlich ihr, nur ihr allein, das Geheimnis vorenthielten. Erst dann erfuhr sie vom vermeintlichen Onkel, der ihr im Rausch enthüllte, er sei wirklich ihr Vater, dass ihre Mutter sich umgebracht habe, und warum sie von Schwester und Bruder getrennt aufgezogen worden war. Dies stürzte sie in eine so tiefe Verzweiflung, dass sie mehrere Wochen lang nicht zur Schule zu gehen vermochte.

Auch in der Gegenwart wiederholt sich das einstige Gefühl des Ausgeschlossenseins, des völligen Ungeliebtseins, des Nichtdazugehörens und des Fremdseins in fast monotoner Abfolge, doch mit umso dramatischerer Heftigkeit. Sie findet, die Kinder, die bei der Verteilung von Waisenkindern zum Bleiben gewählt werden, werden keine Probleme haben, im Gegensatz zu denen, die nicht auserkoren worden sind. Lebenslang werden diese sich so unerwünscht finden, wie es ihr gegangen sei. Sie vergleicht die Behandlung dieser Kinder mit dem Umgang mit Koffern. Wenn sie schön aussehen, werden sie gewählt. In ihr verbündet sich daher dieses brennende Ressentiment, dass sie nicht erwählt worden war, mit einer tiefen Empfindung eines Defektes (»of her being defective«). Dies wird von Bildern der Oralität abgelöst: von Schokoladeneiscreme, ihrem zwanghaften Rauchen und dem Beißen ihrer Nägel, bis die Haut blutet. In ihrer Fantasie sieht sie sich plötzlich »von Brust und Gestilltwerden weggerissen, ohne Schnuller, nur an der Flasche«. Wurde sie für ihre Gescheitheit gelobt, sagte die Adoptivmutter sarkastisch: »Sie ist so gescheit, dass sie all die dummen Sachen macht.« Ähnlich, wenn ihre Hübschheit gelobt wurde: »Alles Positive musste ungeschehen gemacht werden. Alles, was mich zu mir machte, war falsch.« Das Entwerten geht nun unentwegt im Inneren weiter. Die Stimme von Neid und Ressentiment will ihr nichts Gutes gönnen.

Jane fürchtet, dass das gegenwärtige Gutsein ihres Lebens nicht anhalten könne. Die Analytikerin bemerkt: »Die Dinge sind gut, und dann wird die Brust weggenommen« – als Emblem für ihr Grundgefühl, als eine Art fundierenden Mythos ihres Lebens, wiederum nicht erinnerbar, doch sinnstiftend. Die Patientin antwortet, die Flasche sei »ein armseliger Ersatz (›a poor substitute‹)«, und wie sie keine echte Familie gehabt habe, sei auch die Ersatznahrung eine Metapher, die mehr vertrete. Sie sei ein Reklamekind für »keinen Ersatz« (»no substitute«). Alle Menschen in ihrem Leben, außer ihrem Bruder, ihrem früh verstorbenen dritten Ehemann und ihrer Tochter, sind Substitute, beinhalten ein Sichabfinden mit dem, das nicht gut genug war; nur jene Personen und Beziehungen erscheinen ihr wirklich. Mehr: Wenn eine Verbindung durch Abwesenheit, wie sie es erlebt, abreißt, ist der andere völlig entschwunden: »When people leave, they are gone« – also ein tiefer Mangel an Objektkonstanz. Das ist ihre Realität. »Wenn jemand weg ist, ist es endgültig (»gone for good«). Wie bei einem Hund: ungesehen ist weg. (»Out of sight is gone.«) Ein Teil von ihr vermag nicht ein Übergangsobjekt anzunehmen. Bei aller künstlerischen Begabung hat sie große Mühe, den Schritt von der konkreten Person zu einem symbolischen Ersatz zu machen.

Ich denke als Widerpart an die schöne Szene mit meiner 16 Monate alten Enkelin Serena: Sie aß mit ihrer Mutter Abendbrot, trug aber Teller und Besteck auf ihr Kindertischchen. Ihre Mutter sagte: »Jetzt bin ich aber traurig darüber, allein essen zu müssen.« Serena steht auf, holt ein Familienfoto, legt es vor ihre Mutter und kehrt zu ihrem gesonderten Gedeck zurück. Sie hatte einen symbolischen Ersatz geschaffen und diesen der Mutter angeboten.

Doch zurück zu Jane: Als sie klein war, schien alles unwirklich, falsch, und in einem Sinn war es das, da es auf der Verhüllung der Wahrheit aufgebaut war, und in einem anderen Sinn konnte nichts die verlorene Urrealität ersetzen; und drittens war sie selbst eine Fremde, sie passte nicht hinein. Real sei nur die engste Blutsverwandtschaft, nicht die Adoptivfamilie. Ihre Eifersucht entspringt (manifest) dieser Sehnsucht nach etwas Realem. Ohne ihre Tochter stünde sie vor dem Nichts. Oralität, die Bilder von Essen, Nahrung und Rauchen und v. a. eine unverbrüchliche Bindung und Ausschließlichkeit stehen in ihrem Erleben für eine Kernrealität und eine ursprüngliche Sinnhaftigkeit im Gegensatz zu ihrem Grunderleben der Fremdheit und Sinnlosigkeit, eines völligen Liebesunwerts, d. h. des Gefühls, ganz im Innersten es nicht wert zu sein, geliebt und geschätzt zu werden – also etwas wie einer Urscham. Sie spricht zu Recht von einem klaffenden Mangel (»a gaping flaw«) in sich. »Wie kann jemand mit einem Makel jemanden ohne Makel schaffen?«, meint sie, indem sie sich auf ihre selbstmörderische Mutter und den alkoholkranken Vater bezieht. Es ist der Begriff der »hamartia«, die Aristoteles als »Charaktermangel« bei jedem tragischen Helden postulierte. Es ist Schambild und Schmerzbild in einem, das Gefühl einer tödlichen Wunde. Beides gehört zum Grundtrauma. Wie sie selbst sagt: »Ich werde nicht bestraft für etwas, das ich tue, sondern ich werde abgewiesen dafür, was ich bin« – Scham, nicht Schuld. Hinter der Absolutheit der Fantasie, dem Zuviel, versteckt sich die Wiederholung des Traumas: »Ich werde abgewiesen dafür, wer ich bin.« Zusätzlich haben wir Anhaltspunkte für eine Art existenzieller Schuld: dass es ihr eigenes Dasein gewesen sei, das den Tod ihrer Mutter verursacht habe (s. Hirsch, 2002). Beständig spürt sie, sie sollte sich dafür entschuldigen, wer sie ist, und dass sie ist.

Neben dem Grundgefühl der Unrealität und der Entfremdung erhebt sich die Forderung nach ausgleichender Gerechtigkeit, und für sie ist es ebenso sehr ein Grunderleben, dass ihr Unrecht geschehen ist, »that she had been wronged«. Dieser Ungerechtigkeitssinn birgt sich im Kern ihres Wesens, ihres Selbst, ihrer Identität. So schwer traumatisierte Patienten, wie Jane, bezeugen, wie chronische, frühe und andauernde Traumatisierung, wie hier durch Verlust und Seelenblindheit, nicht nur ein allumfassendes Schamgefühl, eine Art Schamstimmung, erzeugt, sondern auch ein schwelendes Ressentiment. Beide aber führen nicht nur zu einer Grundeinstellung von »alles oder nichts«, sondern zur Anspruchshaltung: »Ich habe das Recht auf Wiedergutmachung«, einer Haltung, die von Wut begleitet wird, aber peinlichst verborgen und unterdrückt werden muss (vgl. Küchenhoff, 1990).

Das Wichtige an der fehlenden Objektkonstanz ist aber, dass es sich dabei nicht einfach nur um einen Objektmangel handelt, sondern um einen ganz wesentlichen Konflikt. Die Unerträglichkeit der Scham, die Hilflosigkeit, das Gefühl des Verratenwordenseins und davon, eine Fremde zu sein, sowie die Panik darüber werden durch das Ressentiment versteckt und machen es unmöglich, darüber hinauszugehen. Sie fürchtet sich vor der unerträglichen Beschämung, wenn sie als Vertrauende wieder zum Opfer von Verrat werden könnte (»not to be again the trusting victim«; in der Übertragung entgegnet sie sehr oft jeder Infragestellung ihres absoluten Urteilens und Forderns mit einem Schwall von Protest: »Denken Sie, ich sei stupid?! Ich bin nicht dumm!!« Dies vermag in der Gegenübertragung Gefühle von maßloser Wut auszulösen). Das Urteil: Wer mich verlässt, wer nicht ständig unmittelbar erreichbar bleibt, liebt mich nicht und ist deshalb ein Verräter, wird zur »idée fixe« und zum Leitmythos. Das heißt, Trennung wird gleichgesetzt mit Seelenmord.

In ihrer Eifersucht leben alle drei: Scham, Ressentiment und Anspruch auf Wiedergutmachung in machtvollster Weise weiter. Zwar ist die Struktur der Eifersucht deutlich triadisch, aber in ihrem Kern steckt die Fantasie einer allmächtigen Zwei-Einheit, von der alle anderen, ja, die ganze Welt ausgeschlossen werden soll. Die pathologische Eifersucht ist mithin mitnichten auf die sexuelle Eifersucht beschränkt. Die letztere ist ein Sonderfall der allgemeineren Suche und Sucht nach Ausschließlichkeit in der Intimbeziehung. Das Wesen der Eifersucht liegt in der Absolutheit und Ausschließlichkeit des Beziehungsanspruchs.

Doch wir können dies nun vertiefen: Wer sich nicht an das Prinzip der absoluten Ausschließlichkeit in der intimen Beziehung hält, macht sich völlig schuldig. Die Trennungsschuld wird zum Angelpunkt der ganzen Ethik. »Ich machte mir mein eigenes Kind, damit ich diesen Ort im Leben habe«, bekennt Jane, »und wenn die Tochter geht, verliere ich meinen Ort«. Sie wollte niemanden haben, der ihren Kindern nahe gewesen wäre: »Sie gehörten mir. (›They were mine.‹)«. Und: »Ich machte sie, damit ich jemanden hätte. (›I made her so I would have someone.‹)«. Sie wollte, dass niemand daran zweifle, dass sie die Mutter war, die alles für die Kinder tat; niemand könne ihr ihre Liebe (»affection«) wegnehmen (im Sinne von Bestreiten). Es durfte und darf keine Trennung geben. Sie empfindet aber auch die Abwesenheit ihres Ehemannes bei seiner Familie als Verrat an ihr. Alles, was nicht ausschließlich ist, ist Verrat. Liebe ist Besitz und bedeutet: »Entweder besitze ich dich, oder ich töte dich. Du hast kein Recht auf ein eigenes Dasein.« Und umgekehrt ist es so, wie das Othello-Zitat, das ich als Motto über diesen Teil gesetzt habe, besagt: »Habe ich dich nicht, besteht das Nichts völliger Beziehungslosigkeit und damit völligen Selbstverlustes.« Frühe schwere Traumatisierung führt zu dieser strukturellen Leere, diesem Abgrund des Nichtseins (Küchenhoff, 1990; Green, 1993), damit auch der Urscham völligen Liebesunwerts. Diese Ausschließlichkeit ist die Abwehr gegen das tiefe Wissen, eine Ausgeschlossene zu sein, und dagegen, dass es eine verborgene Wirklichkeit gab, die sie zwar erahnte, aber nicht wissen durfte. Das Urteilen wehrt es ab, diese Zusammenhänge zu untersuchen und diese Konflikte durchzuarbeiten. Das Sichklammern an die Absolutheit und Ausschließlichkeit gibt ihr Struktur und Konstanz; ohne diese würde sie sich völlig verloren fühlen. Es ist Abwehr, dass sie »null Empathie« für ihre Tochter hat: Es wäre zu gefährlich, sich in den anderen zu versetzen. Sie verlöre dadurch den Halt an ihrem absoluten Urteil. Dies aber hat eine weitere wichtige Folge: Auch ihr Über-Ich, ihr Gewissen, zeigt dieselbe Unerbittlichkeit und rigide Ausschließlichkeit, oder vielmehr, genauer gesagt, besitzt eine solche Seite der Absolutheit.

Doch enthüllt sich jäh zumindest eine weitere und tiefere Bedeutung der pathologischen Eifersucht, dieses Ausdrucks des Prinzips von Macht statt Liebe, in einem an sich kleinen, doch typischen Ereignis. Ihre Tochter, die sich trotz Janes massiven Vorwürfen verheiratet und dann ein Jahr später in einer fernen Stadt niedergelassen hat, verbringt eine Woche der Sommerferien bei Jane. Während sie und ihr Mann eines Tages außer Haus weilen, begibt sich Jane in ihr Zimmer und »entdeckt« die Aufgabenliste der Tochter, die den Kauf eines Geschenkes für die erste Frau ihres verstorbenen Vaters, Janes dritten Ehemannes, mitumfasst. Janes Eifersucht stürzt sich aber immer hauptsächlich und mit besonderer Verbissenheit auf die Beziehung, die die Tochter mit ihrer Halbschwester, eben des Kindes aus der ersten Ehe des Vaters, verbindet. Und jetzt will ihre Tochter deren Mutter ein Geschenk machen! Jane ist außer sich vor Entrüstung und bezeichnet es als einen Akt äußerster Illoyalität. Rasch kehrt sich ihre Wut ebenso auf die Analytikerin, weil diese dem weiter nachgehen möchte, und gegen sie selbst: »Ich bedeute keinem etwas. Ich bin eine schreckliche Person.« Der Schamaspekt, der sich im Kern der Eifersucht, nämlich des Ausgeschlossenseins birgt, wird dadurch in Worte gefasst. Jane spricht davon, wie die Stieftochter sie damals, als Jane die erste Ehe und Familie ihres künftigen Mannes aufzubrechen half, nicht annehmen konnte und ihr das Leben mit Vorwürfen schwer machte. Überdies versuchte deren Mutter, die Unehelichkeit von Janes Tochter rechtlich zu verbriefen. Die Analytikerin fragt sich, ob Jane sich nicht schuldig gefühlt habe, da sie faktisch den dritten Ehemann seiner Frau und seinen zwei Kindern weggenommen hatte, und nun erwartet, von diesen bestraft zu werden. Stattdessen externalisiert sie diese Schuld und klagt umgekehrt jene beiden Frauen an, ihr jetzt die eigene Tochter wegzunehmen. Mit anderen Worten: Die pathologische Eifersucht funktioniert nun, zumindest zum Teil, als Abwehr gegen ihre Schuldgefühle dafür, dass sie der ersten Familie ihres

Mannes viel Grund für schwere Eifersucht gegeben hat. Jane spricht aber nie über diese Schuld; die ist das wesentlich Verdrängte. Woran sie jedoch besessen, fast wahnhaft, festhält, entpuppt sich nun als eine Umkehrung der Schuld und der Ursache für Eifersucht: Jetzt fühlt sie sich chronisch als die Ausgestoßene, als das Opfer von Verrat, und klagt die beiden anderen, v. a. die Stieftochter an, während sie selbst schuldlos dasteht. In dem Augenblick, in dem die Analytikerin dies, wenn auch ganz taktvoll, infrage zu stellen versucht, wird Jane maßlos wütend. Damit ist die momentan hauptsächliche Übertragung die der (gegenseitigen) Schuldzuweisung, also eine Über-Ich-Haltung, da das Schuldgefühl im Inneren vehement durch die Eifersucht abgewehrt werden muss. (Ich erinnere an Freuds Analyse von Ibsens *Rosmer von Rosmersholm.*) Ihre Unfähigkeit, ein Übergangsobjekt anzunehmen und die Betonung der Konkretheit ihrer Beziehung zur Tochter, können demnach nicht einfach als ein Entwicklungsdefizit verstanden werden, sondern stehen im Dienste der Abwehr der Schuld und richten sich gegen deren Auftauchen. Die pathologische Eifersucht ist eine massive Abwehr der eigenen Schuld durch Projektion: Der andere ist schuldig. Zutiefst ist es sicherlich bei ihr nicht nur das Aufbrechen jener Familie, das sie schuldig fühlen lässt, sondern auch der Seelenmord, den sie selbst an ihrem Kind zu verüben sucht – ein Seelenmord, den sie nun aktiv begeht, wie sie ihn passiv erlitten hat, – sowie die existenzielle Schuld der Überlebenden: »Ich bin schuld am Selbstmord meiner Mutter«. Diese Beobachtungen können uns nun Anlass zu einer tieferen Untersuchung der Eifersucht, und der Konflikthaftigkeit der Liebe überhaupt, geben.

Eifersucht und das Problem des ausschließlichen Besitzens des anderen

Dimitrij Karamasow sagt: »Aber sich verlieben heißt noch nicht lieben. Sich verlieben kann man auch, wenn man hasst.« Darin liegt eine sehr tiefe Wahrheit: Verliebtheit kann sehr viel Aggressivität beherbergen und verhüllen – sie muss es nicht, aber sie läuft stets die Gefahr. Dies lässt sich auf so viel, das Liebe genannt wird, ausdehnen. Sokrates beginnt seine eigene Untersuchung in die Natur der Liebe in Platons *Symposion* mit der Beobachtung, dass man begehre, was man nicht habe, von dem man fühle, man brauche es und man sehe sich dessen beraubt (»ende'és«). Als Psychoanalytiker würden wir sagen, dass sich ganz im Kern der Liebe eine Sehnsucht verberge nach etwas, das man zutiefst vermisst, ein Gefühl, das wir sowohl im Neid wie in der Eifersucht wiederfinden.

Ein ganz wichtiger Aspekt ist das ausschließliche Besitzenwollen, und damit die in ihr lauernde, oft verzehrende, ja mörderische Eifersucht. Es scheint, dass dieser Wunsch nach Ausschließlichkeit schon bei ganz kleinen Kindern beobachtbar ist, wie ein paar Anekdoten bekräftigen: Meine vierjährige Enkelin Serena wendet sich an ihr wenige Wochen altes Schwesterchen: »Mein süßes Stücklein Abfall!« (»My sweet little piece of garbage!«) Aber einige Tage darauf streichelt sie den Kopf des Babys und singt: »Wir werden Freunde, nicht nur Schwestern.« (»We're making friends, not just sisters.«) Eine meiner Schwiegertöchter beobachtet, wie ihr vier Monate alter Sohn ganz energisch zu protestieren beginnt, wenn sie sich einem besuchenden anderen Baby desselben Alters zuwendet, während keine solche Reaktion auftritt, wenn sie mit einer anderen Erwachsenen plaudert. Dasselbe beobachtet eine andere Schwiegertochter bei ihrem gleich alten Sohn. Doch wie kann das sein? Ein deutlich triadischer Konflikt bei einem vier Monate alten Kind? Das stimmt doch überhaupt nicht mit der traditionellen Auffassung überein, nach der Dreieckskonstellationen und -konflikte erst viel später aktuell werden, während die Reaktion der vierjährigen Serena durchaus zur herkömmlichen Verstehensweise von Geschwisterrivalität (Wellendorf, 1995) passt.

Neueste Untersuchungen (Hart et al., 2004) zeigen deutliche Eifersuchtsreaktionen bei sechs Monate alten Säuglingen, wenn die Mütter positive Aufmerksamkeit auf eine lebensähnliche Puppe richten. Diese Episoden sind durch verminderte Freude, verstärkte Wut und intensive negative Emotionalität gekennzeichnet, ähnlich den Episoden, in denen die Kinder mit dem unbeweglichen Gesicht der Mutter konfrontiert werden, aber mit noch stärkerer und längerer Trauer. Zugleich zeigt sich eine Annäherungsreaktion, die aus verstärktem Interesse, Schauen auf die Mutter und verminderter Distanzierung besteht und sogar stärker als beim Spielen ist. Es ist faszinierend, dass diese Reaktion nur bei der kindähnlichen Puppe, nicht aber dann zu beobachten ist, wenn die Mutter ein Buch liest oder ihre Aufmerksamkeit einem Erwachsenen zuwendet (Hart et al., 2004, S. 58; s. Draghi-Lorenz, 1998; Masciuk & Kienapple, 1993). Die Unaufmerksamkeit erweist sich also dann als besonders aufregend, wenn sie einem anderen Kleinkind gilt. Genau wie wir dies im klinischen Beispiel sahen, ist das entscheidende Element das Gefühl des Ausgeschlossenseins. Andere weniger systematische Beobachtungen zeigen solche Sensitivität schon bei Säuglingen im Alter von drei Monaten (Hart et al., 2004, S. 59). So wichtig die dyadischen Beziehungen seien, erweise sich damit die kritische Bedeutung von triadischen Konstellationen schon in sehr früher Kindheit, nämlich in diesen intensiven Bemühungen von sehr kleinen Kindern, eine dyadische Beziehung mit den Personen naher Bindung wiederherzustellen, wenn diese durch eine Triade ersetzt worden ist. »Im großen Ganzen zeigen die Ergebnisse, dass Ausdruck von Traurigkeit und vermehrtes Blicken auf die Mutter spezifisch für die Eifersucht hervorrufende Situation waren« (Hart et al., 2004, S. 70). Zudem gibt es eindrückliche Bezüge zwischen der allgemeinen Einstellung der Mütter und der Eifersuchtsreaktion der Kinder: Bei Müttern, die beim Spielen weniger beteiligt sind, zeigen die Kinder in der Eifersuchtsreaktion weniger Freude, und bei Müttern mit größerer Zudringlichkeit bezeugen die Kinder vermindertes Interesse. Umgekehrt ist es bei Müttern mit optimaler Beteiligung so, dass bei der Eifersuchtsevokation die Kinder verstärkte Negativität in Form von Wut und Trauer manifestieren (Hart et al., 2004, S. 61, 70). Mit anderen Worten: Je besser die Beziehung mit der Mutter ist, desto ausgesprochener ist die Eifersuchtsreaktion in Form von Trauer, Wut und Suchen nach der Mutter.

Sicher handelt es sich bei diesem Besitzergreifen-Wollen der anderen Person und der Ausschließlichkeit in dyadischer Bindung um eine angeborene Disposition, die sich schon in sehr früher Kindheit durchsetzt. Was ich immer wieder sowohl klinisch wie introspektiv beobachten konnte, war dasselbe Vorherrschen von Traurigkeit und verzweifeltem Suchen als bewusstem Aspekt, hinter der sich dann die zugrunde liegende, aber verdrängte Eifersucht versteckte. Die Trauer ist aber selber ein sinnvolles Signal an den anderen, sich dem Ausgeschlossenen wieder zuzuwenden, wie die Untersucher betonen (Hart et al., 2004, S. 72). Sie fügen auch hinzu, wie falsch es sei anzunehmen, dass die Eifersucht eine sekundäre und keine grundlegende Emotion sei.

Zurück zum Klinischen: Freud (1922) unterscheidet

1. die »normale« oder kompetitive Eifersucht,
2. die Eifersucht, die auf projizierter Untreue beruhe und einer Schuldabwehr diene, und
3. den Eifersuchtswahn, der auf abgewehrte Homosexualität deute.

»Normale« Eifersucht setze sich wesentlich zusammen »aus der Trauer, dem Schmerz um das verloren geglaubte Liebesobjekt, und der narzisstischen Kränkung, soweit sich diese vom anderen sondern lässt, ferner aus feindseligen Gefühlen gegen den bevorzugten Rivalen und aus einem mehr oder minder großen Beitrag von Selbstkritik, die das eigene Ich für den Liebesverlust verantwortlich machen will« (Freud, 1922, S. 195). Sie wurzle tief im Unbewussten, setze früheste Regungen der kindlichen Affektivität fort und stamme aus dem Ödipus- oder aus dem Geschwisterkomplex der ersten Sexualperiode (Freund, 1922, S. 196). Offenbar können wir diesem Ausdruck der »frühesten Regungen der kindlichen Affektivität« mit den heutigen Forschungen noch sehr viel mehr Substanz geben.

Neben dieser »normalen« Eifersucht (über die ich später mehr zu sagen habe) gibt es die projizierte Eifersucht: Derjenige, der untreu ist oder es sein möchte, beschuldigt den Partner dieser Untreue, um seine eigenen Schuldgefühle zu besänftigen. Dies ist offenbar eine Abwehrstrategie zugunsten des Über-Ich, wie dies sowohl Jones (1967) wie Riviere (1932) betonten und auch vom Fall bestätigt wird, den ich geschildert habe. Der dritte Typus, nämlich die wahnhaften Formen von Eifersucht, werden von Freud der verdrängten (»vergorenen«) Homosexualität zugeschrieben: »*Ich* liebe ihn ja nicht, *sie* liebt ihn.« Er betont, dass man beim Eifersuchtswahn »die Eifersucht aus allen drei Schichten« finden werde, niemals aus der dritten allein (Freund, 1922, S. 198).

Jones fasst in seiner 1929 an der Sorbonne in Paris gehaltenen, bestechend eleganten und gelehrten Vorlesung *Jealousy* seine Ideen in folgender Weise trefflich zusammen:

> »Es ist meine Erfahrung, dass Eifersucht ein viel weniger normales Phänomen ist, als man gemeinhin annimmt, und dass sie großenteils auf einer abnormalen und neurotischen Grundlage beruht. Sie drückt ein Versagen in der Entwicklung der Liebesfähigkeit aus, einen Mangel an Selbstvertrauen, der letztlich einem unbewussten, seit der Kindheit nicht überwundenen Schuldigsein zuzuschreiben ist, und eine unangemessene Abhängigkeit vom Liebesobjekt, die auf eine Tendenz in Richtung sexueller Inversion [d. h. Homosexualität; Anmerk. d. Verf.] hinweist. Dieses letztere Merkmal zeigt sich offen bei wahnhafter Eifersucht, aber ich denke, diese ist in geringerem Grad auch bei den anderen Formen gegenwärtig. Kurzum, Eifersucht bezeugt keine Stärke, sondern eine Schwäche der Liebe; sie nimmt ihren Ursprung viel mehr in Angst, Schuld und Hass als in Liebe« (S. 340; übers, v. Verf.).

Wie Lansky jüngst beim Neid aufwies, dass dieser nicht einfach als ein Affekt, sondern als ein ganzer Prozess zu verstehen sei, fächert auch Jones die Eifersucht in mehrere psychologische Schritte (»stages«) auf: die Stadien »zuerst von der Angst vor Verlust, zweitens von Scham und verwundetem Selbstgefühl, das dem unbewussten Schuldigsein entspringt, und drittens von Wut, die ihn vor beiden schützt, indem sie seinen Hass rechtfertigt, ihm Recht gibt und so sein Selbstgefühl wiederherstellt« (1967, S. 339). Der Impuls des Mannes zur Untreue, der nun auf den Partner projiziert wird, wurzle in seiner eigenen Furcht vor einer bedrohlichen Hörigkeit (»bondage«) der Frau gegenüber (Jones, 1967, S. 338): »… es besteht oft die Angst, zu sehr geliebt zu werden, eine Befürchtung, dass seine Persönlichkeit vom Liebesobjekt ›besessen‹ werde« (S. 336f.) – ähnlich der Angst vor der Weiblichkeit und dem Gebärmutterneid, der gegenwärtig wieder ins Zentrum des Interesses rückt (Benz, 1984; Barth, 1990; Seelig, 2002; Eschbach, 2004; Janowitz, 2005). Mit einem Zitat von La Rochefoucauld weist Jones auf die durch Eifersucht verursachte sekundäre Scham hin: »On a honte d'avouer que l'on ait de la jalousie« (»Man schämt sich, die Eifersucht zuzugestehen«; S. 336). Freilich würde Jones alle Minderwertigkeitsgefühle und Scham auf unbewusste Schuld reduzieren, »ein Gefühl *moralischer* Minderwertigkeit« (Betonung v. Jones, S. 334), mit dem wir heute nicht mehr einverstanden wären. In Sätzen, die eine weit über das Thema hinausreichende allgemeine Wahrheit von großer Tiefe ausdrücken, aber die wiederum die entscheidende, selbstständige Rolle der Scham, zusätzlich zur Schuld, besonders in Bezug auf das Gefühl, verraten worden zu sein (Lansky, 2001), unterschätzen, behauptet er, geistige Gesundheit und Freiheit, zusammen mit dem damit verbundenen Glücksgefühl, hängen wesentlich davon ab, ob man von unbewusster Schuld frei ist (»freedom from unconscious guiltiness«). Damit geht eine entsprechende Selbstliebe einher. Es sind die Selbstliebe, das Selbstgefühl und die Selbstachtung, die durch die unbewusste Schuld verwundet und beschädigt werden, daher die Empfindlichkeit der Person für Kritik und ihre ständige Forderung nach Billigung oder Anerkennung in mannigfacher Form. Daher stammt aber auch die schonungslose Natur des Hasses, wenn man verraten wird; wenn Liebe voller Erbarmen ist, ist Selbstliebe sicherlich erbarmungslos. Zu Recht beobachtet La Rochefoucauld: »La jalousie est le plus grand de tous les maux, et celui qui fait le moins de pitié aux personnes qui le causent.« (»Eifersucht ist das größte aller Übel und eines, das am wenigsten Mitleid erregt in den Leuten, die es verursachen«; dieser Satz scheint mir durchaus vieldeutig zu sein: Mitleid in denen, die Anlass geben zur Eifersucht? Mitleid für die, die solchen Anlass geben, d.h. die eifersüchtig machen? Mitleid in denen, die eifersüchtig sind? Mitleid für die, die eifersüchtig sind? Ich lasse die Deutung offen, gebe aber, wie Jones, der zweiten Möglichkeit den Vorzug.) Der einzige Schlüssel, von dem sich Jones ein Aufschließen aller Hauptgeheimnisse der Eifersucht verspricht (1967, S. 327), scheint für ihn jenes »unbewusste Schuldigsein« (»unconscious guiltiness«) zu sein. Dem würden wir heute den Faktor der unbewussten Scham hinzugesellen.

In einem Aufsatz von 1932, der dann durch eine Entgegnung auf Fenichel (1935) erweitert wurde, findet Riviere zu Recht, dass beide von Freud beschriebenen Formen pathologischer Eifersucht der Abwehr gegen das Über-Ich dienen, indem Schuldgefühle für Untreue auf den Partner projiziert werden. In ihrer eigenen Fallbeschreibung vertieft sie indessen dieses Verständnis der pathologischen Eifersucht, indem diese nämlich dem Schutz gegen Schuldgefühle für viel archaischere Formen der Fantasie dienen muss: für Impulse, etwas einem anderen Menschen auf einer oralerotischen und oralsadistischen Grundlage rauben zu wollen. Mit anderen Worten postuliert sie, mit Klein, den Ursprung der Eifersucht in den frühesten Formen des Neids. Darin erkennt sie eine Sonderart triadischer Konstellation, bestehend aus dem Subjekt, dem Objekt, dem etwas weggenommen wird, und dem Ding oder der Person, die weggenommen werden, und dies alles über den von Klein postulierten sehr frühen ödipalen Konflikt hinaus. Die Schuldgefühle für diese »herrschende Leidenschaft ihres Lebens« (Riviere, 1932, S. 117; sie bezieht sich auf ihre Patientin) werden rationalisiert und »genitalisiert«, indem sie auf die viel weniger verdrängte Schuld für ihre projizierte sexuelle Untreue verschoben werden (Riviere, 1932, S. 121). Unumgänglich und konstant war für sie die Bedingung, »alle ihre Lust nur auf Kosten irgendeiner anderen Person zu erwerben und zu genießen« (Riviere, 1932, S. 118). »Es war ihr ein Genuss, eine Person von Bedeutung ganz für sich allein zu haben, während die übrigen Anwesenden ausgeschlossen waren. Der Wunsch nach einer Vorzugsstellung vor einer anderen Person war ein Grundton ihrer Psyche« (Riviere, 1932, S. 119). Hingegen war auch bei ihr, genau wie wir dies bei Jane beobachten konnten, die Schuld zu Abwehrzwecken umgekehrt: Die anderen waren die Schuldigen; sie hatten sie beraubt: »So erklärte sie in den eifersüchtigen Stimmungen, dass ihr Mann und seine anderen Frauen sie aller Dinge entblößten, sie verhöhnten, quälten, entehrten, sie seiner Liebe, ihrer eigenen Selbstachtung und ihres Selbstvertrauens beraubten, sie fortwarfen als ein Opfer, das vollkommen hilflos preisgegeben ist« –

»eine masochistische Wendung des sadistischen und des Raubantriebes gegen sich selbst« (Riviere, 1932, S. 120). »Sie, die anderen, die Eltern (und ihr Über-Ich) waren die Schuldigen; sie beraubten, plünderten, schädigten und vernichteten sie – nicht umgekehrt« (Riviere, 1932, S. 124). In ihrem Fall ist es also ebenfalls eine großartige Umkehrung der Schuldsituation und eine Wendung des Vorwurfs vom Passiven ins Aktive. »So scheint es mir, dass eine wesentliche Funktion der Fantasie außer der Lösung der libidinösen Spannung die Befreiung des Ichs von der Last der Verantwortung ist« (Riviere, 1932, S. 128). Die »narzisstische Wunde«, wie sie von unserer wie von Rivieres Patientin erlebt wird (»the gaping wound«), wird von der Autorin auf die Verurteilung durch das Über-Ich zurückgeführt und »als Sühne des Ichs für unbewusste räuberische und aggressive Impulse der eigenen Person verstanden« (Riviere, 1932, S. 125) – während wir zusätzlich der vielfach wiederholten Traumatisierung großes Gewicht beimessen, also die Genese in Trauma und Konflikt erkennen; hierbei wirken diese realen und schweren Traumata als Prototypen und werden hernach von den Introjekten wiederholt, namentlich in Gestalt von Über-Ich-Anklagen und -Verurteilungen. Jene aggressiven Impulse werden letztlich von Riviere als Formen von »heterosexuellem oralgenitalen Neid« erklärt (1932, S. 135). Riviere behauptet dann, die eifersüchtige Person erlebe bewusst die Untreue des Partners als Vergeltung für ihre eigenen Aggressionen, die auf jene frühesten aggressiven Fantasien zurückzuführen seien. Wir würden hingegen diese Aggressionen, und ganz besonders die Wünsche zu berauben, von den schweren Traumatisierungen und ihrer Verewigung auf intrapsychischen und interpersonellen Ebenen ableiten. Doch erblickt sie den wahren Grund für die Angst nicht in einer Furcht vor äußerer Vergeltung, sondern in der Angst des Ich vor seinem eigenen Sadismus, also einer Angst, die durch die drohende innere Vergeltung verursacht wird. Mit Recht zieht Riviere Othello für ihr Argument heran: Er hatte sein Liebesobjekt, Desdemona, zu Beginn dadurch errungen, dass er sie ihrem Vater geraubt hatte. Seine zentrale »psychische Schuld« könne nicht übersehen und doch auch nicht erkannt werden, als was sie ist: seine »Schwärze«.

Ohne in eine sorgfältige Darstellung der Debatte zwischen Fenichel (1935) und Riviere einzutreten, möchte ich einige seiner Punkte, die in unserem Zusammenhang bedeutsam sind, hervorheben. Wie Jones erkennt er, dass pathologische Eifersucht in Menschen entsteht, die tieferer Liebe unfähig sind; dies ist ein Punkt, den ich später in meinen eigenen Ausführungen über die Eifersucht als einer Perversion der Liebe wiederaufnehmen werde. Auch für ihn ist die narzisstische Verwundung wesentlich: »Die Angst vor dem Liebesverlust ist gerade bei solchen Personen am stärksten, bei denen der Liebesverlust wirklich das Schlimmste bedeutet, das das Individuum treffen kann, nicht nur eine sexuelle Versagung, sondern eine schwere Beeinträchtigung des Selbstgefühls, unter Umständen eine Auflösung des Ichs« (Fenichel, 1935, S. 346). Wesentlich ist der soziokulturelle Aspekt, den er hinzufügt: »Eine Gesellschaft, in deren Ideologie ein Ehegatte als Besitzstück des andern erscheint, erhöht jedenfalls von hier aus die psychoökonomische Brauchbarkeit der Eifersucht« (Fenichel, 1935, S. 347). Fenichel behauptet, dass die Sehnsucht nach anderen Bindungen biologisch normal sei, aber durch diese Ideologie der Besitznahme und Vereinnahmung blockiert werde (S. 349f.) – auch dem werde ich mich später zuwenden. Wie Riviere stellt er die Fantasie, etwas zu rauben, das einem nicht aus freien Stücken gewährt wird – »Ein Rauben dessen, was man mir nicht freiwillig gibt« (Fenichel, 1935, S. 353) – in den Mittelpunkt eines dynamischen Verständnisses der Eifersucht, die bei der von ihm beschriebenen Patientin v. a. auf einer ödipalen und sexuellen Ebene geschieht:

> »Eine Frau nimmt einer anderen etwas weg. Die Verarbeitung des Penisneids ... hatte schon unter dem Schatten dieser Idee gestanden: ›Ich nehme einer anderen Frau das Essen weg‹ oder genauer, ›Wenn man mir das Essen wegnimmt, hole ich es mir durch Raub (aus dem Mutterleib) wieder‹, war der unbewusste Sinn der Dreiecksphantasien, die Verdrängung dieser oralsadistischen Impulse der unbewusste Sinn der Eifersucht« (Fenichel, 1935, S. 354).

»Ich hole mir das mir Vorenthaltene. Ich räche mich, dass man mir die Liebe weggenommen hat. Ich will das Verlorene wiederhaben« (Fenichel, 1935, S. 355). Ihre sexuelle Erregung war an eben diese Fantasie gebunden: »Ich werde beraubt, und ich raube« (Fenichel, 1935, S. 355). La Rochefoucauld behauptet kurz und bündig: »Il y a dans la jalousie plus d'amour-propre que d'amour« (»In der Eifersucht steckt mehr Selbstliebe als Liebe«) und Jones wiederholt es: »... es ist gar nicht Liebe, sondern die Begier, geliebt zu werden« (1967, S. 328, 334).

Pao nimmt diese und Fenichels Beobachtung von der Unfähigkeit für tiefere Liebe als einem hauptsächlichen, prädisponierenden dynamischen Faktor bei pathologischer Eifersucht auf: »›Sie soll es mir beweisen!‹

war lediglich eine Projektion seines eigenen Gefühls von Liebesunfähigkeit. Es war, als ob er meinte: ›Nicht ich bin es, der nicht lieben kann; du bist es, der nicht liebt‹« (1969, S. 625). Diese Voraussetzung wird durch »den Glauben, dass Lieben Besitzen bedeutet« (S. 630) ersetzt. Er bezweifelt (ich glaube, mit Recht) eine automatische Zusammengehörigkeit von pathologischer Eifersucht mit Homosexualität, sondern verbindet sie in seinem Fall eher mit der »Besorgtheit über narzisstische Beschäftigung mit sich selbst ... und Unbezogenheit« (»concern over narcissistic self-engrossment ... concern over narcissistic unrelatedness«; S. 635, 637). Er folgert: »Eifersucht ist ein Ich-Zustand, der bei verschiedenen Konflikten eingesetzt wird, wie solchen über homosexuelle Impulse, oral-sadistische Regungen usw.«, und, wie er später hinzufügt, »bei Konflikten über Aggression und Narzissmus« (S. 635). Es sei wichtig, dass »Eifersucht ein komplexer Ich-Zustand ist, der alle Komponenten der psychischen Struktur umfasst – Es, Ich und Über-Ich« (S. 635f.). Divergente Erklärungen ergänzen einander gegenseitig (S. 637) – eine Ansicht, die auch von Joffe (1969) und Coen (1987) geteilt wird.

Schließlich kommen wir zum letzten wichtigen Beitrag zu unserem Thema, der soeben erwähnten Studie von Coen, der u. a. die Dialektik zwischen dyadischen und triadischen Aspekten bei der pathologischen Eifersucht betont: »Die eifersüchtige triadische Szene dient bei pathologischer Eifersucht gleichzeitig dazu, sowohl dyadische wie triadische Konflikte abzuwehren wie zum Ausdruck zu bringen« (1987, S. 100). Er beschreibt, wie (bei seinem Patienten) die »triadische Urszenenkonstruktion ihn gegen die gefährliche Intimität mit einer Person schützte« (1987, S. 106). Nicht nur schütze die Frau den Patienten gegen Homosexualität, sondern der Mann schütze ihn gegen die Heterosexualität, gegen die Intimität in einer Eins-zu-eins-Beziehung. Gleichzeitig diene dieser intensive dyadische Konflikt als Schirm gegen einen gefährlich aggressiven, triadisch ödipalen Kampf (1987, S. 106). Im Einklang mit Jones (1967), Fenichel (1935) und Pao (1969) beobachtet auch Coen, dass die Unfähigkeit zu lieben in pathologischer Eifersucht zentrale Aufmerksamkeit beanspruche: »Das Ausagieren im Verhalten bei pathologischer Eifersucht ist ein Substitut für eine volle, liebende und sexuelle Intimität mit einer einzelnen, lebenden Person und zugleich eine Abwehr dagegen« (S. 106f.). Aber bedeutenderweise meint er auch: »Es handelt sich dabei um ein masturbatorisches Äquivalent, manchmal um ein masturbatorisches Vorspiel, eine perverse Form sexueller Bezogenheit« (S. 107). Wie fast jeder der Autoren, die sich mit diesem Thema beschäftigen, betont auch Coen den Über-Ich-Aspekt, spezifisch »das Bedürfnis für eine Abwehr gegen Schuld« (S. 105), bei gleichzeitig tatsächlichem Schuldigwerden, – genauso wie Jane sich immer wieder in Szenen ergeht, in denen sie massive Realschuld auf sich lädt. Auch hier ist es so, wie wir allgemein wissen, dass sexueller Masochismus eine wichtige Abwehr gegen moralischen Masochismus darstellt (Berliner, 1940, 1947; Wurmser, 1993).

Wie wir bei Jane erkannten, dass das Wesen der Eifersucht im Gefühl des Ausgeschlossenseins zu finden ist, treffen wir dies auch bei Coens Fall an: »In dieser Perspektive war Hr. A.s pathologische Eifersucht eine masochistisch ausgearbeitete Fantasie über die Ausschließung von der Urszene« (Coen, 1987, S. 106). Wie bei Jones (1967) bedarf es der dritten Person, des »Rivalen«, damit dieser Schutz vor der gefährlichen Intimität mit der Frau gewähre:

> »Beziehungen mit einem Objekt, das als einem ähnlich und ebenbürtig erlebt wird (›similar and equal to oneself‹, homosexuell, narzisstisch) – sind sicherer als intensive Bedürfnisse für ein andersartiges, unebenbürtiges Objekt – (›unequal, different‹, heterosexuell, erwachsene Liebe). In dieser Perspektive ist die Objektwahl in pathologischer Eifersucht homosexuell, narzisstisch, sogar in Hinsicht auf die heterosexuelle Komponente. Damit ist gemeint, dass das heterosexuelle Objekt als phallisch und schon für sich selbst als männlich betrachtet wird und durch ihre fantasierte Beziehung mit einem Mann noch weiter in den homosexuellen narzisstischen Umkreis gezogen wird. Kontrolle und Gleichheit (›control, equality, and sameness‹) in seinen Objektbeziehungen wehren mannigfaltige phantasierte Gefahren ab, die dann bestünden, wenn man ein anderen brauchte und liebte« (Coen, 1987, S. 106).

Eifersucht ist demnach für Coen ein hochkomplizierter affektiver Prozess und leitet sich von allen Entwicklungsebenen ab, ganz so, wie es Joffe (1969) in Bezug auf den Neid gegenüber dem Klein-Begriff des »Urneides« (s. z. B. Etchegoyen et al., 1987) ausführt. Die verschiedenen angegebenen Erklärungen ergänzen einander in Coens Sichtweise. »Der narzisstische Mangel (»deficiency«) ist etwas Komplexes, das nicht einfach auf eine Regression zur Abwehr ödipaler Konflikte oder auf einen angenommenen Entwicklungsstillstand oder eine Fixierung zurückzufuhren ist« (wiederum wie wir das bei unserer Patientin beobachten konnten).

»Der Konflikt umfasst sowohl ödipale wie präödipale Abkömmlinge« (S. 106f.). Coen schlägt als organisierenden Fokus vor: Die »intensive Angst, sich zu erlauben, eine einzelne andere Person zu lieben ... Die eifersüchtige triadische Konstruktion dient dazu, ... sich mit dieser Gefahr und diesem Bedürfnis auseinanderzusetzen« (S. 107).

Rückblickend kann zu dieser Literaturübersicht hinzugefügt werden, dass die Dialektik von dyadischen und triadischen Aspekten in der Eifersucht nicht bedeutet, dass es sich dabei um zwei klar abgegrenzte Typen von Eifersucht handelt. Doch können wir ein Spektrum von Intensität erkennen: Je »pathologischer«, d.h. je zwanghafter die Eifersucht ist, desto mehr überwiegen präödipale über ödipale Komponenten und umso stärker regressiv sind die dyadisch symbiotischen Eigenschaften. Diese zentrale Angst vor »Intimität« (Innigkeit), namentlich der Frau gegenüber, erhält indessen einen großen Teil seiner Stärke von dem, was wir aus den Untersuchungen zum »Gebärmutterneid« im weiteren Sinne kennen.

Ich möchte diesen psychodynamischen Abschnitt wiederum mit einem Zitat von La Rochefoucauld (das ich Elke Natorp-Husmann verdanke) schließen: »La jalousie est, en quelque manière, juste et raisonnable, puisqu'elle ne tend qu' à conserver un bien qui nous appartient ou que nous croyons nous appartenir; au lieu que l'envie est une fureur qui ne peut souffrir le bien des autres.« (»Auf eine Weise ist die Eifersucht gerecht und vernünftig, da sie nur bestrebt ist, ein Gut zu wahren, das uns gehört oder von dem wir glauben, es gehöre uns; währenddem der Neid eine Wut bedeutet, die nicht das Gut der anderen zu ertragen vermag.«)

Konflikt von Liebe und Macht

Es ist völlig klar geworden, dass Eifersucht in ihren pathologischen Weiterungen viel mit »Selbstliebe«, also Narzissmus, und Hass, aber gar nicht viel mit Liebe selbst zu tun hat. Und doch muss es sicherlich so etwas wie »normale« Eifersucht geben, die ein Ausdruck von Liebe und Leidenschaft ist, wie die Geschichte der großen Literatur behauptet, und wie es sich in der Rechtsgebung widerspiegelt, die »crimes passionels«, also aus Eifersucht begangene Verbrechen, milder beurteilt als z.B. Raubmorde, und so halb rechtfertigt. Diese seltsame Nebeneinanderstellung spricht tatsächlich für den Vorrang des Wertes des Eigentums, des Besitzens im Rechtsempfinden: Der, der ein besessenes Gut, also ein Ding, wegnimmt, ist der primäre Verbrecher, und der, der sich für ein solches vorgegebenes »Rauben« rächt, wird als mehr oder weniger gerechtfertigt angeschaut, und seine Gewalttat wird ihm verziehen.

Man kann dies sogar aufgrund teilweiser Analogie auf die weit verbreiteten »Ehrentötungen« in muslimischen Gesellschaften ausdehnen. Hier obliegt es den männlichen Familienmitgliedern, die Familienehre zu sühnen, wenn diese »Ehre« durch irgendeine Form sexueller Innigkeit aufseiten einer Frau verletzt wurde – eine Art des »Raubes«, dessen Schande und Scham nur dadurch ausgelöscht werden kann, wenn die Frau selbst vernichtet wird. Auch hier werden die Frau als Ganze und ihre sexuelle »Intaktheit« konkretistisch als Dinge behandelt, die der Mann besitzt, und deren Beraubung wird als Kardinalverbrechen angesehen und geahndet. Wenn man jedoch Besitztum als höchsten Wert einsetzt, wirkt dies äußerst dehumanisierend.

Dies stellt nun aber tiefere Fragen in Bezug auf »normale« Eifersucht und die weitgehend unbestrittene Gleichsetzung von »Treue« mit Ausschließlichkeit, gemeint mit ausschließlichem Besitztum. Ganz gewiss gibt es in uns allen diese Neigung, und sie ist, wie alle unsere Gefühle, auch Wut und Rache und Hass, nicht an und für sich pathologisch. Der Unterschied zwischen Normalität und Pathologie kommt erst mit dem Kennzeichen der Zwanghaftigkeit herein (Wurmser, 2000 [1987]), 2001 [1989], S. 83f.). Fenichel stellt dieselbe Frage in einer Fußnote, wenn er Jones Behauptung: »Die eheliche Untreue hat, öfter als man glaubt, eine Neurose als Ursprung; sie ist nicht Zeichen von Freiheit und Potenz, sondern des geraden Gegenteils« dies entgegenhält: »Denn häufiger noch als die neurotische ›Angst vor der Bindung‹ gibt es die ›neurotische Bindung‹ mit Angst vor der an sich doch gewiss nicht pathologischen, sondern biologisch normalen Sehnsucht nach Objektwechsel« (1935, S. 349f.). Dies aber ist in Fenichels schon vorher zitierter Kritik an der herrschenden Ideologie in der (wie wir heute sagen würden patriarchalischen) Gesellschaft begründet, die den Ehepartner zum Eigentum des anderen macht.

So ist dann die Frage berechtigt: Beruht die häufige Verteidigung der »normalen« Eifersucht nicht auf einem Konzept der Verliebtheit oder sogar Liebe, das auf totalen Besitz sinnt und die Individualität des anderen missachtet? Dabei mag es zwar zu komplexen Kompromissbildungen zwischen Ausschließlichkeitsforderung und Respekt kommen. Doch bleibt die Doppelfrage dabei immer: Einerseits, wie ist Vertrauen, das Kernstück der Liebe, möglich, wenn der Besitzanspruch dominiert? Andererseits, wie ist Vertrauen möglich, wenn deswegen Bindungen an andere Menschen und Anziehungen verheimlicht werden müssen, wenn es also zu Lügen und Geheimhaltung kommt? Auch nach Coen (1987) ist, wie wir sahen, die Hauptgefahr für den Menschen mit pathologischer Eifersucht »die Intimität in einer Eins-zu-eins-Beziehung«. Die Frau muss sich gegen die Homosexualität und der Mann gegen die Heterosexualität schützen. Zentral ist die Unfähigkeit zu lieben. Der organisierende Fokus besteht in der intensiven Angst davor, sich selbst zu gestatten, eine einzelne Person zu lieben.

Setzen wir aber diese auf Besitz und Macht sich gründende Liebe beiseite, müssen wir doch zugeben, dass es in jeder nahen und emotional intimen Beziehung Bereiche der Ausschließlichkeit gibt, zu denen kein Dritter Zugang hat. Anders gesagt: Jede Liebe hat einen ihr eigenen Privatbezirk. Wird dieser durch einen Dritten verletzt, erzeugt dies Scham, und wenn dies besonders gewaltsam geschieht, führt die Kränkung zu starker Entrüstung oder zu ohnmächtiger Wut und Verzweiflung. Das jeweils richtige Maß zu finden, ist eine Hauptaufgabe der Liebe. So mag man es in jeder Beziehung in zarter Weise versuchen, ein Gleichgewicht zwischen den gegensätzlichen Strebungen von totaler Zuwendung und dem ebenso intensiven Bedürfnis nach anderen tiefen Beziehungen zu finden. Die Grundfrage wird dann also: Wie finden wir die individuell spezifische Balance zwischen Ausschließlichkeit und Teilen (»sharing«)?

Eine der großen Einsichten scheint mir nun aber die zu sein, dass Liebe teilbar ist und gerade im Teilen wächst und nicht abnimmt. Ich erinnere an die schöne Parabel des Rabbi David in Abi Zimra (1479–1573):

> »Wie eine Frau schwanger wird und gebärt, ohne dass ihr in ihrem Wesen etwas mangelt, so werden die Seelen der Gerechten und Frommen schwanger und gebären und senden Lichtfunken in die Welt, um die Generation zu schützen. Das ist dem Vorgang gleich, wenn einer eine Kerze an einer anderen anzündet; dabei wird die erste Kerze in ihrem Licht nicht vermindert« (Scholem, 1991, S. 223).

Diese Beobachtung, dass man im Geben sogar mehr und sicher nicht weniger hat, gilt nicht nur für die Liebe (und das Kinderhaben ist das schönste Beispiel dafür) und die Güte, sondern auch für die Weisheit und die Gerechtigkeit. Sie alle werden mehr, indem man sie teilt. Das schöne deutsche Wort »Geteiltes Leid ist halbes Leid, geteilte Freud ist doppelte Freud«

kann, so ungewohnt dies auch klingen mag, ebenso auf die Liebe angewendet werden – sowohl im Sinne der Gegenseitigkeit (und dies ist nicht überraschend) wie im Sinne des Nebeneinanders (und dies widerspricht dem konventionellen Verstand).

Eine andere sehr wichtige Folgerung ist: Treue und Ausschließlichkeit sind nicht identisch und müssen voneinander entkoppelt werden, so sehr dies der konventionellen Moralität widersprechen mag. Es gibt eine tiefe und dauernde Treue zum anderen geliebten Menschen, ohne dass diese Treue Ausschließlichkeit erheischt. Ganz im Gegenteil! Je mehr, je breiter und tiefer man in seiner Liebe und seinem Liebesbedürfnis erfüllt wird, desto besser ist man seinem Nächsten gegenüber – verständnisvoller, geduldiger, ja, liebevoller, und v. a. umso weniger vorwurfsvoll und intolerant. Es war ja eine der Haupteinsichten der Psychoanalyse, dass die chronische oder immer wiederholte Frustration des Liebesverlangens, eben der Libido, zentral pathogen ist. Die Stimme der Eifersucht will dies aber nicht wahrhaben. Keiner von uns ist dieses Konfliktes enthoben, und wenn diese Versöhnung der beiden Seiten nicht gelingt, wie wir es eben bei Jane gesehen haben, eröffnet sich die schmerzlichste Wunde des totalen Ungeliebtseins – »Und wenn ich dich nicht liebe, dann kehrt das Chaos wieder« –, des völligen Liebesunwerts, des Kerns des Schamerlebens, aber auch einer trostlosen Einsamkeit und Trauer, und damit fast unausweichlich einer Neigung, sich dessen zu bemächtigen, das man anscheinend verloren hat.

Das Leben wird beim tragischen Charakter von diesem Dilemma beherrscht: entweder totale Zuwendung oder totaler Schmerz und totale Scham; entweder Ausschließlichkeit oder völlige Verlassenheit und Unwert. Dieser Zustand aber ist eine Retraumatisierung. Wir können in Bezug auf die Ausschließlichkeit der Liebe behaupten, dass das Sich-ausgeschlossen-Fühlen oder das Ausgeschlossensein von der intimen Zweisamkeit der anderen: »Ich bin der ausgeschlossene Dritte«, und damit des intensiven Verlustes: »Ich habe nicht mehr, was meinem Leben Sinn gibt«, dieses Kerngefühl in der Eifersucht, unweigerlich mit dem Sinn von Demütigung, also von Beschämung verbunden ist. Umgekehrt ist die Machtausübung und Inbesitznahme des anderen, die so sehr Teil der Eifersucht wird, eine Vergewaltigung der Individualität des anderen und damit etwas, das Realschuld bedeutet: Der vereinnahmende Geliebte oder Gatte sollte sich schuldig fühlen, denn er verletzt die Selbstbestimmung des anderen. Unentrinnbar führt dann auch der »Verrat« an solcher Ausschließlichkeit, eben an der Liebe als Besitzergreifung, zur Schuld, d. h., das Opfer eines solch despotischen Liebesanspruchs fühlt sich schuldig, wenn es sich dieser Fessel zu entledigen sucht und diesem Gefängnis der Dehumanisierung entflieht.

Werden diese psychodynamischen Prozesse verinnerlicht, sehen wir eine neue große Über-Ich-Polarität: die Scham für das Ausgeschlossensein gegenüber der Schuld für die Inbesitznahme und damit Verdinglichung des anderen oder für die Rebellion gegen solche Absolutheit. Gerade die Opern des 19. Jh. (ich denke besonders an die Verdis und Tschajkowskis Opern) kreisen zum großen Teil um diese Thematik. Der tragische Charakter zerbricht auch an diesem Konflikt zwischen Liebe und Bemächtigung sowie den daraus folgenden ethischen Konflikten. In unseren Begriffen: Er erfährt letztlich alle intime Beziehung in sadomasochistischen Kategorien.

So scheint mir im tragischen Charakter dieser eine Konflikt leitend und unlösbar zu sein: Es ist der Konflikt zwischen Liebe und Macht. Er manifestiert sich z. B. im Umschlag der Sehnsucht nach dem oder der Geliebten in den Zwang, diesen anderen Menschen ganz und gar zu kontrollieren und dadurch zu dehumanisieren – wie wir dies im Falle von Jane bezeugt sahen. Wir sprechen also über Züge, die uns auch von der Charakterperversion her vertraut sind. Die beiden Begriffe überschneiden sich.

Besinnen wir uns darauf, was wir wirklich mit Liebe meinen. Ich habe in früheren Arbeiten die schöne Definition von Aristoteles (und angeblich Augustinus) zugrunde gelegt, Liebe heiße: »Ich will, dass es dich gibt.« Ich berufe mich dabei auf die nikomachäische Ethik, Kap. 9, 1166a:

> »Man umschreibt es [*philiká, philíai*, die Gefühle der Liebe; Anmerk. d. Verf.] so: der Liebende (*philón*: der Liebe, der Freund) sei einer, der das, was gut sei oder so scheine, dem Anderen zuliebe (genauer: des Nächsten, *tou pélas*, wegen) wolle und dies auch ausführe. Oder man könne sagen, [der Liebende; Anmerk. d. Verf.] sei einer, der wolle, dass der Geliebte um seiner selbst willen da sei und lebe – wie es die Mütter ihren Kindern gegenüber fühlen.«

Ich möchte nun diese Idee weiter ausführen und differenzieren, etwa in dem Sinn: »Liebe bedeutet:

1. Es ist mir ein Hauptanliegen, dass du bist.
2. Ich möchte dir nahe sein, und bist du mir ferne, fehlst du mir sehr.
3. Ich will, dass dir kein Schaden geschieht, und dein Wohlbefinden ist mir so wichtig wie mein eigenes (das englische »caring«, das also ganz der Alternativdefinition von Aristoteles entspricht).

4. Mir ist dein Eigenwille, deine Identität, dein Sein, so wie du bist, ebenso wichtig wie mein eigenes.
5. Ich möchte mit dir teilen, was ich habe, mein Inneres wie das Äußere.«

Dazu kommt aber als wichtiger und nun hochproblematischer Teil:
6. »Ich will mit dir nicht nur auf der geistigen und seelischen Ebene, sondern auch körperlich verschmelzen«,

denn da klafft sofort ein großer Gegensatz auf. Nicht nur gilt das nicht für jede Form der Liebe, z. B. zwischen Kind und Eltern, oder, besser gesagt, wir wissen seit Freud, dass es eben sehr wohl gilt, aber nicht gelten sollte und abgewehrt werden muss, oder zwischen Freunden, wo die sexuellen Aspekte völlig sublimiert bleiben müssen. Aber es gilt besonders auch für manche tiefe Liebe, wo die sexuellen Wünsche zwar sehr stürmisch vorhanden und nicht abwehrbar und keineswegs unbewusst, aber zugleich verboten sind und unterdrückt werden müssen, gerade um dem geliebten anderen nicht zu schaden. Da mag dann der Konflikt unerträglich, unschlichtbar, eben tragisch werden. Damit aber besteht in der Liebe ein klaffender, oft überaus schmerzlicher innerer Widerspruch, der zu dialektischem Umschlag führen kann: wo die echte Liebe vom versagten Begehren übermannt wird und in Angst und zornige Abwehr oder in Scham und versengten Rückzug oder eben in Eifersucht umkippt. Das heißt: Dem eben beschriebenen vollen Wesen der Liebe erwächst ihr Gegner von innen her und tritt als große biologische Macht ihr entgegen: das sexuelle Begehren. Liebe steht im Konflikt mit dem Ungestüm sexueller Wünsche, dem »Trieb« par excellence.

Das eben ist einer der fundamentalen tragischen Konflikte: die dialektische Verkehrung der Liebe in die Sexualität mit der ihr innewohnenden Aggression, der besitzergreifenden Eifersucht und der Scham. So ist vielleicht dieser zweite Konflikt, die Gegnerschaft von Liebe und Sexualität nur eine verhüllte Form jenes ersten Konfliktes, des Widerstreits von Liebe und Macht.

Um den Widerspruch klar zu profilieren: Die Liebe feiert die Individualität; die Sexualität zerstört sie. Die Liebe will den Einzelnen; die Sexualität will das Grenzenlose und zerstört das Einzelne. Der tragische Charakter vermag es nicht, diesen Konflikt zur Komplementarität zu verwandeln. Dies ist aber das Ziel echter Reifung: Diese beiden Mächte zur Versöhnung, zur Harmonie, zur gegenseitigen Erfüllung zu bringen – wunderselten, aber stets lockend als leuchtender Gipfel des Daseins.

Ich möchte aber mit einem anderen Gedanken schließen, der mich in der einen oder anderen Form seit Langem immer stärker bewegt und die hier angeklungenen Themen umgreift.

Seelenmenschen und Dingmenschen

Ein kleiner Essay zum 75. Jahrestag des Erscheinens von Freuds Buch *Das Unbehagen in der Kultur* des Kritikers Lee Siegel in der New York Times Book Review vom 08. Mai 2005 schließt mit den Worten: »Freudianismus ist keine Wissenschaft; entweder begreift man intuitiv die Realität von Freuds dynamischem Begriff des Unbewussten, oder man kann nicht annehmen, dass es existiert – so wie man den Wahrheitsgehalt des biblischen Buches des Predigers erfasst oder ihn nicht erfasst. Aus diesem Grund ist die am wenigsten aufhebbare Teilung der Welt heute zwischen denen, die daran glauben, dass das Unbewusste eine grundlegende Rolle im Menschenleben spielt, und denen, die das nicht glauben. Dies ist der wirkliche Kulturkrieg und vielleicht sogar das wirkliche Aufeinanderprallen von Zivilisationen.«

Worauf ich immer wieder stoße, ist genau dieser Graben, der sich aufreißt, zwischen denen, die der Innerlichkeit, dem Seelischen einen ganz wichtigen Platz in ihrem Leben einräumen, und denen, deren Interesse auf die Dinge gerichtet ist, auf das Sachliche, das Äußere, auch auf den Erfolg. Ähnlich wie in dem Zitat von Siegel scheint es mir immer wieder um die Antithese von Dingmenschen und Seelenmenschen zu gehen, und wie diese beiden sich letztlich nicht verstehen können, da deren führende Werte so verschieden sind – Tüchtigkeit, materieller Erfolg, das Zählbare und das Zahlbare dort – Verstehen des Innersten im Menschen und damit Wahrhaftigkeit und Liebe hier. Natürlich ist dieses Entweder-oder übertrieben. Die Natur ist nie so scharf geschieden; es handelt sich um Idealtypen und wirklich um ein Spektrum. Und doch ist diese Gegenüberstellung von großer Hilfe.

»Oh, bewahrt Euch, Herr, vor der Eifersucht, dem grüngeäugten Scheusal, das besudelt die Speise, die es nährt«, sagt Jago scheinheilig in Shakespeares *Othello* (3. Akt, 3. Szene, Verse 165–167), und seine Frau Emilia sagt später: »Sie sind nicht stets aus Anlass eifersüchtig, sie eifern, weil sie eifern; 's ist ein Scheusal erzeugt von selbst, geboren aus sich selbst« (3. Akt, 4. Szene, Verse 160–162). Ovid beschreibt Neid, »invidia«, als ein Ungeheuer, das Schlangen verschlingt und mit Gift birst: »carpitque et carpitur una« (»es verzehrt und wird zugleich verzehrt«; Metamorphosen, 2., Vers 781); »Ihre Zähne sind rostrot, ihre Brust ist grün von Galle, ihre Zunge giftgeschwollen, und sie lacht nur, wenn sie Schmerz betrachtet« (»Livent rubigine dentes, pectora felle virent, lingua est suffusa veneno, risus abest, nisi quem visi movere dolores«; Verse 776–778).

Eifersucht ist, wie gesagt, auch eine Sucht; ebenso sind dies die Rachsucht und die Habsucht, ein Kernstück des Neides (die »pleonexia«, die von Thukydides als Grundübel, das zur Selbstzerstörung großer Kulturen und Staaten führt, bezeichnet wird). Der Süchtige, welcher Art nun auch die Sucht sei, legt seine Priorität auf Dinge und verhüllt sich das Innerseelische mit den Sachen: seien es nun Drogen oder das Essen, seien es Macht, Geld und Ruhm. Der Psychotherapeut und Psychoanalytiker, dessen Wichtigstes es ist, »den Sachen auf den Grund zu kommen« (wie es Heidrun Jaraß so schön formuliert hat), versucht, dem Patienten eine neue Welt, eben die Innenwelt zu öffnen, und dies in einer Kultur, die so ganz den Verlockungen des Äußerlichen folgt und sich dem Reichtum der Innigkeit immer stärker entfremdet. Wir werden dann zu Botschaftern einer Welt, die für viele wie hinter einer chinesischen Mauer verborgen und verschanzt ist.

Ein Schlussgedanke: In den »Sprüchen der Väter«, einem Teil des Talmuds, heißt es (4.28): »Die Eifersucht, das Begehren nach Lust und der Ehrgeiz bringen den Menschen aus der Welt.« Alle drei können als Abwehr gegen Scham verstanden werden – als Formen der Macht, der Bemächtigung. Dazu sagte Rabbi Bunam, einer der chassidischen Meister: »Wer an seiner Eifersucht, an seinem Begehren und seinem Ehrgeiz arbeitet, den erheben sie über die Welt.« Als Kontrapunkt dazu heißt es im Hohelied (8.6): »Die Liebe ist stark wie der Tod; schwer wie die Hölle ist die Eifersucht.« Als eine solche Gegenkraft zu Scham, Eifersucht und Neid, scheint mir alles, was aus Liebe geschieht, gut zu sein, ja zum Höchsten überhaupt zu gehören. Goethe schrieb die schönen Verse: »Krone des Lebens, Glück ohne Ruhe, Liebe bist du«; und ähnlich sagt es Dostojevskij in *Die Dämonen*: »Liebe ist höher als das Sein; Liebe ist die Krone des Seins.« In einem anderen Goethe-Wort (aus Egmont, Akt III): »Glücklich allein ist die Seele, die liebt« und bei Heine: »Lieben und geliebt zu werden, ist das größte Glück auf Erden« (*Italien*, Kap. 16. GW, Ed. 6, S. 30). – Alle sagen sie dasselbe: Die Liebe, im tiefsten und weitesten Verstand, macht letztlich den Lebenssinn aus.

Literatur

Ahrbeck, B. & Körner, J. (2000). *Der vergessene Dritte. Ödipale Konflikte in Erziehung und Therapie*. Luchterhand.
Balsam, R.H. (2003). The vanished pregnant body in psychoanalytic female developmental theory. *J Am Psychoanal Assoc, 51*, 1153–1179.
Barth, B. (1990). Die Darstellung der weiblichen Sexualität als Ausdruck männlichen Uterusneides und dessen Abwehr. *Jahrb Psychoanal, 26*, 64–101.
Benz, A.E. (1984). Der Gebärneid der Männer. *Psyche – Z Psychoanal, 38*, 307–328.
Berliner, B. (1940). Libido and reality in masochism. *Psychoanal Q, 9*, 322–333.
Berliner, B. (1947). On some psychodynamics of masochism. *Psychoanal Q, 16*, 459–471.
Büchmann, G. (1965). *Geflügelte Worte und Zitatenschatz*. Classen.
Coen, S.J. (1987). Pathological jealousy. *Int J Psychoanal 68*, 99–108.
Draghi-Lorenz, R. (1998). *Jealousy in the first year. Evidence of early interpersonal awareness*. 11. Biennial International Conference on Infant Studies, Atlanta, Georgia.
Eschbach, C. (2004). *Womb envy in character development*. American Psychoanalytic Association, San Francisco.
Etchegoyen, H.R., Lopez, B.M. & Rabih, M. (1987). On envy and how to interpret it. *Int J Psychoanal 68*, 49–61.
Fenichel, O. (1935). Beitrag zur Psychologie der Eifersucht. In O. Fenichel (Hrsg.), *Aufsätze I* (S. 345–360). Walter.
Freud, S. (1922). Über einige neurotische Mechanismen bei Eifersucht, Paranoia und Homosexualität. *Gesammelte Werke, Bd 13* (S. 193–207). Fischer.
Green, A. (1993). *Le travail du negative*. Editions de Minuit.
Hart, S.L., Carrington, H.A., Tronick, E.Z. & Carroll, S.R. (2004). When infants lose exclusive maternal attention: is it jealousy? *Infancy, 6*, 57–78.
Hirsch, M. (2002). *Schuld und Schuldgefühl*. Vandenhoeck & Ruprecht.
Janowitz, N. (2005). *Lusting for death: some unconscious meanings of martyrdom traditions*. Tagung der American Psychoanalytic Association, San Francisco, 20. Januar 2005.
Joffe, W.G. (1969). A critical review of the status of the envy concept. *Int J Psychoanal, 50*, 533–546.
Jones, E. (1929). Jealousy. In E. Jones (Hrsg.), *Papers on Psychoanalysis*. Beacon.
Küchenhoff, J. (1990). Die Repräsentation früher Traumata in der Übertragung. *Forum Psychoanal, 6*, 15–31.
Lansky, M.R. (1997). Envy as process. In M.R. Lansky & A.P. Morrison (Hrsg.), *Widening scope of shame*. Analytic Press.
Lansky, M.R. (2001). Hidden shame, working through, and the problem of forgiveness in The Tempest. *J Am Psychoanal Assoc, 49*, 1005–1033.
Lansky, M.R. (2005a). Hidden shame. *J Am Psychoanal Assoc, 53*, 865–890.
Lansky, M.R. (2005b). The impossibility of forgiveness. Shame fantasies as instigators of vengefulness in Euripides' Medea. *J Am Psychoanal Assoc, 53*, 437–464.
Masciuk, S. & Kienapple, K. (1993). The emergence of jealousy in children 4 months to 7 years of age. *J Soc Pers Relationships, 10*, 421–435.
Morrison, A.P. & Lansky, M.R. (1999). *Shame and envy* [Vortrag]. Congress of the International Psychoanalytic Association, Santiago de Chile.
Nietzsche, F. (1948). *Gedichte*. Parnass/Scherz.

Pao, P.N. (1969). Pathological jealousy. *Psychoanal Q, 38*, 616–638.
Paola, H. de (2001). Panel report: »envy, jealousy and shame.«. *Int J Psychoanal, 82*, 381–384.
Riviere, J. (1932). Eifersucht als Abwehrmechanismus. In L. Gast (Hrsg.), *Ausgewählte Schriften* (S. 114–137). Edition Diskord.
Sandell, R. (1993). Envy and admiration. *Int J Psychoanal, 74*, 1213–1222.
Scholem, G. (1991). *On the mystical shape of the godhead. Basic concepts in the Kabbalah*. Schocken.
Seelig, B. (2002). The rape of medusa in the temple of Athena: aspects of triangulation in the girl. *Int J Psychoanal, 83*, 895–911.
Shengold, L. (1994). Envy and malignant envy. *Psychoanal Q, 63*, 615–640.
Spillius, E.B. (1993). Varieties of envious experiences. *Int J Psychoanal, 74*, 1199–1212.
Städtler, T. (1998). *Lexikon der Psychologie*. Körner.
Wellendorf, F. (1995). Zur Psychoanalyse der Geschwisterbeziehung. *Forum Psychoanal, 11*, 295–310.
Wurmser, L. (1990 [1981]). *Die Maske der Scham*. Springer.
Wurmser, L. (2000 [1987]). *Flucht vor dem Gewissen*. Vandenhoeck & Ruprecht.
Wurmser, L. (2001 [1989]). *Die zerbrochene Wirklichkeit*. Vandenhoeck & Ruprecht.
Wurmser, L. (1993). *Das Rätsel des Masochismus*. Springer.

Übertragungsdeutungen gegenüber Deutungen außerhalb der Übertragung

»Übertragung: Schibboleth oder Albatros?«

Dies ist der Titel eines vor sieben Jahren erschienenen Werks von Joseph Schächter. In brillanter Argumentation will er die historisch verwurzelte Theorie Freuds von der Übertragung als mehr oder weniger getreue Wiederholung früher Beziehungen durch eine weitgehend ahistorisch-skeptische Theorie der analytischen Arbeit in der Intersubjektivität, an »habituellen Beziehungsmustern« (habitual relationship patterns) im Hier und Jetzt der Interaktionen des Patienten sowohl mit dem Analytiker wie mit anderen Gestalten der Gegenwart, also der äußeren Realität, ersetzen, doch mit starker Privilegierung der Beziehung zwischen Analytiker und Analysand. Traumatische Vergangenheit wird weitgehend infrage gestellt und ausgeklammert. Frühe Kindheit und ihre Auswirkungen auf die gegenwärtige Persönlichkeit wird als derart durch die vielfältigen späteren Einflüsse fraktioniert erachtet, dass sie als therapeutisch und ätiologisch sehr fragwürdig und wenig brauchbar gesehen wird. Historische Rekonstruktionen seien bestens Teil der Gegenwartsbeziehung und lediglich darin zu verstehen. Ist dies das neue Paradigma?

Dieser Aufsatz gibt mir Gelegenheit, mich wenigstens kurz mit wichtigen Gedankengängen zu befassen, die mich in all den Jahrzehnten meiner Arbeit immer wieder beschäftigten: erstens das technisch wie theoretisch zentrale Thema der Übertragungsdeutung, zweitens die Rolle der äußeren Realität in der analytischen Arbeit und drittens der unaufhebbare Gegensatz von Übertragungsbeziehung und realer Beziehung in jeder psychoanalytischen und psychotherapeutischen Arbeit.

Fast von Anfang an fand ich mich in meiner Arbeit mit Patienten immer in einem inneren Widerspruch mit vielem, was ich las und hörte, ja, was von vielen immer doktrinärer als das wahre Wesen der Psychoanalyse angesehen wurde. In den letzten Jahren konnte ich diesen Konflikt zwischen meiner eigenen Erfahrung dessen, was wirkt, und den Postulaten in der psychoanalytischen Ausbildung, namentlich in Europa, in immer schrofferer Form beobachten.

Übertragungsdeutungen gegenüber Deutungen außerhalb der Übertragung

Mit der Verschiebung meiner eigenen Arbeit im letzten Jahrzehnt von einer weitgehend psychoanalytischen Praxis im engen Sinne, d. h. vier bis fünf Wochenstunden auf der Couch, zumeist über lange Zeitläufe und mit relativ wenigen und kurzen Unterbrechungen, zu einer immer stärker auf weniger intensive, psychoanalytisch orientierte Psychotherapie und auf Supervisionen spitzte sich die Gegensätzlichkeit noch zu, kam es doch in meiner Arbeit zu einer noch stärkeren Beachtung der Dynamik außerhalb der Übertragung, zumindest in deren zurzeit üblichem Verstehen. Nehme ich aber die ursprüngliche Bedeutung von Übertragung von früheren Beziehungsgestaltungen auf die gegenwärtigen überhaupt, nicht allein auf den Analytiker, wie Freud (1900, S. 568f.) ja lange diesen Begriff verstand und wie dies auch Leo Rangell (1981, S. 126) tut, also Übertragungsbeziehungen im weiteren Sinne, dann habe ich kein Problem mit dieser Auffassung: Die Arbeit muss immer am Lebendigen erfolgen, um zu wirken. Das Lebendige ist dort, wo jetzt die Affekte sind, also in den jetzigen Beziehungen und Erlebnissen. Aber zumeist verengt man heute dies Verstehen auf das, was sich zwischen Analytiker und Patient abspielt.

So freute ich mich sehr, als vor sieben Jahren eine Arbeit des über Jahrzehnte hin führenden amerikanischen Psychoanalytikers Jacob Arlow erschien, die genau den Punkt machte, der mich beschäftigte: »Transference as Defense« (2002)[1].

Vielerorts bestehe nämlich heute die Meinung, dass die einzig wirksame Deutung die Übertragungsdeutung, also die Arbeit an der Übertragung sei. Jede Äußerung des Analytikers solle sich daher auf die Beziehung zwischen den beiden und in der Gegenwart beziehen. Jenes Dogma geht auf Stracheys (1934) Satz zurück, dass nur die Deutungen der Übertragung

1 Die unmittelbar folgenden Zitate und Kommentare habe ich schon in einem Aufsatz im *Forum der Psychoanalyse* angeführt.

eine Änderung bewirken, also mutativ seien, und zwar ganz spezifisch solche, die sich auf die Kontrastierung zwischen der objektiven, vernünftigen Haltung der Hilfeleistung des Analytikers und dem strengen, destruktiven Über-Ich des Patienten beziehen. Diese Ansicht in allgemeiner Form, nämlich alles auf die Beziehung im Hier und Jetzt mit dem Ich des Analytikers hin zu deuten, wird mehr und mehr als alleinseligmachende Wahrheit gepriesen und den Kandidaten eingetrichtert. In einem besonders krassen Fall hörte ich einen Patienten lebhaft protestieren, dass es ihm in einer Situation großer Prüfungsangst um ihn und die Angst vor dem Professor und nicht um sie, die Analytikerin (eine lehrgetreue Kandidatin), gehe: »Nicht alles in meinem Leben dreht sich um Sie«, sagte er so ungefähr. So werde die Einfühlung durch die Lehre, das je Individuelle durch die Anwendung einer vorgefassten Schablone ersetzt.

1983 stellte Harold Blum dieses Dogma in einer Arbeit »Die Stellung und der Wert der Deutung außerhalb der Übertragung« (S. 587–617) infrage. Übertragung sei nicht der einzige oder ganze Fokus von Deutung oder die einzig mutative Art von Deutung.

> »Deutung außerhalb der Übertragung hat eine Stellung und einen Wert, der nicht einfach untergeordnet (ancillary), vorbereitend und ergänzend zur Übertragungsdeutung ist. Übertragungsanalyse ist wesentlich, aber Deutung außerhalb der Übertragung (extra-transference interpretation), einschließlich genetischer Deutung und Rekonstruktion, ist ebenfalls notwendig, komplementär und synergistisch« (Arlow, 2002, S. 1141).

Arlow bemerkt dazu, dass »kaum jemand bis heute die einseitige, technisch ausschließliche Ansicht von der Zentralität der Übertragungsdeutung angezweifelt« habe (S. 1141). Er fährt fort, wie oft er in Supervisionen und Seminaren bemerke, wie diese ausschließliche Konzentration auf mögliche Übertragungsderivate die Art und Weise verzerre, wie Analytiker ihren Patienten zuhören. Als Ergebnis scheine sich eine künstliche Insensitivität über das Gespräch in der analytischen Situation zu legen. Oft erlaubten sich Analytiker merkwürdige (outlandish) Bemerkungen und bizarre Verbindungen, die im gewöhnlichen Gespräch sehr auffällig seien. »Sie hören nicht dem Material zu; sie lauschen für Material, eben Übertragungsmaterial – They are not listening *to* the material; they are listening for material, transference material« (S. 1141). So werden beispielsweise die schmerzlichsten Erlebnisse von Patienten übersehen, um einen geringfügigen Übertragungspunkt aufzugreifen. In der Diskussion scheine niemand diese offenkundige Deplatzierung des Interesses überhaupt zu bemerken.

Oft werde dabei auch übersehen, dass die manifeste Übertragung eine durch Abwehr verzerrte Darstellung eines unbewussten Konflikts in Form einer Kompromissfantasie sei (S. 1142). »Sie ist nicht notwendigerweise eine Rekapitulierung aktueller Geschehnisse der Vergangenheit [...] Der Vorgang der Pathogenese wird reduziert auf die Auswirkungen einer Reihe von ungünstigen, zerstörerischen zwischenmenschlichen Beziehungen, auf eine Art von schädlichem *conditioning* durch insensitive oder boshafte Elternfiguren« (ebd.). Was dabei verloren gehe, sei der Abwehr- und Kompromisscharakter der Übertragung. Arlow kommt zur entscheidenden Feststellung:

> »Wenn man sich einseitig auf die Übertragung konzentriert und außer Acht lässt, wie sie im Zusammenhang der Abwehrbedürfnisse des Patienten auftaucht, verwandelt sich der therapeutische Prozess in eine gestelzte, intellektualisierte und dehumanisierte Erfahrung« (S. 1145).
>
> »[...] Übertragungsphänomene müssen in Begriffen ihrer Funktion in dem Zusammenhang, in dem sie erscheinen, verstanden werden« (S. 1146f.).
>
> »[...] Übertragungsphänomene dürfen nicht aus ihrem Zusammenhang gerissen werden; sie sollen nicht in Isolation gedeutet werden, sondern als Teil eines Kontinuums der Assoziationen des Patienten« (S. 1150).

Ich teile diese Ansicht von Blum, Arlow und Rangell und könnte dazu auch die von Anna Freud (Sandler & Freud, 1985) nennen: Man solle nichts in die Übertragung hineinzwängen. Auch stimme ich ihnen sehr zu, dass Deutungen außerhalb der Übertragung von großer Hilfe und Wichtigkeit sein können. Gerade Deutungen dessen, was in Beziehungen in der äußeren Gegenwart abläuft, haben eine emotionale Dringlichkeit, die sie ideal zur Erkennung und Bearbeitung unbewusster Konflikte macht. Auch diese sind Geschehnisse im Hier und Jetzt und oft enorm affekt- und konfliktbeladen. Echte tiefe Einsicht kann in deren Bearbeitung ebenso wohl gewonnen werden wie in der Arbeit am Hier und Jetzt der analytischen Beziehung (s. z. B. meine Falldarstellung Agnes in dem Buch *Magische Verwandlung und tragische Verwandlung*, Wurmser, 1999). Es ist gerade die Außerachtlassung solcher Verwicklungen, die die Arbeit eben gestelzt und unfruchtbar machen kann. Sich hinwiederum auf diese einzuschränken, wäre indes ebenso verfehlt.

Und drittens ist die ständige Einbeziehung der Genese, der historischen Entwicklung, unerlässlich. Traumata und die dadurch entstandenen Konflikte bestimmen sehr oft das Erleben durch die ganze Biografie hindurch und wiederholen sich in gespenstischer Weise in allen wichtigen mitmenschlichen Beziehungen, in der Übertragung auf den Therapeuten wie in der Ehe, in Freundschaften und an der Arbeit. Deren Verständnis muss in all diesen Bezügen in Worte gefasst, die zerrissenen Fäden der Bedeutung sollen wieder zusammengeknüpft und die damit verbundenen Gefühlsstürme und Konflikte ausgelotet werden.

Arbeit an der äußeren Realität

Nun gilt es aber auch noch ein Weiteres zu bedenken: die Rolle der Traumatisierung, namentlich deren schwerer, ja, extremer Formen. So betonen schon Fischer und Riedesser:

> »Die bloße Beschränkung auf das Hier und Jetzt, sei es im Rahmen erlebnisaktivierender therapeutischer Verfahren oder bei einer ausschließlichen ›Übertragungsanalyse‹, ist für Traumapatienten kontraindiziert. Die Vergangenheit unterwandert dann die Gegenwart, ohne dass sie als solche erkannt oder benannt werden kann. Der Therapeut unterlässt es, seinem Patienten bei der Differenzierung von Vergangenheit und Gegenwart zu helfen. Eine Psychotherapie mit Traumapatienten, die sich auf das sog. ›Hier und Jetzt‹ der therapeutischen Beziehung beschränkt, ist in Gefahr retraumatisierend zu wirken« (2003, S. 225).

Ich merke nur an: Menschen mit schweren Neurosen sind fast immer solche, die schwer traumatisiert worden sind.

Dazu lesen wir in der schönen, jüngst erschienenen Arbeit von F. Grubrich-Simitis (2008) in Bezug auf die Arbeit mit den Kindern von Schwersttraumatisierten, nämlich der Holocaust-Überlebenden, wie wichtig gerade die Bearbeitung der Faktizität des Erlebten wie des Nichtbesprochenen, Verschwiegenen sei – im Gegensatz zur »Idolisierung von psychoanalytischer Arbeit *ausschließlich innerhalb* von Übertragung, ja, zunehmend *ausschließlich innerhalb* nur noch von Gegenübertragung« (S. 1117). Die neuen Forschungsergebnisse in Bezug auf die zwei Gedächtnissysteme haben

> »Psychoanalytiker mitunter zu vorschnell generalisierenden, allzu apodiktischen Schlussfolgerungen verleitet. Hierzu gehört die These, dass vorwiegend von kurativer Effizienz sei, was sich im Hier und Jetzt aus dem unmittelbaren Übertragungs-Gegenübertragungs-Geschehen hinsichtlich des im impliziten Gedächtnis Gespeicherten erschließen lasse, dass also die herkömmliche psychoanalytische Rekonstruktionsarbeit, nämlich die Berücksichtigung des im expliziten, im autobiografischen Gedächtnis Enkodierten, damit verglichen, mehr oder weniger als Zeitvergeudung gelten müsse und dass der historische Status rekonstruierter Ereignisse allenfalls von marginaler Bedeutung sei. Infolge des Dekonstruktivismus bzw. des postmodernen Konstruktivismus wurde es in der Psychoanalyse schließlich Mode, wenn Analytiker und Analysand im Wirbel von Übertragung und Gegenübertragung intersubjektive narrative Wirklichkeiten kreieren, die sperrige Unverrückbarkeit äußerer Realität, an der doch jede Deutungsomnipotenz zerschellt, rundweg auszublenden« (S. 1093f.).

Sie spricht von einem »kollektiven Realitätsverlust«, der sich manchenorts in unserem Fach durchsetze und den auch ich mehrfach zu beobachten Gelegenheit hatte (insbesondere als ich meine eigene Arbeit mit einem Sohn von Holocaust-Überlebenden vorstellte). Es erscheine von besonderer Wichtigkeit, dass der Patient gegen seine eigene Verleugnungsnot im Analytiker einen wahrheitsbereiten »Zeugen« suche (S. 1105), das Zeugesein, das auch Warren Poland (1996, 2000) als für die Psychoanalyse überhaupt zentral wichtig, nicht nur bei so extrem Traumatisierten, dargestellt hat. Die Autorin fügt hinzu: »Das manifeste Hauptthema war seinerzeit in der Tat Wahrnehmung, historische Rekonstruktion und Anerkennung des Holocaust als apokalyptischer Wirklichkeit. Gemeinsam kämpften wir um das Rückgängigmachen von *Ent*wirklichung, um *De*-Derealisierung« (S. 1112). »So gesehen also tatsächlich: *Realitätsprüfung an Stelle von Deutung*« (S. 1114). Dabei werde die reale Beziehung zwischen Analytiker und Analysand, im Vergleich zur Übertragungsbeziehung, vorübergehend das tragende Fundament der gemeinsamen Arbeit (ebd.). Im gleichen Sinne bekennen sich Marion Oliner (2010) und Janine Chasseguet-Smirgel zu dieser Arbeit am Konflikt um die äußere Wirklichkeit, neben der Übertragungsanalyse.

Allgemeiner gesagt, gibt sich die postmoderne Entwicklung überdies einer immer intensiveren Abwendung vom Historischen jeder Art hin. Die Geschichte wird weder im Großen von Kultur, Gesellschaft und Politik genügend studiert, noch eben im Individuellen recht gewürdigt. In Seminarien und Supervisionen begegne ich immer mehr dem Ansuchen, ja, dem Anspruch, nichts von der Geschichte des Patienten berichten zu wollen, sondern gleich *in medias res* zum wirklich Wesentlichen, nämlich zu dieser einen Stunde zu gehen. Ich finde dies schade und blind.

In dem Zusammenhang muss ich auch erwähnen, dass mich die zurzeit fast modische Behauptung eines »Mainstreams« in der Psychoanalyse befremdet. Als ich vor 40 Jahren in Ausbildung war, gab es bei uns in den USA die gleiche Einstellung: Nur die sog. klassische Ich-Analyse der New Yorker Tradition galt als richtige Analyse, und solche Orthodoxie war Voraussetzung der Promotion zum Lehr- und supervidierenden Analytiker. Dabei galt ein resolutes Schweigen und eine rigide Haltung des Nur-Deutens und einer forcierten »Neutralität« als einzig richtige Technik und Qualifikation. In der Zwischenzeit löste sich gottlob dieser Mainstream in viele Strömungen, die sich gegenseitig ergänzen und nicht bekämpfen, auf. Die Haltung der Unduldsamkeit ist in den Hintergrund getreten und wird nun verpönt. Es gibt nicht mehr eine richtige psychoanalytische Technik, sondern manche, z. T. auch stark persönlichkeitsspezifische Varianten, wo die Akzente verschieden gesetzt werden, allerdings innerhalb bestimmter Grenzen: Jede Ausnützung der Asymmetrie in Behandlung wie Supervision muss vermieden werden, sowohl jede autoritäre Besserwisserei oder Regelgebundenheit wie auch emotionelle, sexuelle und aggressive Bedürfnisse aufseiten des Analytikers oder Therapeuten.

Die Fülle dessen, was uns immer wieder begegnet oder überfällt, mag uns verwirren, aber sie macht den Reichtum des menschlichen Lebens und Leidens, des Unbewussten und Bewussten des Seelischen aus und spiegelt sich in der Fülle unserer Kunst und der aller Vereinfachung trotzenden Komplexität. Alle Einseitigkeit führt zu einer Starre und Enge, die dem Geist der menschlichen Begegnung wie dem des wunderbaren psychoanalytischen Dialogs zutiefst feindlich ist. Sie ist selbst eine Über-Ich-Einstellung, die bearbeitet werden muss, nicht ausagiert werden soll. Das Autoritäre, das sich in dieser Einseitigkeit bekundet, ist ein wichtiges, oft geschichtlich, ja, kulturell bedingtes Problem des neurotischen Prozesses, nicht dessen Lösung und Heilung. Jede Orthodoxie ist ein Schutz gegen die tiefe Unsicherheit angesichts des Übermaßes der Anforderungen, die jede Behandlung an uns stellt. Diese Angst ist verständlich, aber soll zur Bescheidenheit, nicht zur Selbstgerechtigkeit führen.

Der Angelpunkt in all dem ist für mich: Wo ist der akute Konflikt? Wie finde ich Zugang zu den tieferen Schichten dieses akuten Konflikts? Wie deute ich die Abwehr und das Abgewehrte so, dass es dem aktuellen Erleben des Patienten am nächsten kommt? I. a. W.: Das Zentrum der Arbeit ist der innere Konflikt, nicht die Beziehung.

Die Frage der Intersubjektivität und der realen Beziehung

Dies bringt mich zu einem weiteren Punkt, einer philosophischen Besinnung auf das Wesen unserer Arbeit. Wo ich nämlich über Autoren wie Brenner (1982), Arlow und Blum hinausgehe, das ist in der Rolle der realen Beziehung (worüber Samuel Lipton 1977 zwei wichtige Arbeiten veröffentlichte), darin nämlich, wie sehr der analytische Prozess von beiden Teilnehmern zugleich bestimmt, zusammen gestaltet (kokonstruiert) wird, also das Postulat der »Intersubjektivisten« oder »relational analysts«. Die Frage »Ist der Intersubjektivismus ein neues Paradigma?« würde ich jedoch verneinen: Freud hat die reale Rolle des Analytikers für die Genese und Gestalt der Übertragung immer wieder erwähnt, wenngleich sein Hauptinteresse der Rekonstruktion der Kindheitsprototypen galt. Karin Horney maß zumindest dem Hier und Jetzt in der Analyse eine viel größere Bedeutung bei als der Rekonstruktion der Vergangenheit. Die Relationsanalytiker der 40er- und 50er-Jahre, besonders Erich Fromm und Frieda Fromm-Reichmann, waren unmittelbar und tief geprägt vom Buberschen Denken, und mehrere Schulen in den USA wie außerhalb, ganz besonders in der Washington School of Psychiatry, trugen diese Tradition in den folgenden Jahrzehnten lebhaft weiter, z. B. in der Familienforschung der 60er- und 70er-Jahre im National Institute of Mental Health (NIMH). Man gebrauchte nicht das Wort »intersubjektiv«, sondern Begriffe, die auf Interaktion, Beziehung und Dialog hinwiesen.

Gerade da halte ich dafür, dass das Werk Bubers für uns und für unsere heutige Debatte um die Intersubjektivität von großer Bedeutung sei. Auch hier spricht in der heutigen Diskussion das Fehlen der Rückbesinnung auf seine Philosophie und deren historischen Einfluss für die historische Kurzsichtigkeit und zählt natürlich auch zu den Folgen der Verfolgung. Dazu kam, dass die vieljährige persönliche Beziehung zwischen Freud und Buber sehr zwiespältig und gespannt war (1917–1939). Keiner vermochte dem anderen gerecht zu werden.

Bubers Unterscheidung der zwei Bereiche des menschlichen Seins mit den Grundworten Ich–Du und Ich–Es trifft meiner Meinung nach etwas vom Wesentlichsten am Menschen und durchdringt unsere Arbeit. Was ich früher als Seelenblindheit und als die Wichtigkeit der Scham darüber, wenn man in seinem Wesen nicht gesehen und gehört wird, beschrieb, meint, glaube ich, dasselbe Grunderlebnis: »Die Welt der Erfahrung gehört dem Grundwort Ich–Es zu. Das Grundwort Ich–Du stiftet die Welt der Beziehung« (»Ich und Du« in *Dialogisches Leben*, 1947, S. 18). In »Zwiesprache« (1930, in *Dialogisches Leben*, S. 169) erwähnt er das Wort des Philosophen Ludwig Feuerbach von 1843: »Die wahre Dialektik ist kein Monolog des einsamen Denkers mit sich selbst, sie ist ein Dialog zwischen Ich und Du« – in einem scharfen Bruch mit der deutschen philosophischen Tradition, namentlich Hegel. Buber erklärt:

> »Beziehung ist Gegenseitigkeit [...] Stehe ich einem Menschen als meinem Du gegenüber, spreche ich das Grundwort Ich–Du zu ihm, ist er kein Ding unter Dingen und nicht aus Dingen bestehend [...] alles andere lebt in seinem Licht [...] Erfahrung ist Du-Ferne« (»Ich und Du«, S. 20f.).
>
> »[...] die Ausbildung der erfahrenden und gebrauchenden Fähigkeit erfolgt zumeist durch Minderung der Beziehungskraft des Menschen – der Kraft, vermöge deren allein der Mensch im Geist leben kann« (S. 48f.).

Doch die Dialektik ist unentrinnbar:

> »Das aber ist die erhabne Schwermut unsres Loses, daß jedes Du in unsrer Welt zum Es werden muß [...]. Jedem Du in der Welt ist seinem Wesen nach verhängt, Ding zu werden oder doch immer wieder in die Dinghaftigkeit einzugehn [...]. Das Es ist die ewige Puppe, das Du der ewige Falter. Nur daß es nicht immer Zustände sind, die einander reinlich ablösen, sondern oft ein in tiefer Zwiefalt wirr verschlungnes Geschehen« (S. 29f.).

Buber spricht vom »Trieb, sich alles zum Du zu machen, [dem] Trieb zur Allbeziehung« (S. 38). Heutige Sicht der frühen Entwicklung vorwegnehmend, sagt er:

> »Es ist eben nicht so, daß das Kind erst einen Gegenstand wahrnähme, dann etwa sich dazu in Beziehung setzte; sondern das Beziehungsstreben ist das erste, die aufgewölbte Hand, in die sich das Gegenüber schmiegt; die Beziehung zu diesem, eine wortlose Vorgestalt des Dusagens, das zweite; das Dingwerden aber ein spätes Produkt, aus der Zerscheidung der Urerlebnisse,

> der Trennung der verbundnen Partner hervorgegangen – wie das Ich werden. Im Anfang ist die Beziehung: als Kategorie des Wesens, als Bereitschaft, fassende Form, Seelenmodel; das Apriori der Beziehung; das eingeborene Du. Die erlebten Beziehungen sind Realisierungen des eingeborenen Du am begegnenden; daß dieses als Gegenüber gefaßt, in der Ausschließlichkeit aufgenommen werden kann, ist im Aspekt der Beziehung begründet« (S. 39).

Entscheidend für uns ist: »Der Mensch wird am Du zum Ich« (S. 40). »[D]as getrennte Es der Einrichtungen ist ein Golem und das abgetrennte Ich der Gefühle ein umherflatternder Seelenvogel. Beide kennen den Menschen nicht« (S. 54).

Für uns, die wir besonders mit schwer und früh traumatisierten Patienten arbeiten, ist diese Dialektik entscheidend. Die reale Beziehung auf der Ich-Du-Ebene und die Eminenz der Einfühlung sind unabdingbar; aber das ganz genaue Erfassen in Begriffen von Konflikt, Abwehr und Unbewusstheit ist ebenso notwendig. Dazu gehört aber auch, was wir in der Psychoanalyse als Gegenübertragung kennen und beachten. »Intersubjektivität« ist ein neues Wort für diese alte Einsicht und für ein Grundgebot guter therapeutischer Arbeit.

So denke ich, dass der innere Konflikt zwar das Zentrum der Arbeit ist, und zwar ganz wesentlich auch in der Übertragung, und je konkreter und spezifischer, desto besser; aber die Rolle der realen Beziehung, der unspezifischen mitmenschlichen Beziehung macht diese Arbeit am Konflikt erst möglich, und manchmal wird sie explizit. Auch sie ist natürlich nicht dem Konflikt enthoben; auch sie ist selbstverständlich eine Kompromissbildung; auch sie beinhaltet natürlich Fantasien auf mannigfachen Ebenen von Komplexität, Regressivität und Progressivität. Vor allem kann (und soll) sie die wohl allererste mitmenschliche Beziehung im Leben sein, in der man in Wirklichkeit nicht verurteilt wird (Schachter betont dies auch), selbst wenn man solche Kritik trotzdem immer wieder fürchtet, vermutet und in mannigfacher Weise zu provozieren sucht. Die Frage ist: Worauf konzentrieren wir uns am besten, um die unbewussten Konflikte einer Lösung näherzubringen?

Ich glaube, die Antwort auf alle diese Kontroversen ist daher eine flexible Komplementarität. Nicht alle analytische Beziehung ist Übertragung; sondern ein Grundsubstrat ist die echte menschliche Beziehung, die Spontaneität und emotionale Präsenz aufseiten des Analytikers, ein Aspekt, der mehr von den Selbstpsychologen und Relationsanalytikern betont wird (s. Ornstein, 2004). Ich glaube, beide Seiten ergänzen sich. Jede Einseitigkeit blockiert die analytische Arbeit. Und es sind gerade die sehr schweren Fälle, die uns genau zeigen, wie flexibel wir sein müssen, um allmählich den Patienten zu größerer innerer Freiheit zu verhelfen. Meine eigene philosophische Grundhaltung ist die, dass Seele, Leben und Welt überhaupt nur dialektisch verstanden werden können, nämlich aus der Doppelheit von Konflikt und Komplementarität: Alles ist gegensätzlich, aber die Gegensätze ergänzen einander in wundersamer Weise. Und dies gilt ebenso für Beziehung und Selbstsein: Keines der beiden kann auf das andere reduziert werden.

Literatur

Arlow, J.A. (2002). Transference as defense. *J Am Psychoanal Ass, 50*, 1139–1150.

Blum, H.P. (1983). The position and value of extratransference interpretation. *J Am Psychoanal Ass, 31*, 587–617.

Brenner, C. (1982). *The Mind in Conflict*. International Universities Press.

Buber, M. (1947). Zwiesprache. In ders. (Hrsg.), *Dialogisches Leben. Gesammelte Philosophische und Pädagogische Schriften*. Gregor Müller Verlag.

Buber, M. (1947 [1930]). Ich und Du. In ders. (Hrsg.), *Dialogisches Leben. Gesammelte Philosophische und Pädagogische Schriften*. Gregor Müller Verlag.

Fischer, G. & Riedesser, P. (2003). *Lehrbuch der Psychotraumatologie*. Ernst Reinhardt.

Freud, S. (1900). *Die Traumdeutung. GW Bd. 2/3*. Imago.

Grubrich-Simitis, I. (2008). Realitätsprüfung an Stelle von Deutung. *Psyche – Z Psychoanal, 62*, 1091–1121.

Horney, K. (2007 [1936]). The problem of the negative therapeutic reaction. *Psychoanalytic Quarterly, 76*, 27–42.

Lipton, S.D. (1977a). The advantages of Freud's technique as shown in his analysis of the Rat Man. *Int J Psychoanal, 58*, 255–74.

Lipton, S.D. (1977b). Clinical observations on resistance to the transference. *Int J Psychoanal, 58*, 463–72.

Oliner, M. (2010). *»Lost in translation: Darstellbarkeit«* [Manuskript].

Ornstein, P. (2004). The elusive concept of the psychoanalytic process. *J Am Psychoanal Ass, 52*, 15–42.

Poland, W.S. (1996). *Melting the Darkness: The Dyad and Principles of Clinical Practice*. Aronson.

Poland, W.S. (2000). Witnessing and otherness. *J Am Psychoanal Ass, 48*, 17–34.

Rangell, L. (1981). From insight to change. *J Am Psychoanal Ass, 29*, 119–141.

Sandler, J. & Freud, A. (1985 [1972/73]). *The Analysis of Defense: The Ego and the Mechanisms of Defense Revisited*. Int. Univ. Press.

Schachter, S. (2002). *Transference: Shibboleth or Albatross?* Analytic Press.

Strachey, J. (1969 [1934]). The nature of the therapeutic action of psychoanalysis. *Int J Psychoanal, 50*, 275–292.

Wurmser, L. (1999). *Magische Verwandlung und tragische Verwandlung. Die schwere Neurose – Symptom, Funktion, Persönlichkeit*. Vandenhoeck & Ruprecht.

»Siegel des Geistes«, »innerer Richter« und »Herzenskündiger«

Kernmetaphern unserer Arbeit[1]

1. Metapher als Brücke

Bei der wunderbaren Ehrung am 2./3. Dezember 2011, anlässlich meines 80. Geburtstages in Ehrenbreitstein bei Koblenz, hörte ich die Stimme des greisen Goethe: »Alt wird man wohl, wer aber klug? Warst du nicht schon vernarrt genug?«, sagt Mephisto in der Klassischen Walpurgisnacht (Goethe, 1961, S. 7710f.). »Gewiss, das Alter ist ein kaltes Fieber / Im Frost von grillenhafter Not. / Hat einer dreißig Jahr vorüber, / So ist er schon so gut wie tot«, meint der Baccalaureus (ebd., V. 6783ff.).

Na ja! Mehr als 80, und, ich hoffe, weder ganz grillenhaft noch gar seelisch tot! Dennoch: Wie schön und erleuchtend sind doch solche Gleichnisse, solche Metaphern! Die besondere Kraft des Dichters liege eben im Metaphorischen, behauptete ja Aristoteles: Dieses »bei weitem Größte beim Dichter, das Metaphorische« (*poly de megiston to metaphorikon einai, Poetics*, 1459a, Ch. 22, S. 90), ist aber auch das, was den trefflichen Analytiker ausmacht, wie wir dies in dem klinischen Beispiel von Heidrun Jarass finden werden: die verborgenen Ähnlichkeiten aufzuspüren. Es sind Metaphern, Gleichnisse, die einer der wichtigsten Pfade sind, die, ganz ähnlich den Träumen, zu dem führen, was unbewusst ist.

Bekanntlich beruht die Kunst der Psychoanalyse weitgehend auf der Fähigkeit, »Übertragung« im weitesten Sinne wahrzunehmen, zu verstehen und kundig zu interpretieren: Übertragung von der Vergangenheit auf die Gegenwart, vom Seelenleben auf den Therapeuten, von einem Objekt auf

1 Überarbeitete und erweiterte Fassung eines Vortrags, gehalten im Dezember 2011 auf dem Symposium zu Ehren meines 80. Geburtstags in Ehrenbreitstein bei Koblenz. Besonderer Dank gebührt Beate Steiner und Ulrich Bahrke für ihre Initiative und Werner Dinkelbach für die Mitgestaltung und -organisation dieser Tagung.

ein anderes. Das griechische Wort für Übertragung ist aber »metaphorá«. Arlow nannte die Psychoanalyse ein »im wesentlichen metaphorisches Unternehmen« (1979, S. 373).

In den letzten Jahren entwickelte und vertiefte sich das Studium der Denk- und Sprachform der Metapher zuerst in den kognitiven Wissenschaften und schließlich auch in der Psychoanalyse in faszinierender Weise (Modell, 2003, 2005, 2009). Was früher als eine unpräzise Weise des Denkens und Formulierens betrachtet wurde, rückte mehr und mehr ganz ins Zentrum dessen, »how the mind functions«, nämlich als etwas, was sich im Geistig-Seelischen ganz vom Anfang des Lebens an abspielt. So ist auch Wissenschaft ohne Hilfe der Metaphern unvorstellbar, nicht als etwas, das überwunden werden müsste, sondern als unersetzbar für die Wahrheitsfindung, ja, als Teil ihrer Grundfeste. Dies steht in schroffem Gegensatz zu der früheren, positivistischen Ansicht, dass Metaphern vorwissenschaftlich seien und eine reife Wissenschaft ohne diese auskommen müsse (Wurmser, 1977, 1989).

Charakteristisch ist es überdies, dass die wichtigsten Metaphern oft innerlich widersprüchlich, also doppeldeutig sind, mithin der naturwissenschaftlich gängigen Aristotelischen Logik vehement widersprechen. Diese Doppel- und Vieldeutigkeit gilt für alle, die ich nachher erwähnen werde, und auch die Arbeit von Heidrun Jarass wird dies dramatisch zeigen: der gute und der grausame, böse innere Richter, oder das archaische, totalitäre, ungerechte und das faire Gewissen, wie es einst eine Patientin von mir, Agnes, so schön formuliert hat. Oder »Verdauung« im Sinne von Mentalisierung und Verdauung als anal erlebte Körperfantasie der Zerstörung und Zerstückelung; das Heim als Geborgenheit und als unheimliche Herberge von Scham und Neid. Dasselbe gilt für Metaphern, die sich auf Grundgefühle beziehen: Liebe als eifersüchtige Macht- und Besitznahme und Liebe als Hingabe an den anderen, dessen Dasein und Wohlsein zumindest so wichtig ist wie das eigene, Liebe also auch als tiefste Achtung; Scham als Ehrfurcht, als »aidos« ganz im Sinne von Fausts »Das Schaudern ist der Menschheit bestes Teil« (Goethe, 1961, S. 6272), gegenüber der Scham als Schande, als »aischyne«, als Entehrung. Freud (1910, S. 213–221) sprach über den *»Gegensinn der Urworte«*, *»den antithetischen Doppelsinn«* wichtiger Grundbegriffe, sowohl im Altägyptischen wie in den modernen europäischen Sprachen und v. a. natürlich auch im Traum. Dies gilt prägnant für den Gegensinn der Kernmetaphern.

Doch möchte ich mit einer semiklinischen Vignette beginnen.

2. Eine Legende als Metapher

In der nicht-intensiven Psychotherapie einer Kollegin, die immer wieder von Gefühlen großer Trauer, Einsamkeit, Wut und Sinnlosigkeit heimgesucht wird, spricht sie darüber, wie eine Kollegin von ihr die verhaltenstherapeutische Behandlung einer schwer kranken Patientin nach relativ kurzer Behandlung abgebrochen hat. Manche suchen dann wenigstens Supervision oder sogar Therapie bei psychodynamisch ausgebildeten Kollegen, fügt sie an. Ich erwähne einen eigenen Fall, wo ein sehr prominenter Vertreter dieser Richtung Hilfe in komplexen Arbeitsverwicklungen und Zusammenstößen mit Autoritäten bei mir gesucht hatte, die Therapie aber ständig, bei jedem Schritt, bei jeder Bemerkung von mir, subtil oder grob entwertete und diese nach einigen Stunden auch telefonisch ohne weitere Besprechung abbrach. Ich sagte, er schien verriegelt und verbaut, und ich dachte bei mir selbst an das Sicherheitssystem, das ich in meinem Haus nach einem scheinbaren Einbruchsversuch kurz zuvor hatte einrichten lassen und »Fortress Wurmser« nannte. Magisch wird die Tür von einer Nummer geöffnet, gleichsam das Herunterlassen der Zugbrücke vor der ritterlichen Festung. Dann dachte ich, wie symbolisch dies aber auch für meinen eigenen emotionellen Rückzug während der langen, schweren Erkrankung meiner Frau und noch mehr nach ihrem Tod war und noch ist, ganz ähnlich dem, was meine Patientin jetzt durchlebt. Sie bemerkt dann, wie sie sich eben von ihrer Freundin unter Tränen verabschiedet habe, doch auch eifersüchtig wegen deren Zuwendung zu ihrem Enkelkind gewesen sei. Diese Gefühlsmischung erscheint im weiteren Zusammenhang ihrer Enttäuschung darüber, dass Schwägerin und Bruder sie eben für die Feiertage ausgeladen haben und wie sehr sie unter der Selbstsucht ihrer Schwägerin leide. In dieser Einsamkeit und angesichts der Abweisungen verliere das Leben seinen Sinn. Ich spüre dabei auch den emotionellen Rückzug von mir, eben in ihre eigene Festung. Statt einer Deutung erzähle ich ihr eine Geschichte aus dem Talmud, die ich auch in einem meiner Bücher und in Vorlesungen schon erzählt habe.

Es ist die wunderliche Legende von Choni ha Ma'agal (dem Zirkelzeichner) (Talmudtraktate *Ta'anith*, 23a). Bei einer großen Dürre flehte er Gott um Regen an. Als sein Gebet nicht erhört wurde, zeichnete er einen Kreis in die Erde, stellte sich hinein und gelobte, er werde ihn nicht verlassen, bis ihn Gott erhöre. Der Regen kam. Zuerst war er leicht, Choni bat um mehr, dann war er zu heftig, schließlich war er genug. Jedes Mal wurde sein Gebet erhört; das Volk ertrage weder zu viel des Guten noch ein Zuviel an Bestrafung. Daraufhin sandte ihm Rabbi Schim'on ben Shetach eine Botschaft, des Inhalts, dass er, Choni, sich wie ein verwöhntes Kind vor seinem Vater verhalten habe. Doch das Synhedrion[2] ließ ihn wissen: »Den Demütigen rettet Gott. Du hast durch dein Gebet ein Geschlecht gerettet, das durch Sünde gedemütigt ist. Du hast gewirkt dank der Reinheit deiner Hände.«

Zu einem anderen Zeitpunkt grübelte Choni über den Sinn des 126. Psalms nach: »Als der Herr wandte Zions Geschick, da waren wir wie Träumende.« Ist es möglich, dass ein Mensch ununterbrochen 70 Jahre lang[3] träumen könne? Eines Tages sah er einen Mann einen Karobbaum pflanzen. Er fragte ihn: »Wie lange dauert es, bis er Früchte trägt?« »70 Jahre.« »Weißt du, ob du so lange lebst?« – »Ich fand Karobbäume in der Welt. Wie meine Ahnen die für mich pflanzten, so pflanze ich diese für meine Kinder.«

Choni setzte sich nieder, um zu essen, und der Schlaf übermannte ihn. Während er aber schlief, umschloss ihn eine Felsbildung und verhüllte ihn, und er schlief 70 Jahre. Als er erwachte, sah er einen Mann, der die Frucht des Baumes sammelte. »Bist du der, der ihn gepflanzt?« »Ich bin sein Enkel.« »Es ist klar, ich muss 70 Jahre geschlafen haben!«, rief er aus. Er kehrte nach Hause zurück und fragte: »Ist Choni der Zirkelzeichner noch am Leben?« Die Leute antworteten: »Sein Sohn ist gestorben, aber sein Enkel ist noch am Leben.« Da sagte er ihnen: »Ich bin Choni der Zirkelzeichner.« Doch niemand wollte ihm Glauben schenken. Er begab sich ins Gebethaus und dort hörte er, wie die Gelehrten sagten, es sei so klar für sie wie zur Zeit von Choni; denn er hatte alle Schwierigkeiten jeweils für sie gelöst. Da rief er aus: »Ich bin es – Ana neihu!« Doch die Gelehrten wollten ihm nicht glauben und sie verweigerten ihm die ihm gebührende Ehre. Das schmerzte ihn tief; er bat um seinen Tod und er verschied. Raba sagte: »Daher kommt der Spruch: *Entweder Gemeinschaft oder Tod – o chevruta o mituta.*«

Diese Erzählung kann mehrfach metaphorisch gedeutet werden, aber die hauptsächliche Bedeutung im jetzigen Zusammenhang ist, dass das Leben ohne Ehre und Respekt nicht mehr möglich ist. Es ist die tödliche Niederlage der umfassenden Beschämung: der Personhaftigkeit, der inne-

2 Das Synhedrion oder Sanhedrin ist der Oberste Gerichtshof.

3 70 Jahre ist die Länge des babylonischen Exils, gerechnet 586–516 vor unserer Zeitrechnung.

ren wie der äußeren Identität verlustig zu gehen. Oder aber noch tiefer: dass das Leben ohne innige Gemeinschaft und Liebe des Todes ist, damit auch einen Hauptgedanken bei schwerer Trauer ausdrückt. Liebe ist innige Verbundenheit, ist völlig offene, rückhaltlose Nähe und das Glück des anderen Menschen als mindestens ebenso wichtig zu erleben wie das eigene. Dies sind natürlich nur meine jetzigen Gedanken, nicht was ich der Patientin in der Stunde sagte.

Nachdem ich ihr aber die Legende erzählt hatte, fühlte sie sich bereit, zur Arbeit zurückzukehren, und sagte: »Jetzt geht es mir wieder besser: als Sie mir die so schöne Geschichte erzählt haben ...«[4]

Dieser kleine klinische Ablauf wird in komplexer Weise von mehreren wichtigen Metaphern begleitet und akzentuiert – das Fallenlassen einer schwer kranken Patientin durch die Therapeutin, mit der oft anklingenden und ausgesprochenen Befürchtung in der Übertragung, dass ich sie nicht mehr wolle, dass ich sie fallen lassen werde, dass sie mir zu viel werde, und umgekehrt, dass sie selbst die Therapie abbrechen möchte und ihrer satt sei. Dann die Gedanken bei mir von »verriegelt und verbaut« und die mir innerlich erscheinenden Bilder der Festung. Dann v. a. die talmudische Geschichte, die im Grunde eine sehr umfassende Metapher, eine Art Parabel, ein Gleichnis ist, wie sie als Denk- und Lehrfigur sowohl von Jesus immer wieder gebraucht wurde, als auch wie sie in den vielen Formen des Midraschs die gesamte jüdische Tradition begleitet und überhaupt für die Ideenwelt des Nahen Ostens charakteristisch ist. Patienten und wir Therapeuten brauchen ständig kleine und umfassendere metaphorische Redeformen, und ich möchte behaupten, dass wir umso bessere Therapeuten sind, je mehr es uns gelingt, metaphorisch zu denken: die Metaphern der Patienten zu enträtseln wie unsere Deutungen in Metaphern zu kleiden.

3. »Das Siegel des Geistes«

1977 veröffentlichte ich eine Arbeit im *Psychoanalytic Quarterly*, in der ich den Gebrauch von Metaphern in der psychoanalytischen Theoriebildung energisch gegen Angriffe positivistischer Denker, wie Schafer, Holt, Kubie

4 Hier muss ich ihr und all meinen Patienten und Supervisionskollegen herzlich für ihr Verständnis und ihre Unterstützung während der langen schweren Erkrankung meiner Frau, deren Konsequenzen unweigerlich in unsere Arbeit eindrangen, von Herzen danken.

und anderen verteidigte. Ich habe sie integriert im neunten Kapitel meines Buches *Die zerbrochene Wirklichkeit*.

Seither gab es mehrere relevante Entwicklungen. Der wichtigste Schritt schien mir dabei darin zu bestehen, *metaphorische Prozesse (Vorgänge)* von *Metaphern* im traditionellen Sinn zu unterscheiden. Der Begriff der Metapher selbst ist an Sprache gebunden und ist eine Form der Symbolisierung, der Symbolbildung. Der erstere Begriff, der von den metaphorischen Vorgängen, ist hingegen ein biologisch tief verankerter Vorgang von Gleichsetzungen, die verschiedene Modi der Sinneserfahrung überbrücken, »cross modal equations«, die bereits bei Neugeborenen zu beobachten sind (Stern, 1985).

Die moderne, breiter angelegte Ansicht lautet daher prägnant: »Das Wesen der Metapher liegt im Verstehen und Erleben von einem Ding im Sinn von [in terms of] etwas anderem. Unser begriffliches System ist zum großen Teil metaphorisch strukturiert; d.h. die meisten Begriffe werden teilweise in Form von [in terms of] anderen Begriffen verstanden« (Lakoff & Johnson, 2003 [1979], S. 5 u. 56). Dies gelte aber für weit mehr als nur Worte, sondern umfasse Verstehen, Begreifen und Handlung: »Metapher ist primär eine Sache des Denkens und Tuns und abgeleitet eine Sache der Sprache« (ebd., S. 153). Aragno spricht deshalb vom »metaphorischen Denken als einer Grundaktivität der Seele [metaphoric thought as a primary activity of mind]« (2009, S. 33). Sie sieht (mit Borberly) den metaphorischen Vorgang (Prozess) als zwischen dem Primär- und dem Sekundärvorgang befindlich. »Er ist ein Grundgesetz des Denkens [ideation], ein Prinzip der Synthese und Integration« (ebd., S. 35f.).

> Ich stellte daher 1989 die Frage: »Ist nicht alle Erfassung der Wahrheit letztlich in der metaphorischen Tätigkeit des Menschen begründet?« Spezifischer schrieb ich im selben Werk: »Naturwissenschaft ruht nicht, bis sie alles in mathematische Relationen aufgelöst hat. Die Geisteswissenschaften führen ihre Phänomene auf formal-stilistische Relationen zurück. Mag es sein, dass die Psychoanalyse alles auf Relationen von Polaritäten zu bringen hat? Ist ihr Idiom das der Metaphern für Paradoxe, für vielfache Refraktionen von Konflikten und Polaritäten? Lebt sie schließlich im Geiste der sokratischen Ironie, immer wieder, wie das Schöpferische überhaupt, jedes Wissen neu infrage stellend, beunruhigend, stetsfort unterwegs?
>
> ›Rastlosigkeit und Würde – das ist das Siegel des Geistes.‹ [Mann, 1933, S. 50]

Und zeigt sie daher nicht mehr als alle anderen symbolischen Aktivitäten des Menschen die alles beherrschende janusartige Regel von Konflikt und Komplementarität?« (Wurmser, 1989, S. 499f.).

Ich postulierte damals, dass die Psychoanalyse die Sprache der Metapher weder überwinden kann noch soll, wenn sie eine lebende Sprache, die die Kräfte der aufeinanderprallenden Gefühle und Begehren ausdrückt und den anderen angeführten Aufgaben gerecht wird, bleiben will. Metaphern und aus Metaphern aufgebaute Modelle sind in der Tat das ihr gemäße Idiom, gerade infolge des wechselhaften und fließenden Charakters und der Widersprüchlichkeit von Gefühlen, Wünschen und Vorsätzen. Und diese sind es ja vor allem, die ihre eigentliche Domäne ausmachen.

Ich zitiere aus meinem Buch *Die Zerbrochene Wirklichkeit* (S. 342f.):

»Was immer der Analysand oder auch der Patient in (intensiver, exploratorisch-expressiver) Psychotherapie oder wir selbst in unserem inneren Dialog sprechen, zeigt Bedeutungsschicht nach Bedeutungsschicht (Freud 1895). Es ist gleichsam ›Maske nach Maske‹ von Sinnhaftigkeit, die sich da dem aufmerksamen Zuhörer enthüllt. In allem, was gesagt, gedacht und gefühlt wird, öffnet sich eine Tiefe. Alles ist wahr, und doch verwandelt es sich zur Maske. Alles ist authentisch und ehrlich, doch im nächsten Moment hat es sich zu etwas Inauthentischem, Unehrlich-Gleisnerischem verändert, im besten Fall noch zu einer Teilwahrheit. Umgekehrt haben selbst bewusste Lügen etwas Authentisches an sich; in ihrer Falschheit selbst reflektieren sie einen wahren Wunsch, noch ein ›ehrliches‹ Bedürfnis. So paradox es erscheinen mag, so weiß doch jeder Kliniker um den Wahrheitswert, der auch in der Täuschung, der Vorspiegelung und der Berauschung zu finden ist. Teilwahrheit und Echtheit mögen also auch in der Falschheit liegen. Selbst im Unfreundlichen und in der Kälte seines Wegstoßens liegt eine Art echter Bezogenheit; seine Maske der Ferne ist doch auch eine Form der Beziehung und spricht etwas aus.

Und umgekehrt gibt es keine Wahrheit, nicht einmal glühende Liebe und Freigebigkeit, der Dauer gewährt wird, so wie sich hinter der in Schönheit erhaltenen Maske der Jungfrau im *Decamerone* die Fäulnis von Pest und Tod verbirgt. Liebe verhüllt Neid, Gier und Verzweiflung. Verzweiflung birgt mörderisches Begehren. Begehren überdeckt tödliche Verwundung. Wo immer wir unser analytisches Skalpell ansetzen, stoßen wir auf Schicht unter Schicht und sinken gleichsam in ein bodenloses Loch, nicht nur von individueller Geschichte, sondern in eine Tiefe der Bedeutung und des Fühlens. ›Küstenkulissen und Brunnenschlund‹ ist das schöne, mehrfach wiederholte Gleichnis, das Thomas Mann für die Geschichte der Menschheit braucht (*Joseph und seine Brüder*, z. B. S. 20).«

In einem anderen wunderbaren Gleichnis heißt es von »Jaakobs Seele«: »[U]nd ihm war, als wandelte er auf durchsichtigem Grunde, der aus unendlich vielen, ins Unergründliche hinabführenden Kristallschichten bestand, durchhellt von Lampen, die zwischen ihnen brannten« (ebd., S. 188).

Authentizität und innere Wirklichkeit besteht daher nie in endlicher Form; sie ist ein stetes Werden, Sichverändern, Korrigiertwerden, sie ist rastlos und dialektisch.

Das aber meint die durchgehend *paradoxe* Natur all dessen, was wir erleben – über die *Vielfältigkeit der Bedeutung* hinaus. Dies umschließt die historische Schichtung mit ihren mannigfachen »Verwerfungen« (Hartmann, 1964), ist aber gar nicht auf diese beschränkt.

Eine weitere Beobachtung ist unausweichlich, die des schon von Kant beobachteten Paradoxes, nämlich dass wir zwar mit uns selbst identisch sind und bleiben und uns doch kontinuierlich verändern. In zugespitzter Form ausgedrückt: dass trotz unserer Gleichheit mit uns selbst wir nicht einheitlich, nicht eine Persönlichkeit sind. Es gibt sehr verschiedene, sich widersprechende Stücke in uns, gleichsam getrennte Figuren, Schauspielern auf einer Bühne gleich. Eine innere Stimme widerspricht heftig einer oder mehreren anderen. Platon spricht vom Streit zwischen dem göttlichen Anteil und dem kaum zurückgehaltenen Tier, der Vernunft und der Begierde. Im *Phaidros* erscheint es im schönen Gleichnis von den zwei Hengsten, dem vornehmen, der nach Schönheit, Wahrheit und Ehre strebt, und dem verdrossenen, dunklen, der nach sinnlicher Lust und Rache giert. Der Wagenlenker versucht, sie zurück- und zusammenzuhalten, er reißt sie so heftig zurück, dass ihr Maul blutet.

Kaum ein Augenblick vergeht in der Analyse, in dem wir nicht solcher widerstreitender Teile der Persönlichkeit gewahr werden. So besteht die zweite wesentliche Beobachtung, nach der der Vielfalt der Bedeutungen, in der *Vielfalt von inneren Persönlichkeiten*, in unserem aufgeteilten Charakter, also in der *absoluten Zentralität inneren Konfliktes*. So wird denn unser Innenleben zum hervorstechendsten Beispiel für Heraklits »Krieg als Vater von allem« – »Polemos pater panton«. Die Wurzeln der menschlichen

Seele sind die Gegensätze, die widersprüchlichen Bestrebungen und Gefühle. Das Geschick des Menschen erwächst aus innerem Konflikt. Die Wissenschaft des inneren Konflikts ist die Psychoanalyse. Damit verschiebt sich der Brennpunkt vom gespaltenen Erleben und dem Abgrund im Handeln zur *Untersuchung* des Innenlebens, zur Wissenschaft vom Konflikt. »Wir wollen die Erscheinungen nicht bloß beschreiben und klassifizieren, sondern sie als Anzeichen eines Kräftespiels in der Seele begreifen, als Äußerung von zielstrebigen Tendenzen, die zusammen oder gegeneinander arbeiten. Wir bemühen uns um eine *dynamische Auffassung* der seelischen Erscheinungen. Die wahrgenommenen Phänomene müssen in unserer Auffassung gegen die nur angenommenen Strebungen zurücktreten« (Freud, 1916/1917, S. 62).

Und wenig später in den *Vorlesungen zur Einführung in die Psychoanalyse* heißt es:

> »Es ist wichtig, daß man rechtzeitig beginne mit der Tatsache zu rechnen, das Seelenleben sei ein Kampf- und Tummelplatz entgegengesetzter Tendenzen, oder nicht dynamisch ausgedrückt, es bestehe aus Widersprüchen und Gegensatzpaaren. Der Nachweis einer bestimmten Tendenz leistet nichts für den Ausschluss einer ihr gegensätzlichen; es ist Raum für beide vorhanden. Es kommt nur darauf an, wie sich die Gegensätze zueinander stellen, welche Wirkungen von dem einen und welche von dem anderen ausgehen« (ebd., S. 72f.).

Alles in uns kann als in *Polaritäten* aufgespalten gesehen werden. In rascher Folge vereinigen die Gegensätze sich und trennen sich wieder – Größengefühl und Minderwertigkeitsgefühl, Stolz und Scham, Verschmelzung und Absonderung, Bewältigung und innerer Zerfall, Geneigtheit und Abstoßung. Es ist nur das logische Gegenstück davon, dass auch die Gegenstände, Dinge wie Personen, unvermeidlich als fließend, sich wandelnd, ja auch als widersprüchlich erlebt werden – großartig oder beängstigend. Es ist eine Notwendigkeit, keinesfalls nur eine Sache einer bestimmten Pathologie, der Borderlinefälle. Auch unser Erleben zeigt in der Tat so radikale Extreme wie die Größe der Menschlichkeit in Kunst und Verständnis und die sich durch die Geschichte hindurchziehende äußerste Verworfenheit des Menschen (man lese nur Thukydides mit der Schilderung der Ausrottung von Melos und Mykalessos; oder das immense Maß an Grausamkeit in unserem Jahrhundert und *innerhalb* unserer Zivilisation!). *Damit ist solche Gespaltenheit, das Extreme am Konflikt, eine Grundtatsache unseres Daseins.*

4. Besondere Gleichnisse, Kernmetaphern

In meinen Vorlesungen und Werken habe ich einer Reihe von Metaphern einen besonderen Ehrenplatz, »a pride of place«, eingeräumt, bildlichen Ausdrücken, bis hin zu Gleichnissen, Parabeln, die in dem Diskurs über die Innenwelt und die Unterströmungen mitmenschlicher Beziehungen besonders wertvoll sind und Brücken zur Welt der Literatur, der Religion und der Ideengeschichte schlagen, aber als solche kaum Eingang in unsere Denkgepflogenheiten gefunden haben.

So sprach ich vom *Dreifuß* psychoanalytischer wie psychotherapeutischer Technik: Analyse der inneren Konflikte in der Übertragung, Analyse der Konflikte in anderen Gegenwartsbeziehungen und Einsicht in die Vergangenheitskonflikte. Doch mag ich dabei etwas übermütig wiederum an den »Faust«, die Visite bei den »Müttern«, gemahnt sein: »Ein glühnder Dreifuß tut dir endlich kund, / Du seist im tiefsten, im allertiefsten Grund« (Goethe, 1961, S. 6285).

Vor allem aber erwähne ich immer wieder die Gestalt des *inneren Richters oder inneren Gerichts*, in einer Metapher, die bekanntlich auf Kant zurückgeht und mir gerade in der Überichanalyse unersetzlich geworden ist.

> »Das Bewußtsein eines *inneren Gerichtshofes* im Menschen (›vor welchem sich seine Gedanken einander verklagen oder entschuldigen‹) ist das *Gewissen*. Jeder Mensch hat Gewissen, und findet sich durch einen inneren Richter beobachtet, bedroht und überhaupt im Respekt (mit Furcht verbundener Achtung) gehalten, und diese über die Gesetze in ihm wachende Gewalt ist nicht etwas, was er sich selbst (willkürlich) *macht*, sondern es ist seinem Wesen einverleibt. Es folgt ihm wie sein Schatten, wenn er zu entfliehen gedenkt. Er kann sich zwar durch Lüste und Zerstreuungen betäuben, oder in Schlaf bringen, aber nicht vermeiden, dann und wann zu sich selbst zu kommen, oder zu erwachen, wo er alsbald die furchtbare Stimme desselben vernimmt. Er kann es, in seiner äußersten Verworfenheit, allenfalls dahin bringen, sich daran gar nicht mehr zu kehren, aber sie zu *hören* kann er doch nicht vermeiden« (Kant, 1983 [1797], S. 573).

Kant spricht deshalb von der »zwiefachen Persönlichkeit«, vom »doppelten Selbst, einerseits vor den Schranken eines Gerichtshofes, der doch ihm selbst anvertraut ist, zitternd stehen zu müssen, anderseits aber das Richteramt aus angeborener Autorität selbst in Händen zu haben« (Kant, 1983

[1797], S. 573f.). Dieser innere Richter müsse sowohl ein »Herzenskündiger« wie auch »allverpflichtend« sein, nämlich als Repräsentant Gottes gelten (ebd.):

> »Eine solche idealische Person (der autorisierte Gewissensrichter) [Gott] muss ein Herzenskündiger sein, denn der Gerichtshof ist im *Inneren* des Menschen aufgeschlagen – zugleich muss er aber auch *allverpflichtend*, d. h. eine solche Person sein, oder als eine solche gedacht werden, in Verhältnis auf welche alle Pflichten überhaupt auch als ihre Gebote anzusehen sind; weil das Gewissen über alle freie Handlungen der innere Richter ist« (ebd., S. 574).

Erstaunlicherweise finden wir diese Metapher schon über 2.000 Jahre früher bei Konfuzius, nämlich die am Ende von Buch 5 des *Lun Yü* zitierte Klage des Meisters: »Es ist alles aus! Ich habe noch keinen gesehen, der seine eigenen Fehler sehen und innerlich sich selbst verklagen könnte« (zit. n. Wilhelm, 1921). Die Metapher ist eindeutig die des *inneren Prozesses*, einer inneren Gerichtsverhandlung, einer besonders markanten Form des inneren Konfliktes also, die dem analytischen Konflikt zwischen Ich und Überich entspräche. Interessant ist es jedoch auch, dass diese Feststellung in negativer und klagender Form gemacht wird – als ob dieses Gerichtstaghalten über sich selbst über das menschlich Mögliche hinausginge.

Doch fast seit Beginn schriftlicher Urkunden finden wir Hinweise darauf, was wir mit dem psychoanalytischen Überich zu erfassen versuchen. In der altägyptischen Literatur ist das Prinzip der *Ma'at*, »der Gerechtigkeit, Wahrheit und Ordnung« (Assmann, 2000, S. 104), »das Ideal der gerechten Ordnung« (ebd., S. 182): Ma'at steht über den Göttern und bestimmt sie von innen her, und zugleich wirkt sie als soziales und intrapsychisches Prinzip der ausgleichenden und ordnenden Gerechtigkeit, innerlich symbolisiert durch die Vorstellung des *Ka*, des »Gewissens oder sozialen Selbst«. Sie ist das Fundament von Mensch, Staat und Kosmos.

Überdies finden wir schon die Nebeneinander- und Gegenüberstellung von zwei gegensätzlichen Aspekten des Überich in diesem ägyptischen »Strukturmodell« (diesen Ausdruck zu gebrauchen ist freilich etwas verwegen; denn wir hören von den verschiedenen Teilen der Persönlichkeit, so wie sie sich während des langen Prozesses von Sterben, Tod und Wiedergeburt voneinander trennen). Ich zitiere aus Assmanns *Tod und Jenseits im alten Ägypten* (2002) eine Passage, in der die beiden Entitäten »Herz« und »Ka« miteinander verglichen werden:

> »Wie das Herz gehört [...] auch der Ka zum moralischen und damit sozialen Aspekt der Person. [...] der Ka [bezeichnet] nicht die physische Lebenskraft, sondern die moralische Personalität, den ›normativen‹ Doppelgänger, fast eine Art Überich, mit dem sich die sozialen Kategorien von Ehre, Würde und Status verbinden, genau wie mit dem Herzen die Kategorien der Tugend und Gerechtigkeit« (S. 137).

Wir können in dieser Doppelheit der moralischen Aspekte der Persönlichkeit klar den Schamteil des Überich und seinen Schuldteil unterscheiden.

In anderem Kontext, nämlich dem von Jan Assmann so überaus eindrücklich dargestellten von »Monotheismus und der Sprache der Gewalt« (2003, 2006), habe ich auf den tiefen Zusammenhang zwischen dem Bild eines tyrannischen, eifersüchtigen und grausam strafenden Gottes und dem archaischen, totalitären, unbarmherzigen Überich hingewiesen. Es ist ein Gewissen, das fordert: »Verurteile und bestrafe deinen Nächsten wie dich selbst«, also eine Umkehr des Zentralgebots der Thora: »Liebe deinen Nächsten wie dich selbst« (Leviticus 19,18) und »Liebe den Fremdling wie dich selbst, denn Fremdlinge seid ihr selbst gewesen im Lande Ägypten« (ebd., 19,34). Der eine Name für Gott, »Elohim«, bedeutet übrigens höchst relevant auch Richter (im Plural)!

Als Äquivalente in unserer aktuellen Arbeit sowohl in der Analyse wie in der Psychotherapie mögen Bilder des inneren Vogtes, der Sklaventreiberin (wie in der griechischen Literatur der Schicksalzwang, die Ananke, hingestellt wird), einer inneren Hexenstimme, des Henkers oder der Polizei im Inneren dienen.

Dann wieder ist der innere Richter ein unverzichtbarer Wächter und Schützer, gerade auch als Scham, »aidos« im Gegensatz zur Schamlosigkeit, der »Anaideia«. Am Ende der Zeiten, im Zeitalter der »Anaideia«, wenn alles Menschliche untergeht, verlassen klagend Aidos und Nemesis, Scham und vergeltende Gerechtigkeit in ihren weißen Kleidern, die durch freche Rücksichtslosigkeit, Besitz- und Machtgier verwüstete Welt, heißt es bei Hesiod.

Oder es geht um den inneren *Dämon*, der mit Fug und Recht an das gemahnt, was Sokrates in der *Apologie* die innere Stimme des »kleinen Dämons«, des Daimonions genannt hat, die ihn mahnt, das Rechte zu tun. Gerade bei schwerer masochistischer Charakterpathologie kann es entscheidend hilfreich werden, einen Gegensatz aufzuzeigen zwischen dem Selbst und diesem inneren Richter oder Dämon, wofür ich eine andere Metapher brauche: einen *Keil zu treiben*, nämlich zwischen das archaisch-sadistische Überich und den Rest der Persönlichkeit.

Der Begriff des *Überichs* selbst ist ja auch eine Metapher, die sehr wertvolle Beobachtungen zusammenfasst und weite Teile von innerem Konflikt verständlich zu machen vermag. Der Name klingt an Goethes und Nietzsches »Übermenschen« an. Am Anfang des ersten *Faust* heißt es denn: »Welch erbärmlich Grauen fasst *Übermenschen* Dich!« (Goethe, 1961, S. 490). 1818, zur Zeit der Anfänge einer Psychiatrie in der Romantik, entwirft der Psychiater Heinroth ein Modell der Seele, in dem das Gewissen weder im Ich noch in der Außenwelt entspringe, sondern in dem, was er *»Über-Uns«* nennt, das er der Vernunft und einem Weg zu Gott gleichstellt (Ellenberger, 1970, S. 212).

Die Konflikte von Schuld und Scham, Gerechtigkeitsgefühl und Ressentiment haben große Erklärungskraft für unser Seelenleben. Der Überich-Begriff selbst ordnet diese inneren Kräfte, die in diesen Konflikten tragend sind. Doch kann man wohl nicht sagen, dass das Überich-Konzept an sich etwas erklärte. Vielmehr kann man dies eben von den Konflikten behaupten, in denen es entscheidend mitwirkt.

Zu anderen Metaphern: Der Begriff *»Seelenblindheit«*, den ich von Ibsens Dramen (besonders *Die Frau von der See*) abgeleitet habe, hat sich eingebürgert, und in dem jüngst erschienenen Roman von Julia Franck, *Die Mittagsfrau*, taucht sie wieder als Herzensblindheit auf: »Die Mutter sei am Herzen erblindet [...] Sie könne nur noch Dinge wahrnehmen, keine Menschen mehr«; umgekehrt »erkannte sie eine Seele im Ding [...] eben *blind am Herzen*« (2009, S. 119f.). »Helene spürte die alte Furcht in sich aufkommen, sie könne eines Tages erblinden wie diese Mutter« (ebd., S. 122), was denn zu einem gewissen Ausmaß ihrem eigenen Kind gegenüber, dem Sohn ihres nicht weniger seelenblinden, eisig kalten Nazimannes, auch zutraf. Folgerichtig weigert sich der Sohn, den sie bei Kriegsende wortlos verlassen, an einem fremden Bahnhof stehen gelassen hatte, viele Jahre später, sie zu sehen: »[N]ur eines wollte er ganz sicher: Er wollte sie sein Leben lang nicht mehr sehen« (ebd., S. 430).

Im Diskurs mit Analytikern und noch viel mehr mit Psychotherapeuten, namentlich der verhaltenstherapeutischen Richtung, und bei vielen Ärzten fällt mir oft das Bild ein, dass sie die *Gewissenskeule* schwingen, und dies geschieht in noch viel schroffer ausgesprochener Weise in den Familien unserer Patienten: »Stell dich doch nicht so an! Sprich nicht immer von Gefühlen! Das ist doch alles nur Einbildung!« Oder: »Was ist wieder los mit dir? Lass dich nicht hängen!« Oder: »Reiß dich doch zusammen!« »Schäm' dich!« Ich meine letztlich das Motto: *»Verurteilen statt verstehen.«* Vorwürfe treffen dann wie *Hammerschläge* – eine weitere Metapher. Die Traumata werden vom inneren Dämon weitergetragen und unablässig wiederholt.

Ein anderes mich oft befallendes Bild für extremen Gewissensdruck bei anderen und bei mir ist das der Enge, der Einschnürung und des *Eingeschlossenseins*, im Alleräußersten im Bild und der Panik, *lebendig begraben* zu sein, wie ich das nach dem Tod meiner Frau so stark, mit fast wahnhafter Intensität, erlebte.

Auf Missbrauchsgeheimnisse anspielend sagte eine Kollegin ihrer Patientin in einem schönen Gleichnis: »Die Themen, die nicht besprochen wurden, regieren durch die Hintertür das Leben«, worauf die Patientin erwidert: »Sie haben Recht, denn jeden Tag rüttelt das Thema des Missbrauchs an meiner Tür.« Oder es heißt: »Wenn man den Teufel mit der Mistgabel verjagt, schleicht er sich durchs Hinterfenster ein« oder im *Don Quijote*, wenn der Pfarrer selber bei der Bücherverbrennung über das Buch vom Kreuzritter ruft: »Hinter dem Kreuze lauert der Teufel. Ins Feuer mit ihm!«[5] Alle diese Ausdrücke sind gute Bilder für den Vorgang der Abwehr, für die Verdrängung und die Rückkehr des Verdrängten, und damit für Konflikt, nicht nur um Triebwünsche, sondern sehr wohl auch um traumatische Erlebnisse und eben besonders auch um Ichideal und Überichforderungen (die ja ebenfalls verdrängt und verleugnet werden können, z. B. in der pathologischen Eifersucht, wo die eigenen Schuldgefühle abgewehrt werden durch den fanatisch gegen den anderen vertretenen Vorwurf des Verrates).

Doch möchte ich diesen Kreis noch weiter ziehen.

5. »Übertragung: Schibboleth oder Albatros?«

Dies ist der Titel eines vor einem Jahrzehnt erschienenen Werks von Joseph Schachter (2002). In brillanter Argumentation will er die historisch verwurzelte Theorie Freuds von der Übertragung als mehr oder weniger getreuer Wiederholung früher Beziehungen durch eine weitgehend ahistorisch-skeptische Theorie der analytischen Arbeit in der Intersubjektivität,

5 »[T]ras la cruz está el diablo. Vaya al fuego« (S. 69).

an »gewohnheitsmäßigen Beziehungsmustern« im Hier und Jetzt der Interaktionen des Patienten sowohl mit dem Analytiker wie mit anderen Gestalten der Gegenwart, also der äußeren Wirklichkeit, ersetzen. Hier geht es mir nun aber nicht um diese kühne Behauptung, sondern um das Gleichnis der beiden Grundworte: Was bedeuten diese *führenden Metaphern Schibboleth und Albatros*, die von Schachter als Bilder für eine Grundforderung der analytischen Theorie und Technik eingesetzt werden, Bilder eben für den Überichdruck im Analytiker, das analytische Überich? Beide Bilder verbergen einen tiefen Sinn.

Schibboleth bedeutet ein »Kennwort« und ist dem Buch der Richter in der Bibel entnommen (Kap. 12.). Es beschreibt eine archaisch grausame Episode aus Israels Frühzeit. Der König von Ammon im heutigen Jordanien (die Hauptstadt Amman ist abgeleitet davon) hatte den Krieg gegen Gilead, einen Teil von Israel, begonnen. Jiftach (Jephthah) wurde an die Spitze des Heeres der zwölf Stämme gestellt. Er gelobte, im Falle des Sieges, Gott Jahweh das Erste, was ihm nach dem Sieg bei seiner Rückkehr entgegenkomme, als Brandopfer darzubringen. Dies aber wurde seine Tochter und er erfüllte sein Gelübde – eines der letzten Zeichen von Menschenopfern in der Frühgeschichte Israels. Der Stamm Ephraim aber wandte sich gegen Jephthah und es kam wiederum zum Krieg:

> »Die Männer von Gilead schlugen die Ephraimiten [...]; dann verlegten die Gileaditer den Ephraimiten die Jordanfurten. So oft nun ein flüchtiger Ephraimite sprach: Lasst mich hinüber! fragten ihn die Männer von Gilead: Bist du ein Ephraimit? Wenn er dann sagte: Nein!, so sprachen sie zu ihm: Sage einmal Schibboleth [= Kornähre]! Sagte er dann Sibboleth, weil er es nicht richtig aussprechen konnte, so ergriffen sie ihn und machten ihn an den Jordanfurten nieder« (Richter 12, 4–6).

Freud gebraucht diese Kernmetapher in Bezug auf die Traumdeutung, wenn er seine Distanzierung von Adler beschreibt; er nennt »den Traum dieses Schibboleth der Psychoanalyse« (1914, S. 101). Im selben Werk »Zur Geschichte der psychoanalytischen Bewegung« spricht er von den Grundtatsachen psychoanalytischer Erfahrung der Übertragung und des Widerstandes: »Jede Forschungsrichtung, welche diese beiden Tatsachen anerkennt und sie zum Ausgangspunkt ihrer Arbeit nimmt, darf sich Psychoanalyse heißen, auch wenn sie zu anderen Ergebnissen als den meinigen gelangt« (ebd., S. 54). Da im Laufe der Geschichte die Analyse der Übertragung die Zentralität der Traumdeutung ersetzt hat, nennt Schachter eben die erstere das Schibboleth, das entscheidende Kennzeichen der psychoanalytischen Technik, Arbeit und Theorie. Später erwähnt er, dass Ethel Person (1993) von drei Schibboleths in der Geschichte der Psychoanalyse gesprochen habe: dem Ödipuskomplex, der Deutung der Träume und eben jetzt der Theorie der Übertragung (Schachter, 2002, S. 222). Alle drei haben ihre Bedeutsamkeit als laute Trompetensignale des analytischen Überichs eingebüßt und seien weniger ein Schibboleth und mehr ein Albatros geworden. Ein Albatros?

Dieses metaphorische Gegenstück zum Schibboleth entstammt dem großen, oft zitierten Gedicht der englischen Klassik, Samuel Taylor Coleridges *The Rime of the Ancient Mariner*, von 1798. Ganz kurz gefasst ist es die Erzählung eines alten Seemannes, der auf einer Seefahrt aus Mutwillen einen das Schiff begleitenden und spielerischen Albatros abgeschossen hat. Der Geist der Südsee bringt darauf eine völlige Meeresstille herbei. Die Seeleute geben dem frevlerischen Schützen die Schuld daran und hängen ihm den toten Vogel um den Hals. Hier kommt das wunderbar schreckliche Wort vor:

»Water, water, every where,
And all the boards did shrink;
Water, water, every where,
Nor any drop to drink.«

Alle Seeleute sterben vor Durst:

»The souls did from their bodies fly,
They fled to bliss or woe!
And every soul, it passed me by,
Like the whizz of my cross-bow!«

Allein der Erzähler überlebt. »more horrible than that / Is a curse in a dead man's eye!« Erst wie er voll Liebe zu den Lebewesen betet, fällt der Albatros von seinem Hals und stürzt wie ein Bleigewicht in die See. Wiederum ist es die große Polarität, im Inneren des Menschen wie in seiner Kultur, von rücksichtsloser Durchsetzung der Macht gegenüber der Sehnsucht nach Vereinigung in Liebe, als Grundpolarität der Triebwelt wie der Idealwelt und des »Herzenskündigers«, die durch diese dichterische Metapher, durch das Gleichnis, symbolisiert wird.

Hier werden zwei ganz machtvolle, geschichtsträchtige Metaphern sinnträchtig verwendet, die nun entscheidend viel mit dem psychoanalytischen Gewissen, also dem inneren Richter von uns allen, die mit Patienten arbeiten, zu tun haben. Was befiehlt die innere Stimme, wenn wir darüber reflektieren, wie wir arbeiten? Oder sollten wir vielleicht eher eine solche befehlende Stimme überhaupt ganz infrage stellen?

Doch nun zur Analyse von Schachter: Seine

> »These ist zwiefältig: 1. Es gibt gute und zureichende Gründe für die Ansicht, dass die traditionelle Theorie der Übertragung weder theoretisch haltbar noch klinisch brauchbar ist und ersetzt werden sollte. 2. Ein Ersatz für die Übertragungstheorie steht zur Verfügung, der theoretisch überlegen ist und klinisch wirksamer sein könnte« (Schachter, 2002, S. 6).

Schachter schlägt als Alternative eine Theorie der Technik vor, welche die Bedeutung der gegenwärtigen bewussten und unbewussten Gefühle und Fantasien über den Therapeuten oder Analytiker in Form von Abwehr- und Anpassungsfunktionen untersuche (vgl. ebd., S. 12), also von Konflikten im Hier und Jetzt. Was die Beziehungen von Patient und Analytiker unterscheidet, ist die *nicht beurteilende Haltung, die Tiefe des Verstehens des Analytikers, die Abwesenheit von Vergeltung vonseiten des Analytikers, und die beständige Fürsorge und emotionelle Unterstützung durch den Analytiker*. Zusammen genommen stellen diese Eigenschaften eine Konstellation dar, die der Patient vermutlich niemals erlebt hat. Sicher spielt diese Eigenart der Beziehung eine Rolle in der therapeutischen Wirksamkeit. Daher können denn auch die Gefühle des Patienten nicht einfach eine Wiederholung oder Verschiebung einer früheren historischen Beziehungserfahrung sein (ebd., S. 65f.).

Ich selber denke, dass, trotz des großen Werts seiner Ideen, Schachter in seiner Verwerfung der Einsicht in das Historische zu weit geht und halte mich an das, was jüngst Morris Eagle so ausdrückte: »[D]ie Dichotomie zwischen Einsicht, Bewusstsein und Selbsterkenntnis einerseits und der therapeutischen Beziehung und der korrektiven emotionalen Erfahrung andererseits ist unhaltbar« (2011, S. 1105), »das Entweder-Oder in der Debatte ist nicht fruchtbar« (ebd., S. 1109), und »ich glaube, dass die ›wahrheitssuchende Haltung‹ zum Wesen des psychoanalytischen Projekts gehört« (ebd., S. 1113). Ebenso teile ich Eagles *reservatio mentalis* gegenüber der unkritischen Annahme der Gegenübertragung als einer verlässlichen Führerin für das Innere des Patienten und gegenüber dem »Verliebtsein in den Begriff der projektiven Identifikation« (ebd., S. 1111).

Doch sind nun jene beiden Metaphern von Schibboleth und Albatros wertvolle Metaphern, die wir psychoanalytisch als dem Überich entsprechend einstufen. Dies gilt erst recht für viele, die ich jetzt erwähnen möchte.

6. Die unsichtbare Krankheit – »Nothing good is allowed to stand – Alles Gute muss zerstört werden«

Ungeheuer wichtig ist ein anderes Bild wohl auch metaphorischer Natur: der Neid des inneren Dämons auf das Selbst, dass man sich nämlich keinen Erfolg, keine Freude, nichts Gutes überhaupt, v.a. auch gar keine Lust, außer in pervertierter, stark verhüllter, eben unbewusster Form, gönnt und diese immer wieder vereitelt – das *Sichnichtsgönnen*, in mythischem Ausdruck: *der Neid der Götter*. Man denke z.B. an Schillers Ballade *Der Ring des Polykrates* und die ihr zugrundeliegende Erzählung bei Herodot.

Darüber werde ich jetzt mithilfe einer Vignette reden. Dies ist Ausdruck schwerster, doch sehr häufiger Überichangst: *die Familie als Herberge von Scham und Neid.*

Es handelt sich um eine etwas über 50-jährige, akademisch prominente Wissenschaftlerin, die von recht weit her jeden Monat einmal zur Psychotherapie anreiste. Dazwischen hatten wir ganz kurze Telefonsitzungen, selten einmal eine Stunde.

Emma ist geschieden, kinderlos, ohne nahe Freunde – mit der einen Ausnahme eines um Jahrzehnte älteren Geliebten, eines ehemaligen akademischen Beraters und Lehrers von ihr, der mit ihr schon während ihres Studiums eine Affäre begonnen hatte, doch eine andere Frau heiratete. Mit ihm nahm sie nach ihrer Scheidung das frühere Verhältnis wieder auf, ein Verhältnis, das ihrerseits selber stark von Eifersucht und Ressentiment geprägt war und im Geheimen ablaufen musste, damit seine Familie nichts davon erführe. Im Laufe der Behandlung flog diese Geheimhaltung aufgrund seiner Achtlosigkeit auf. Seither bestand lange fast völlige Funkstille.

Sie war hübsch, doch immer auffällig blass, hager und oft mit fast maskenartig starrem Gesicht. Seit Jahren litt sie unter unklaren Gastrointestinalbeschwerden, vielleicht einer verkappten Zöliakie. Während der Behandlung traten diese Beschwerden mehr und mehr zurück, sodass sie sich zunehmend von deren psychogener Natur überzeugen ließ.

Sie war das zweitälteste von acht Kindern in einer wenig begüterten Bauernfamilie deutscher, polnischer und niederländisch-englischer Herkunft im Mittleren Westen. In einer protestantischen Umwelt war ihre katholische Familie isoliert und wurde von der weiteren Familie teilweise gemieden. Die Großmutter mütterlicherseits wird als sehr kritisch und streng, ja lieblos beschrieben.

Es gab viel emotionellen und körperlichen Missbrauch vonseiten der Mutter. Seit Jahren weigerte sich Emma, mit ihrer Mutter, die im Altersheim dahinsiechte, oder mit ihren Brüdern zu sprechen, während sie stark von deren Eifersucht belastete Kontakte mit ihren zwei Schwestern hatte. Vor etwa vier Jahren verstarb ihre Mutter, ohne dass Emma vorher die Beziehung mit ihr zu heilen versucht hätte. Doch hatte sie seither viel bessere Beziehungen zu ihren Brüdern. Das Lesen des Briefwechsels ihrer jungen Mutter mit dem Vater, zumeist vor deren Heirat, beeindruckte sie und vermittelte ihr ein ganz anderes Verständnis für die Mutter. Sie erkannte tiefe Ähnlichkeiten mit ihr und verstand ihre (der Mutter) schwelende Depression und Verbitterung viel besser.

Sie beschrieb, wie einer ihrer jüngeren Brüder, der von der Mutter nicht gemocht wurde, jeden Tag beim Heimkommen schon vom Kindergarten und später von der Schule für alles, was er tat, bestraft wurde. Stundenlang musste er still auf dem Stuhl sitzen, während die Mutter ihn als bösen Buben ausschimpfte. »Es war v. a. der Ton ihrer Stimme. Der war so schneidend. Teile seiner Persönlichkeit gingen unter.« Es war eine Art Seelenmord. Hingegen war es gerade der von der Mutter bevorzugte Bruder, der dann »asozial« wurde. Ein Bruder, der sich später durch »autoerotische Asphyxiation« umbrachte, war sehr poetisch, aber im Gegensatz zu Emma mathematisch nicht sehr begabt. »Die Mutter schrie ihn an und missbrauchte ihn. Es war entsetzlich. Es tötete mich innerlich – diese Urteilssucht.«

Emma selbst wurde, wie sie klagte, von der Mutter als Sklavin behandelt und musste schon früh sehr viel im Haushalt helfen. »Sie beschämte mich von früh an und die ganze Zeit hindurch. Als ich ihr als Kind sagte, sie sehe in den Haarwickeln hässlich aus, schlug sie mich hart ins Gesicht.« Als sie in der ersten Klasse war, mochte die Lehrerin sie sehr, und einmal komplimentierte diese sie, sie habe hübsche Füße.

»Meine Mutter hörte das nicht gerne, sie habe Eitelkeit nicht gern, und bemerkte, nachdem die Lehrerin nach einem Heimbesuch wieder fortgegangen war, ich sei nichts Besonderes, ich sei keine sehr gute Person. Dann sagte sie mir, die Lehrerin habe ihr gesagt, ich sei frech gewesen und starrköpfig, und dass ich keinen Respekt vor Leuten habe. Das sei so böse. Ich war total zerschmettert. Ich hatte begonnen, der Lehrerin zu trauen. Jeden, der mich gerne hatte, musste meine Mutter ruinieren. Sie sagte, ich solle niemandem trauen außer ihr. Sie lebte sehr zurückgezogen und hatte auch alle Freundschaften ihres Mannes, der sozial und umgänglich war, unterbunden. Alle Besuche stoppten. Darin stak viel Eifersucht [und Neid!]. Auch fühlte sie sich erhaben über die anderen. Sie erlaubte auch uns nicht, soziale Kontakte zu haben. Ich fühle mich jetzt noch verkümmert davon. Wenn ich angegriffen werde, kann ich mich nicht verteidigen, sondern erstarre. Meine Individualität wurde wiederholt verleugnet; es war verheerend für mich. Sie gab mir das Gefühl allgemeiner Gefahr: ›Du bist nur in Sicherheit, wenn du mir gehorchst. Wenn du es wagst, über die Linie zu treten, bist du in großer Gefahr. Es kommt die Katastrophe.‹ Sie sagte immer, ich sei gar nicht so gescheit [wie ich meine], und freute sich, wenn ich etwas falsch machte. Es fällt mir auch heute so schwer, mit dem Neid von anderen zurechtzukommen. Ich bin verwundbar von Leuten, die mich schlecht behandeln und fühle mich schutzlos.«

Der *Neid beinahe der ganzen Familie* auf Emma ist in deren Minderwertigkeitsgefühl begründet, denn Emma war die gescheiteste und erfolgreichste in der Familie. »Es war eine enorme Einsamkeit und Abweisung. Das Schlimmste mit der Mutter war: Ich liebte und traute ihr, und sie wandte sich gegen mich, als sie herausfand, wie intelligent ich war. Ich nahm das Lob in der Schule an oder später und sonnte mich in dem Glanz, aber daheim wurde ich dafür herabgesetzt und jetzt will ich das nicht mehr durchmachen.« So brach sie die meisten Beziehungen ab und verschanzte sich in einer Festung von Unnahbarkeit und Scheu.

Die Patientin hat sich im Zusammenhang mit unserer doch recht unkonventionellen Behandlung entscheidend verändert. Sie interessierte sich mehr und mehr für ihre bis jetzt wenig entwickelte Gefühls- und schöpferische Seite. Sie begann, Gedichte zu schreiben, die v. a. ihre Kindheitserlebnisse mit ihrer Mutter in poetischer Transformation wiedergaben, und besuchte eine Reihe von Kursen in Kreativem Schreiben, die sie begeisterten. Dabei blühte sie richtig auf.

Zudem nahm sie an einer einen Monat lang dauernden Ausbildungskonferenz zur Förderung von Akademikerinnen teil, wo sie mit mehreren Teilnehmerinnen sprach, die eine psychoanalytische oder psychotherapeutische Weiterbildung absolviert hatten. Aufgrund eines Stipendiums konnte sie dann ihre Zeit mehr diesem Thema der Hilfe für Kolleginnen an ihrer Institution widmen.

Ihre Arbeit als Naturwissenschaftlerin beließ sie, trotz ihres akademischen Erfolges – sie wurde volle Professorin, zeitweise sogar Vizedekanin – sehr unbefriedigt. Inspiriert von jenen Gesprächen begann sie, Kurse und eine Art von Weiterbildung an einem psychoanalytischen Institut zu belegen. Um diese zu vertiefen, entschloss sie sich, zusätzlich zu ihrer vollen akademischen Arbeit, eine Ausbildung als Sozialfürsorgerin anzufangen, mit dem Ziel sowohl Psychotherapie wie auch Funktionen in Gesundheitsorganisationen auszuüben. Darin war sie sofort wieder sehr gut und freute sich besonders darüber, die Essays zu den Kursen zu schreiben.

So schrieb sie in einem Kurs zur HIV-Infektion eine längere Arbeit mit dem Titel »Die unsichtbare Krankheit« und zwar nicht über AIDS, sondern über ihr eigenes und bei vielen anderen vorhandenes, chronisches Unwohlsein, d. h. ihre schleichende Depression und tiefe Untergrundstrauer, zusammen mit den psychosomatischen Folgeerscheinungen, die eben bedeutsam mit jener Überich-Problematik zu erklären und aufzulösen waren.

Viel Neid und Eifersucht ist verdrängt und kommt weiterhin eher in Form der Angst vor dem Neid der anderen zur Geltung – auch das eine starke Spiegelung von Wirklichkeit und nicht einfach nur Projektion. Die Angst vor der Eifersucht (auch mir gegenüber) weist zurück auf die Eifersucht der nächstjüngeren Schwester und ganz sicher auch der Mutter auf sie, da Emma der Liebling des Vaters war: »Ich hatte nie einen Zweifel, dass mein Vater mich liebte und bewunderte.«

Anders als bei ihrem Geliebten, der sie verraten hatte, empfand sie Geborgenheit in unserer Beziehung – und deren Bedrohtheit durch Krankheit, Kummer und Tod. Auch die tiefe Identifizierung mit manchem in mir ist u. a. auch ein Schutz gegen ihre Eifersucht: »So bin ich nicht die ausgeschlossene Dritte.« Die immer weiter greifende Anerkennung, Sympathie und Freundschaft, die sie jetzt im Gegensatz zu ihrem ursprünglichen Beruf erfährt, ist zugleich eine mächtige Gegenkraft gegen ihren eigenen Neid und gegen ihre eigene Eifersucht und ganz besonders gegen die vernichtende, ihr nichts gönnende Gewalt ihres Gewissens. Der intime Dialog mit mir breitet sich auf mehr und mehr Freundschaften aus. Sie sieht auch verändert aus: Sie erscheint viel fröhlicher, weicher, weiblicher.

Etwas ganz Wichtiges muss nun hinzugefügt werden: Im Laufe der Jahre erkannte sie schroffer und schroffer den Abgrund zwischen ihrer Wertewelt und der ihres Geliebten: *Der Lebenssinn für ihn liegt in Macht, Kompetenz, Tüchtigkeit*, einem glatten Funktionieren, ja auch, wenn nötig, der Manipulation und Geheimhaltung. Diese Konstellation hat es ihm erlaubt, die Gipfel sozialer Prominenz zu erklimmen. Liebe ist für ihn, wenngleich tief ersehnt, doch auch ein Störenfried, »a big troublemaker«, und er bedeutet Emma immer wieder: »Störe nicht meine Kreise!« »Er schätzt Dinge, die sichtbar und zählbar sind. Unsere Beziehung ist versteckt und existiert nicht in den Augen der anderen. Wie ist dies wertvoll? Seine Suche nach Macht ist eine Antwort auf Scham.« Ich antwortete: »Die Gier nach Macht und Triumph ist seine Strategie gegen die Scham, für Sie war es der Rückzug.« Statt eifersüchtig zu sein, widmet er sein persönliches Leben zum guten Teil dem Ziel, andere eifersüchtig zu machen. Jetzt aber geht es für sie mehr und mehr um die *Innigkeit von Beziehung und Dialog, um Reflektion und Gefühlstiefe, und v. a. um Ehrlichkeit und Aufrichtigkeit*. Er suchte dies in ihr, aber verriet und verwundete sie immer mehr. Sie fürchtete lange die Einsamkeit mehr als die Demütigung und Kränkung: »Quäle mich, aber verlass mich nicht!« – das Motto des Masochismus. Sie versuchte, seine Angst vor Nähe und Gefühlsechtheit, die mit Schwäche und Abhängigkeit gleichgesetzt werden, aus seiner Geschichte mit einer harten, abweisenden und zugleich vereinnahmenden Mutter zu verstehen, so wie ihre Ängste begreifbarer werden aufgrund des Verrats als Ausdruck von Scham, Neid und Eifersucht in einer Welt der Seelenblindheit, das Thema des Verrats zwischen den Geschwistern, das sich wie ein roter Faden durch die Familiengeschichte zieht.

So viel unserer analytischen Arbeit erfolgte – trotz der Unregelmäßigkeit und Niederfrequenz – durch die Explorierung dieser tiefen inneren und zwischenmenschlichen Konflikte mit dieser einen Person in ihrem Leben, einer richtigen, nein, der zentralen Übertragungsfigur und zugleich während dreier Jahrzehnte die realste Beziehung ihres Lebens. Ich glaube, es war die Arbeit an dieser Übertragung auf den Geliebten, nicht auf mich, die die tiefe Veränderung in ihr bewirkte.

Sie wiederholte mehr als ihr halbes Leben lang das ödipale Dreieck in der Beziehung zu ihrem Geliebten und zwar in dessen masochistischer Version, wo sie die Betrogene, Verratene, Verlassene und Gedemütigte war, die für das in Szene gesetzte Eifersuchtsdrama Bestrafte. Es war auf beiden Seiten immer wieder ein weitgehend unsichtbares Hin und Her: »Du machst mich eifersüchtig? Wart', bis ich dich eifersüchtig mache!«. Zu diesem dynamischen Zusammenhang gehört auch, dass ich immer wieder in ihren Krisen eine Art Verbündeter von ihr im Dreieck mit ihrem Geliebten wurde.

Schließlich war sie imstande, diese Reinszenierung zu überwinden und ihr Leben neu aufzubauen. Ich will nicht behaupten, dass alle diese z. T. tief verdrängten Bezüge voll durchgearbeitet wurden. Auch ist es noch nicht voll durchleuchtet, wie sich der Tod ihrer Mutter vor fünf Jahren und der Tod meiner Frau vor drei im Zusammenhang dieser unbewussten ödipalen Dynamik ausgewirkt haben. Schließlich können wir bei ihr auch nicht von einer im strengeren Sinn definierten Psychoanalyse sprechen (bis jetzt etwa 280 Stunden, verteilt über fünf Jahre).

7. Schlussgedanken: Die reale Beziehung

Diese Grundhaltung, sich nichts gönnen zu dürfen, ist ein hartes und schwieriges klinisches Problem, das vielleicht nicht immer die notwendige Beachtung gefunden hat, aber von größter klinischer Wichtigkeit ist, ganz besonders, wenn wir uns die aus dem Unbewussten heraus packende eisige Hand des unbarmherzigen Wächters vorstellen. Immer wieder begegnen wir darin dem, was Freud »die negative therapeutische Reaktion« (1923) nannte, der Urgewalt des innern Richters (Wurmser, 2011). Zugleich bin ich mehr und mehr zu der Überzeugung gelangt, dass *die reale Beziehung als Gegengewicht zum realen Trauma überaus wichtig ist*, wobei das Trauma keineswegs auf die Kindheit beschränkt sein muss. Das schwere Trauma lebt im archaischen Überich weiter. Und bei der therapeutischen Wirkung als Gegengewicht bedarf es u. a. gerade dieser realen Beziehung. Anna Freud sagt z. B.:

> »Es scheint mir aber wichtig, daß zu dem Ausmaß, als der Patient einen gesunden Persönlichkeitsanteil hat, seine reale Beziehung zum Analytiker nie ganz verschwindet. Bei allem Respekt für die notwendige strikteste Behandlung und Deutung der Übertragung fühle ich dennoch, daß wir irgendwo Platz einräumen sollten für die Erkenntnis, daß Analytiker und Patient auch zwei reale Personen von gleichwertigem Status sind und sich in einer realen persönlichen Beziehung miteinander befinden« (1968 [1954]), S. 373).

Daher trifft Bubers Unterscheidung der zwei Bereiche des menschlichen Seins mit den Grundworten Ich-Du und Ich-Es meiner Meinung nach etwas vom Wesentlichsten am Menschen und durchdringt ebenso unsere ganze Arbeit. Was ich früher als Seelenblindheit und als die Wichtigkeit der Scham darüber, in seinem Wesen nicht gesehen und gehört zu werden, beschrieb, meint, glaube ich, dasselbe Grunderlebnis, das darin verletzt wird: »Beziehung ist Gegenseitigkeit [...] Stehe ich einem Menschen als meinem Du gegenüber, spreche ich das Grundwort Ich-Du zu ihm, ist er kein Ding unter Dingen und nicht aus Dingen bestehend [...] alles andere lebt in *seinem* Licht« (Buber, 1947, S. 20f.).

Ich begann mit Goethe; ich ende mit Goethe: »So ist es die allmächtige Liebe, / Die alles bildet, alles hegt« (*Faust 2*, V. 11874f.). Und schließlich: »Wendet zur Klarheit / Euch, liebende Flammen! / Die sich verdammen, / Heile die Wahrheit, / Dass sie vom Bösen / Froh sich erlösen« (*Faust 2*, V. 11801ff.).

Literatur

Aragno, A. (2009). Meaning's Vessel: A Metapsychological Understanding of Metaphor. *Psychoanalytic Inqiury, 29*, 3–47.

Aristoteles (1927). *The Poetics*. Harvard University Press.

Arlow, J.A. (1979). Metaphor and the psychoanalytic situation. *Psychoanalytic Quarterly, 48*, 363–385.

Assmann, J. (2000). *Herrschaft und Heil. Politische Theologie in Altägypten, Israel und Europa*. Hanser.

Assmann, J. (2001). *Ma'at. Gerechtigkeit und Unsterblichkeit im alten Ägypten*. Beck.

Assmann, J. (2002). *Tod und Jenseits im alten Ägypten*. Beck.

Assmann, J. (2003). *Die mosaische Unterscheidung oder der Preis des Monotheismus*. Hanser.

Assmann, J. (2006). *Monotheismus und die Sprache der Gewalt*. Picus.

Beardsley, M.C. (1972 [1967]). Metaphor. In P. Edwards (Hrsg.), *The encyclopedia of philosophy* (S. 284–289). Macmillan.

Buber, M. (1947). *Dialogisches Leben*. Gregor Müller.

Cervantes Saavedra, M. (1998 [1955]). *Don Quixote. Editorial Juventud*. Englische Übersetzung von Edith Grossman (2003). Harper Collins.

Coleridge, S.T. (1798). *The Rime of the Ancient Mariner*. Abgerufen am 31. Oktober 2012 von http://www.gutenberg.org/files/151/151-h/151-h.htm

Eagle, M.N. (2011). Psychoanalysis and the enlightenment vision: An overview. *Journal American Psychoanalytic Association, 59*, 1099–1118.

Ellenberger, H.F. (1970). *The Discovery of the Unconscious. The History and Evolution of Dynamic Psychiatry*. Basic Books.

Franck, J. (2009). *Die Mittagsfrau*. Fischer.

Freud, A. (1968 [1954]). Discussion of Stone's »Widening Scope of Indications for Analysis«. In *The Writings of Anna Freud, Bd. IV* (S. 373). International Universities Press. 1968.
Freud, S. (1910). Der Gegensinn der Urworte. *GW VIII*, S. 212–221.
Freud, S. (1914). Zur Geschichte der psychoanalytischen Bewegung. *GW X*, S. 43–113.
Freud, S. (1923). *Das Ich und das Es. GW XIII*, S. 235–290.
Goethe, J.W.v. (1961). *Gesamtausgabe*. Dtv.
Kant, I. (1983 [1797–1798]). *Metaphysik der Sitten. Bd. 7.* Wissenschaftliche Buchgesellschaft.
Konfuzius (Kung Fu Tse) (1966). *Confucian Analects* (Lun Yü). Paragon Book Reprint.
Lakoff, G.A. & Johnson, M. (2003 [1979]). *Metaphors we live by*. University of Chicago Press.
Mann, T. (1933). *Joseph und seine Brüder*. Fischer.
Modell, A.H. (2003). *Imagination and the Meaningful Brain*. MIT Press.
Modell, A.H. (2005). Emotional memory, metaphor, and meaning. *Psychoanalytic Inquiry, 25*, 555–568.
Modell, A.H. (2009). Metaphor – The bridge between feelings and knowledge. *Psychoanalytic Inquiry, 29*, 6–11.
Person, E.S. (1993). Introduction. In E.S. Person, A. Hagelin & P. Fonagy (Hrsg.), *On Freud's Observations on Transference-Love* (S. 1–44). Yale University Press.
Schachter, J. (2002). *Transference – Shibboleth or Albatross?* The Analytic Press.
Stern, D. (1985). *The Interpersonal World of the Infant. A View from Psychoanalysis and Developmental*. Psychology Basic Books.
Wilhelm, R. (1921). *Kung Fu Tse: Gespräche. Lun Yü*. Diederichs.
Wurmser, L. (1977). A defense of the use of metaphor in analytic theory formation. *Psychoanalytic Quarterly, 46*, 466–498.
Wurmser, L. (1989). *Die zerbrochene Wirklichkeit – Psychoanalyse als das Studium von Konflikt und Komplementarität*. Springer.
Wurmser, L. (2011). *Scham und der böse Blick*. Kohlhammer.

Textnachweise

Alle Texte wurden an die aktuelle Rechtschreibung angepasst und formal vereinheitlicht. Ebenso wurden die Literaturangaben einheitlich gestaltet. Zeitschriftenspezifische Elemente wie Abstracts, Viten oder Kontaktangaben wurden nicht übernommen.

Christa Rohde-Dachser:
Léon Wurmsers Denken in seinem Einfluss auf die Psychoanalyse
Vortrag, gehalten am 7. Juli 2004 anlässlich der Verleihung der Ehrendoktorwürde der Philosophischen Fakultät IV der Humboldt-Universität Berlin an Léon Wurmser. Open Access. https://doi.org/10.18452/1708

Die innere Grenze.
Das Schamgefühl – ein Beitrag zur Über-Ich-Analyse
Vortrag, gehalten am 7. März 1985 auf der Tagung der Deutschen Psychoanalytischen Vereinigung in Tübingen. Erstveröffentlichung 1986: *Jahrbuch der Psychoanalyse, 18*, S. 16–41.

Verleugnung, Impulshandlung und Identitätskonflikt
Erstveröffentlichung 1986: *Zeitschrift für psychoanalytische Theorie und Praxis, 1*(1), S. 95–112.

»Grausame Rächerin« und »gefügige Sklavin«.
Sadomasochismus, Scham und Ressentiment bei Essstörungen
Erstveröffentlichung 1993: Günther H. Seidler (Hrsg.), *Magersucht. Öffentliches Geheimnis* (S. 28–52). Vandenhoeck & Ruprecht. Neuauflage 2013: Psychosozial-Verlag.

»Die doppelte Wirklichkeit«.
Die Phänomene von Spaltung und Sexualisierung bei schwerer Traumatisierung
Vortrag, gehalten am 3. Juni 1994 im Institut für Psychotherapie und Psychoanalyse Heidelberg-Mannheim e.V. in Heidelberg. Erstveröffentlichung 1994: *Psychoanalyse im Widerspruch, 12*, S. 25–43.

»Ohnmacht, Allmacht und wirkliche Macht«.
Unterjocht, doch wirklich unterjochend; beherrscht, doch wirklich beherrschend
Erstveröffentlichung 1994: Günther H. Seidler (Hrsg.), *Das Ich und das Fremde. Klinische und sozialpsychologische Analysen des destruktiven Narzißmus* (S. 113–134). Westdeutscher Verlag. Neuauflage 2002: Psychosozial-Verlag.

»Die Schändung ist das Gleichnis für mein ganzes Leben«.
Zur Psychoanalyse im Spiegel eines Falles
Erstveröffentlichung 1995: *psychosozial, 18*(3), S. 113–133.

Liebe, Macht und Leiden.
Zur Dynamik schwerer Neurosen
Vortrag, gehalten am 27. Januar 1995 am Institut für Psychoanalyse und Psychotherapie e.V. in Gießen. Erstveröffentlichung 1995: *psychosozial, 18*(2), S. 111–123.

Zur Psychoanalyse schwerer psychischer Erkrankungen
Vortrag, gehalten im September 1993 auf der Jahrestagung der Deutschen Gesellschaft für Psychoanalyse, Psychotherapie, Psychosomatik und Tiefenpsychologie in Köln. Erstveröffentlichung 1994: Ulrich Streeck & Karin Bell (Hrsg.), *Die Psychoanalyse schwerer psychischer Erkrankungen. Konzepte, Behandlungsmodelle, Erfahrungen* (S. 13–29). Pfeiffer bei Klett-Cotta. Neuauflage 2002: Psychosozial-Verlag.

Verstehen statt Verurteilen.
Gedanken zur Behandlung schwerer psychischer Störungen
Vortrag, gehalten am 7. Juli 2004 anlässlich des Erhaltens der Ehrendoktorwürde der Philosophischen Fakultät IV der Humboldt-Universität Berlin. Open Access. https://doi.org/10.18452/1709

»Das Auge ist's, was die Taten verwandelt.
Das neugeborene Auge verwandelt die alte Tat«.
Einige Gedanken zum Thema psychoanalytische Identität und Zeit
Vortrag, gehalten am 16. Oktober 2004 auf dem Symposion »Psychoanalytische Identität in Deutschland« in Magdeburg. Erstveröffentlichung 2005: *Forum der Psychoanalyse, 21*, S. 130–142. https://doi.org/10.1007/s00451-005-0239-4

Pathologische Eifersucht.
Dilemma von Liebe und Macht
Überarbeitete und erweiterte Fassung eines Vortrags, gehalten am 18. September 2005 auf der 56. Jahrestagung der Deutschen Gesellschaft für Psychoanalyse, Psychotherapie, Psychosomatik und Tiefenpsychologie in Lindau unter dem Titel »Gedanken zum tragischen Charakter: Eifersucht, Rache und Verzeihung«. Erstveröffentlichung 2006: *Forum der Psychoanalyse, 22*, S. 3–22. https://doi.org/10.1007/s00451-006-0264-y
Die kurze Vortragsversion 2006 erstveröffentlicht in: Alf Gerlach, Anne-Marie Schlösser & Anne Springer (Hrsg.), *Störungen der Persönlichkeit* (S. 449–463). Psychosozial-Verlag.

Übertragungsdeutungen gegenüber Deutungen
außerhalb der Übertragung
Erstveröffentlichung 2011: Peter Diederichs, Jörg Frommer & Franz Wellendorf (Hrsg.), *Äußere und innere Realität. Theorie und Behandlungstechnik der Psychoanalyse im Wandel* (S. 182–191). Neuauflage 2022: Psychosozial-Verlag.

»Siegel des Geistes«, »innerer Richter« und »Herzenskündiger«.
Kernmetaphern unserer Arbeit
Überarbeitete und erweiterte Fassung eines Vortrags, gehalten im Dezember 2011 auf dem Symposium zu Ehren meines 80. Geburtstags in Ehrenbreitstein bei Koblenz. Erstveröffentlichung 2013: Beate Steiner & Ulrich Bahrke (Hrsg.), *Der »innere Richter« im Einzelnen und in der Kultur. Klinische, soziokulturelle und literaturwissenschaftliche Perspektiven (Léon Wurmser zum 80. Geburtstag)* (S. 79–100). Psychosozial-Verlag.